杏林新論

『杏林新论』系列

中药密码

从文字和《黄帝内经》解读中药与经方

宋妩维 宋涛 著

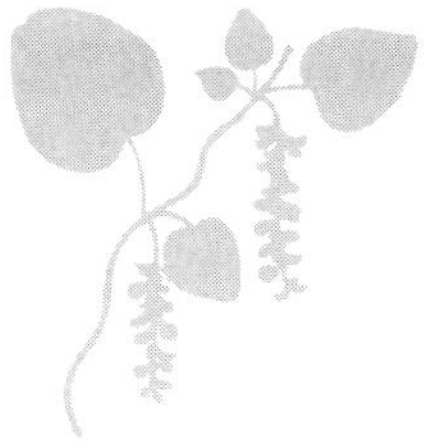

上海交通大学出版社
SHANGHAI JIAO TONG UNIVERSITY PRESS

内容提要

本书以《黄帝内经》的阴阳、五行、脏腑、气血、经络等经典理论为基础，将中药名称进行拆解，用甲骨文、《尔雅》、《说文解字》等作为研究工具，解读中药的名称来源、药性、功效，以汉字丰富的意象来揭示中药名称背后的含义。本书视角独特，颇多新意，可供中医爱好者、中医从业人员、中医院校在校学生阅读参考。

图书在版编目(CIP)数据

中药密码:从文字和《黄帝内经》解读中药与经方/宋妩维，宋涛著.—上海:上海交通大学出版社，2025.1—(“杏林新论”系列).—ISBN 978-7-313-32017-9

Ⅰ.R28

中国国家版本馆 CIP 数据核字第 2024DF1940 号

中药密码——从文字和《黄帝内经》解读中药与经方

ZHONGYAO MIMA ——CONG WENZI HE《HUANGDI NEIJING》JIEDU ZHONGYAO YU JINGFANG

著　　者:宋妩维　宋　涛
出版发行:上海交通大学出版社　　地　　址:上海市番禺路 951 号
邮政编码:200030　　电　　话:021-64071208
印　　制:上海锦佳印刷有限公司　　经　　销:全国新华书店
开　　本:710mm×1000mm　1/16　　印　　张:23.25
字　　数:364 千字
版　　次:2025 年 1 月第 1 版　　印　　次:2025 年 1 月第 1 次印刷
书　　号:ISBN 978-7-313-32017-9
定　　价:88.00 元

序　一

满怀兴趣地认真学习了宋妩维、宋涛写的这本书，学到不少东西，我乐意为这本书做个介绍。

近些年来，我很兴奋地接触到来自各个层面、各种知识结构的“中医粉”。有的是学有成就的理工科人才，有的是非常有成功却弃商学医的老板，有的是满腹经纶的文人。很高兴的是，他们都喜欢中医，热爱中医，研究中医。宋涛就是其中的一个。他自称“学霸”，毕业于西安交通大学，在自己从事的工作中得心应手，游刃有余。两年半前，我认识他的时候，惊讶地知道，他“半道出家”学中医多年。为了深入学习《黄帝内经》，他已经认真地研究了60多个版本的译作。包括德文版、英文版、日文版等。他为了研究《黄帝内经》，还专门去学习晦涩难懂的甲骨文。还去西藏和青海看天象，以加深对五运六气理论的理解。这种狂热的劲头，这种执着的精神，让我感动。同时，也让我庆幸自己的选择：我在退休后，没有满足于门诊看病，而是花费很多时间和精力，广泛接触民间中医人士，寻踪挖宝，希望濒临绝迹的中医特色诊疗方法能够重放光彩。而我印象中的民间中医人士，都是得于家传或师承，文化程度不高，却在某个方面身怀绝技。我做的工作，就是找到他们，挖掘他们的经验，不让绝技失传。

“宋涛们”给我打开了新的视角。他们并不是祖传或跟师出身，而是站在新的起点，用自己掌握的知识，解读中医，发扬中医。他们文化底蕴很深，知识面很广，用他们现代的视角，理解中医，阐述中医，进而有所创新。比如，宋涛用自己的理工科知识，用数学模型或理科方法，研究中医的五运六气，确有独特的见解。我饶有兴趣地找到他们，希望共同在中医药事业上有所创新和发展。前年，我专门请宋涛到上海中医药大学、上海市中医药研究院特色诊疗技术研究所进行授课，引起了同行们的兴趣。我也知道他多年来热情地传播中医药文化，是个“网红”。在讲解中医知识方面，宋涛除了用理科的视角，还以文释道，用字解惑，拥有大量粉丝。我认为“宋涛们”虽然不是中医科班出身，却也是守正创新中医药事业不可忽视的一部分！应该认真地了解他们，诚恳地接受他们，热情地鼓励他们，虚心地学习他们。

现在我欣喜地阅读了宋妧维、宋涛父女撰写的这本书。宋妧维是我校8年制本硕毕业的学生，品学兼优，目前在上海花木社区卫生中心执业中医。我觉得他们新老合作的成果为我们学院派的中医打开了一扇新的窗，值得我们去好好地思索。《黄帝内经》本来就是在几千年前社会各个领域，包括理、工、农、医、天文、地理、文、史、哲等各个方面有杰出贡献的人士们集中他们的智慧而成就的一本书。因为集当时天下之大成，所以流传千古，影响深远。现在的中医研究也不能仅仅局限在我们中医专业人士之中，同样需要社会各界人士来参与。这方面，我们已经有很多成功的经验。我们也希望这些经验能够成书出版。宋涛就是一个例子，他从方子测证，从药名测功效，别具慧眼，也有自己的规律。他解读中医别有一番用心，文字活泼，语言通俗，让初学中医的人更“接地气”；他运用数学模型解释晦涩难懂的天象，让“理工脑”找到一个理解中医的切入点；这也是本书的另一个亮点。

希望弘扬中医药文化、传承中医药国粹的宏伟事业有更多的有识之士参与进来，希望更多的“宋涛们”为中医药事业努力。

希望这本书为广大中医药专业人士打开新的视角，希望这本书能得到更多中医药爱好者的喜欢！

朱抗美教授

上海中医药大学附属曙光医院原党委书记兼副院长

上海中医药大学、上海市中医药研究院特色诊疗技术研究所原所长

国家中医药管理局中医药特色技术和方药筛选评价中心临床评价基地负责人

上海市名中医

2024年1月

序　二

中国文字不同于其他文字，不只是表音，更可以表意。“文以载道”确切概括了中国文字的独特优势，如“风”的繁体字“風”准确地描述了风与虫的某些属性密切相关，推而广之到中医治疗学，我们治疗与“风”有关的疾病用虫类药物，如中医认为皮肤瘙痒属于“风”而用乌梢蛇等治疗。同理可推，古人对任何事物的文字表达绝不是想当然的，而是其来有自。

作为一名从医三十余年的执业中医师，“辨证论治，遣药组方”是一个自然而然的过程。每天与中药亲密接触，对其四气五味、归经、功效和临床运用早已刻骨铭心，对其名字也当然是熟悉而不问其由。在漫长的中医执业生涯中，我很少深入思考中药药效与其名字之间不为人知的关系。直到有缘邂逅了本书的作者并深入研读本书，其中的独特见解和深邃思想，宛如一道光照亮了“新大陆”，使我对中药的药名有了新的认知。打开书扉，我发现那一个个看似平常的药名之中，隐藏着中药功效的深刻奥秘，这是奇妙而又令人惊叹的视角和发现。

我与作者父女相识已久，他们临证每以经方为主而疗效卓著，深受病家信任和喜爱。我聆听过宋涛老师的讲课，对于其中医学理的认识感同身受，现引用宋涛老师关于阿胶的药名解读以证其真。

众所周知，阿胶是一味传统的名贵中药，其动物来源最早为牛皮，后来为驴皮，以山东东阿县产者效佳。“阿”指山东省聊城市东阿县，“胶”则是这个药的形态，如同晒干的木器胶，具有补血滋阴、润燥、止血等功效。从《说文解字》的角度看则有另一番天地，阿胶的“胶”字繁体字为“膠”。“膠”，左边是月，右边上部是羽，其在《黄帝内经》中定义宫、商、角、徵、羽五音，羽关联肾，肾主二阴。参，《说文解字》云："稠髮也。从彡从人。"《诗经》曰："参发如云。"古代的人留长发，所以参有下垂之象。故膠有下焦二阴流出之象，可治疗前后二阴失血伤阴导致的病证。

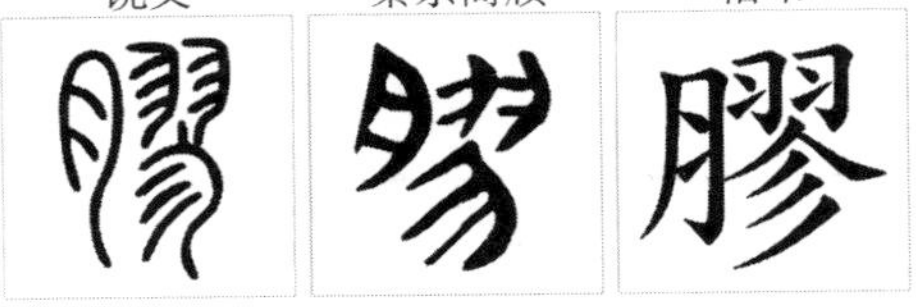

下面两则黄连阿胶汤的经方医案或可反证上述阐释。黄连阿胶汤出自《伤寒论》第303条："少阴病，心中烦，不得卧，黄连阿胶汤主之。"为伤寒少阴热化心火旺而少阴阴血不足之失眠。据上所说，本方用于治疗热性下焦出血想必亦有成效，如《伤寒名医验案精选》载著名伤寒家刘渡舟曾治疗一女子，年方30岁。月经淋漓长达半年，心烦不得安卧，惊惕难安，自汗沾衣。此前所用之方，多为参、芪之类的温补以及涩血固经之药，疗效欠佳。其脉萦萦如丝，数而薄疾（一息六至有余），舌光红且无苔，舌尖红艳仿若杨梅。此乃阴虚火旺之象。予以黄连10g、阿胶12g、黄芩5g、白芍12g、鸡子黄2枚。用药5剂之后，夜间心烦惊惕不再发作，能够安然入睡。再服5剂，漏血停止。本书又载万寿曾治疗一8岁男童，腹痛烦躁，唇红而焦，大便下血每日数次，每次血量10～20ml。脉数，舌边尖红，舌中苔微黑。大便化验：未发现痢疾杆菌及阿米巴原虫。用黄连阿胶汤1剂，血止，腹痛大幅减轻。再用1剂，诸症皆消。

由以上两个医案不难看出，对阿胶药名的解析确可推导其功效及主治病证，其他含阿胶的代表性经方，如胶艾汤、黄土汤、温经汤和猪苓汤等也有异曲同工之妙，想必不是偶然的巧合，而是一种必然。

厚植于中国古代优秀传统文化的中医学理论体系是"文以载道"的杰出代表和打开中华文明宝库的钥匙，正是秉持这一理念，本书在这一领域做了卓有成效的深入探索，为解读中药名与功效的内在联系提供了新的视角！

这本书不仅凝聚了中医药学的精髓，更以文字学的角度进行解读，为了解和学习中药疗效提供了一条事半功倍的捷径！有鉴于此，我谨以一名中医师和读者的身份，满怀热忱地向读者推荐此书！“奇文共欣赏，疑义相与析”，并愿与同道共勉！

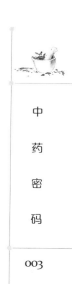

上海中医药大学教授、医学博士
博士研究生导师
国家药典委员会委员
第四批国家中医临床基础优秀人才
中华中医药学会方剂学分会常务理事

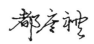

打开中药密码的一扇窗（代导读）

皇甫谧大病之后学习针灸并著成《针灸大成》的故事，深深地影响了我，于是我立志学医。很幸运地，我遇到三位名师，经历了三个阶段。第一阶段是跟着一位我国台湾省的中医老师似懂非懂地学习了一小部分中医理论和经络基础知识，随即进入《伤寒论》和《金匮要略》的经方之门，尝试开始使用经方解决部分问题。第二阶段是系统地上了经方课，学习大量医案，学会了方证对应，能比较娴熟地应用经方解决很多问题。在越来越惊叹于经方治疗效果的同时，也总想知道为什么经方有如此显著的疗效。日本的经方家经常会说："《伤寒论》就是这么说的，至于为什么，我也不知道。"喜欢探究逻辑的我，在第三阶段，遇到本书的作者，开始全面学习《黄帝内经》（以下简称《内经》）的中医理论和药解。刚开始，对老师讲解的《内经》和药解有点不以为然，但随着学习的深入，总会有惊喜的发现：原来是这样，原来《内经》中已经告诉我们了。当心越来越沉下来，吸纳的知识越来越多，渐渐地能一点点地将知识融合起来并用于临床，同时也深刻感受到针药结合治疗疾病的有效性。而针、方、药涉及的理论、底层逻辑都是相通的，只是需要一点一点地积累。

记得开始学习针刺时，我已能熟练应用《伤寒论》和《金匮要略》中的大多数方子，但对针灸仍毫无头绪。在学习过程中，遇到了很多"阻碍"，例如：第一，要背诵每个穴位的位置、功效，工程量巨大，不易记忆。第二，即使记住了穴位的功效，如何选用仍不得而知，感觉这些穴位是各自独立的符号，毫无关联。第三，毕竟年龄不小，强记已不是学习的最佳方法。况且对于理科要远远强于文科的我，从小就建立了理科思维，喜欢探究背后的逻辑，希望找出逻辑，以不变应万变。不管逻辑，让我搬来就用，不是我所追求和喜欢的。所以我的针灸技术一直停滞不前。直到进入第三阶段的学习，我慢慢地一点一点地积累了理论，积累了药名、穴位名中隐含的意义，并将这些理论融合，然后可以得心应手地随时用针治病，同时提高了用方水平。这时我才真正认识到，用针和用方同样存在着辨证、辨病机。

作为本书的校对人，我在校对的同时，花了很多时间去学习书中的每一章节的知识，不管这个知识来自《内经》《说文解字》，还是某个老师的某一堂课，抑或是某个"大咖"在短视频里的讲解。由于时间久远，有些字很难还原当时的意义，但是中国从不缺人才去研究古文化，某位老师不经意的一句话，也能给予我们启发。敞开自己的胸怀，不纠结于某个经典一定是"圣典"，也不迷信老师，反复推敲文中的知识点让其落地，是我作为校对的主要工作。半年的校对，对我最大的收获是，对《内经》有了更深入的理解。

但即使这样，《内经》中有些篇章我仍然读不懂，不知道在说什么或者想告诉我们什么，因为《内经》在阐述一些问题时并没有把概念讲得非常清晰。如《素问·至真要大论》说："帝曰：阳明何谓也？岐伯曰：两阳合明也。帝曰：厥阴何也？岐伯曰：两阴交尽也。"《内经》从未明确提出两阳两阴各指什么，也许是当时的时代背景下，这是众所皆知的事，不需要再费笔墨去重复。历代医家都有自己的见解，如有人认为："两阳为《伤寒论》中的少阳、太阳，两阴为少阴、太阴"。很明显这种说法有很大漏洞，与《内经》思想并不统一。直至看到李阳波老师的解释，他认为："阳指太阳，阴指月亮"，豁然开朗。这种解读回归了当时的天文学概念。同样，传统的中医书籍，也欠缺中医基本概念的定义，使中医变成一个模棱两可、只能靠"悟"的学科。学中医不知定义，很难在脑子里形成完整的概念，更别提形成"象"的思维。

病机是指疾病发生、发展、变化及其结局的机制。它以阴阳五行、气血津液、藏象、经络、三阴三阳等为底层逻辑。但是如果不知道五行等的定义，何谈理解病机，又怎能高效地治病呢？比如历史上著名的医学典籍——《景岳全书》，论述的理论、治病分类、治病方法可谓全矣，但是依然没有基本的定义，即所谓的底层逻辑。于是变成了绝大多数人读不懂的书。或许景岳先生默认每个读者都读过《内经》，并有基本概念。但是《内经》何其难懂，中医药大学教材的中医理论体系，对在校学生来讲也是模糊不清，毕业后的学生常常发现自己的理论知识跟临床脱节，只能根据对药的记忆和领悟来治病。

教材里对药名的来历分为几大类，如颜色、地名、气味、功用等，这些分类除了以功用命名的分类能体现出部分药的功效外，其他分类都将药名与功效割裂开来。如黄连的“黄”如果只理解为颜色的“黄”，那就失去了脾色黄，黄关联脾土的概念，而关联脾土，就可以得知土克水，所以黄连、黄柏、黄芩在清热的同时都有燥湿的作用。如以气味命名的香附，为什么会被用作妇科圣药呢？因为香附谐音“香妇”，意为带着香气的妇人，所以用作妇科圣药也就好记忆了。本书提到“附”关联肝胆经，所以香附能治疗下焦生殖器问题，同时又可消风。

本书在解读药名的功效时，试图将这些概念展示出来，让后来者能更加轻松地学习中医。例如：“两阳合明也”指的是太阳快要下山，月亮将要出来的时刻。因为太阳为阳，那么太阳未下山即为阳；月亮为阴，那么月亮未出来即为阳。阳明指向的是傍晚时刻，而在季节里又能关联到秋季（可以参考本书给出的钟表圆盘图）金的属性和秋燥，所以有“阳明燥金”的说法，位置上关联西方（仍参考钟表圆盘图），在二十八星宿中，胃宿的位置也在西方，在经络里有“足阳明胃经”，于是胃与阳明、金又关联起来了；五行中金克木，所以属金的方子可以治疗风的问题；同时在针灸上，厥阴与阳明别通，厥阴肝经上（或肝）出现的问题可以通过针刺阳明大肠经的穴位来解决，方药与针灸在这个理论上得到了完美的统一，两者结合，大大加强了临床效果。至此“阳明”这个概念从定义到理论再到理论的落地应用，形成了非常清晰的逻辑链条。希望读者熟知这些定义后，在日后的阅读中，遇到这些概念能反复强化，最终形成一个融会贯通的底层逻辑思维。再用这一逻辑思维去理解中医理论，理解药（药名里不仅有甲骨文、篆字的影子，也包含了中医理论），并将理论和临床应用结合，做到“知其然并知其所以然”，而不仅是“见山是山，见水是水”。

再比如，讲脏腑别通关系时，肺与膀胱别通。众所周知，麻黄是入肺的药，可以用于治疗肺的问题。而麻黄可以利尿消肿，就是因为肺与膀胱别通。这样，对麻黄剂利尿消肿的医案就会很容易理解。反之没有了这个逻辑，就变成了死记硬背。

本书内容的知识点跨度比较大，融合了很多中国传统文化知识，这也是中医，或者说是《内经》的特点。真正的中医，不仅仅是一门单纯的治疗身体某个部位问题的医学，更是一门综合性的哲学，体现了人与自然的和谐统一。所以希望读到本书的读者，不要急于用自己固有的知识体系去印证或者否定本书，而是希望能敞开怀抱，接纳更多的知识来充实自己的知识体系，融会贯通。同时也不要急于求成，相信只要读了，日后必有用处。

本书的初衷，是给中医爱好者学习、理解中医使用的；因此，对于没有中医基础，或者说中医基础比较薄弱的读者，建议您可以先从附录读起。

本书首先在开篇先指出如何读懂《内经》。《内经》时代久远，如果以现代人的阅读习惯去读此书，很可能难以理解或者理解错误。作者指出要回到当时的年代，以“一字一义”“因声求义”等方法去理解各个字所表达的含义。

接着在第2～5篇提出了一些简单的中医相关的理论术语和中医概念，并以相关联的中药——桃仁为例子来解读药名与这些理论的关系。术数，看似和中医关联不大，但是它包含了天文、历谱、五行、蓍龟、杂占、形法，其中的天文、历谱、五行是形成《黄帝内经》中医理论的基础。如《内经》的7篇运气大论所阐述的五运六气，其理论基础是天文学。

第6～11篇简单讲解了五脏六腑和人体的经络，并简单地提出一些经络以及经络循行的穴位的应用。经络是现代科技手段无法检测到的东西，曾被认为是不科学的，但随着针灸的循证研究不断发展，大家对经络有了新的认识。实际上，基于经络理论的针灸疗效，可以反推经络的存在性。

第12～22篇讲述了五行——木、火、土、金、水的定义、性质、关联的象和相互关系，以及他们在中医里的应用。在篇末用钟表圆盘图进行总结，便于大家理解和记忆。

第23～35篇简单讲解了五脏的功能、外在表现以及他们之间的关系。“有诸内必行诸外”，通过外部表现来判断五脏的问题。

至此中医的基本理论基本简单介绍完毕，接下来的36～60篇将八卦、十二地支、二十八星宿等与中药进行结合，这些综合到一起的知识渗透到了药名的含义中。以甘草、栀子、白芍等为例，讲述了这些概念在药名中的体现，让读者轻松地了解药的功效。熟悉并掌握这些理论也是开方治病不可缺少的一部分，因为这些理论综合起来是病机的必要条件。

从61篇开始从名字讲解药效。建议读者反复阅读，不仅能增强对理论知识的理解，还能加深对中国传统文化的了解，轻松记忆药效。希望读者将来能做到看到药名就能自己解读出药效，真正脱离只能单纯靠背诵掌握药效的方法。

最后以倪海厦老师的话作为总结。“我过去摸索了那么多年的时间，花了那么多的精力下去，领悟了那么多东西，那我不讲，你就算花很多时间也不见得领悟得到。可是由我来教你的话，你不用花很多时间，就可以从我领悟到的开始学，你就可以很省力，将来肯定比我强。”我在跟两位宋老师学习的时候，感受到宋老师的药解为我打开了一扇大门，揭示了药名的密码。宋老师对《内经》落地到临床的解读，将《内经》和《伤寒论》《金匮要略》联系起来，完善了逻辑的解析方式，促使我萌发协助宋老师完成这本书以让更多人受益的想法。希望本书出版之后，能让更多人像我一样受益，使中医学习变得相对轻松。

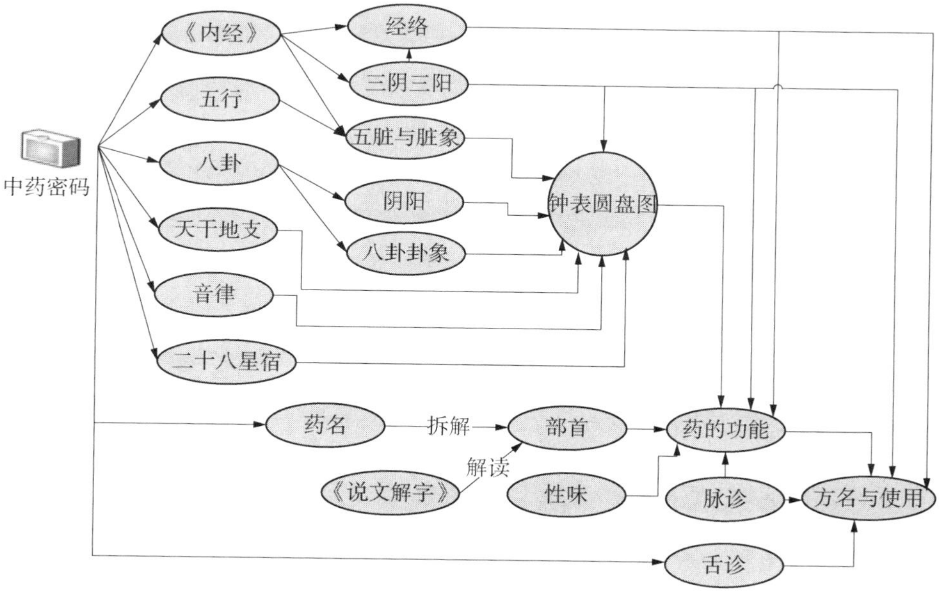

林文英

2024年2月

前言

本书初心——一望药名便知功效。

书中从《黄帝内经》(以下简称《内经》)、五行、甲骨文、八卦等角度解读药名以认识中药,希望用中国文字所富含的意义来揭示中药的功效。

迄今为止,还未见到用药名解读中药和方剂用途的书。从《神农本草经》(以下简称《本经》)到《本草纲目》,没有人解释过中药为什么起这个名字,比如为什么叫射干、麻黄、桃仁等。大家在学习《伤寒论》(以下简称《伤寒》)和《金匮要略》(以下简称《金匮》)时,也很少从药名、方名的角度来考虑其应用。

让一个中医"小白"读凌一揆老师的《中药学》,靠死记硬背,非常辛苦,临床应用死板、乏效。书里面的几百味药就像几百个各自独立的词汇,相互之间看不出任何关联。同样功能的药有好几味,每味药的作用也各不相干,临床开方如何选药并用好,着实困难。

大家可能好奇为什么本书副名是《从文字和〈黄帝内经〉解读中药与经方》。《内经》完全看不懂,《中药学》也读不明白,这些结合在一起岂非更加糊涂?事实上,中医基础理论必须倚重《内经》,读懂《伤寒》《金匮》的前提是懂中药,开方治病的前提是基础理论和中药的药性。很多人不懂中药而学《伤寒》《金匮》,刚开始套方可能有效,渐渐地就会遇到瓶颈。这好比中药是建筑材料,方剂是高楼大厦,不知道建筑材料的特性,想建造高楼大厦难如登天。如果以文字作为载体,可以表达出一些指向性和中药含义,一切就有规律可循,而且相对简单了。

甲骨文的年代非常久远,中药治病不知起源于何时,药名也不知是哪个时代出现的,要真正还原到那个时代很难,凭什么让人相信能找出药名与功效的逻辑相关性呢?在成稿之前,也让一些资深医师或中医爱好者阅读过书稿,刚开始他们也有同样的困惑。也有读者指出，难道几千年来那些厉害的大医都没发现药名的功能，而唯独被本书作者发现了？

甲骨文是清末民初才发现的，在此之前，研究汉代的医书少了一个非常重要的工具。近现代研究甲骨文的专家没有懂《伤寒》《金匮》药方的，而近现代的大医也很少有同时研究甲骨文的。经方家也很少有借助甲骨文研究《内经》的，《内经》晦涩难懂，也无法将《内经》和《伤寒》《金匮》以及里面的中药名字相关联。

这里引用台湾大学傅佩荣教授讲解《易经》卦象占卜课上说的一句话，他说："《易经》的卦辞告诉我们的是答案，读者要找出理由，解释的方法有很多种，能找到合适的，最后便于解卦且解出来的是正确的就行。"对今人来讲，如果一定要搞清楚怎么解卦，那只能问周文王了，但这是不可能的事。笔者认为这句话同样适合于解读中药的名字，找出理由，找出一条便于记忆的方法，至于用这一种或另一种方法，见仁见智。历史本来存在很多谜，因为有了这些难解之谜，世界才变得丰富而多彩。

医圣张仲景的《伤寒》和《金匮》所列之方被称为"经典之方"，解释每个方子的条文常常只有寥寥几字。历史上能用好这些经典之方的大医屈指可数，而他们留下的经典医案，对一般的人而言，即使背诵了《伤寒》《金匮》，也只有一部分能看懂，因为那些医案完全超出了两本医书条文所描述的范围。笔者之前看不明白的医案，在结合《内经》解读药名、方名之后，逐渐理解了其中的使用逻辑。在古代，读书人一方面对文字本义有共识，另一方面写文章惜字如金；所以《伤寒》《金匮》成文时，是没必要把"字解"再提出来的。

学习经方的使用有几个维度：①方义（条文）；②方名（与病或症状的关联）；③药名（中药作用的象）；④大量医案（前三条的综合）。随着历史的演进，字的含义逐渐丢失，使学习丢失了一个维度，中医也变得越来越难学。现在学习《伤寒》《金匮》时，一般只从条文、症状、病名角度去考虑方剂使用，很少从药名和方名的角度考虑使用。

本书以《内经》理论为基础，结合《易经》、二十八星宿和术数理论推导并理解中药名字的意义，让读者一步步进入中医的门，学会简单的药物使用。涉及的书籍有：《黄帝内经》《神农本草经》《伤寒论》《金匮要略》、焦树德的《用药心得十讲》、张廷模的《中药学》、凌一揆的《中药学》，以及陈明主编的《伤寒名医验案精选》《金匮名医验案精选》，白川静的《常用字解》，另外有万献初的《说文解字十二讲》贯穿始终。大家在学习本书过程中，可以备一本《中药学》，遇到问题可以随时查阅。如果能把这几本书融会贯通，中医也许于你而言就是一门很有逻辑、很有趣的学科了。《伤寒》《金匮》的方子是经典中的经典，也称经方，用对则效如桴鼓，但是多数人觉得它像天书，很难读懂，即使死记硬背后也很难灵活、有效用于临床。比如麻黄、桂枝在太阳篇里一般被认为是治疗受寒后发表的药。读到《金匮》时又发现中风瘫痪也用这个药。完全不同的两种病，古人是怎么选择和应用的呢？结果是不得而知。但是如果能从药名上理解药的“象”，带着药的“象”去读经方的医案，不仅医案容易理解，对《伤寒》《金匮》的理解也将深刻很多。

本书涉及的中药主要来自清朝黄元御《长沙药解》里的内容。《长沙药解》以“医圣”张仲景的《伤寒》《金匮》用药为基础编撰，解读药效并关联药方。“长沙”代表张仲景，他曾经当过长沙太守，因古人直呼名讳不礼貌，为了表示尊敬，就用地名长沙代表张仲景。《伤寒》《金匮》的常用药物 162 种，相比《本草纲目》中的 1892 味中药，要简单很多。而《长沙药解》161 味中药当中，大概有二十几味药现代也不常用，比如马尿、裈裆布、鼠妇之类。所以最后需要讲的有一百二三十味药。

本书文字溯源时，甲骨文、金文等的含义主要遵循万献初的著作和白川静的《常用字解》。古文字解读的书汗牛充栋，很多字的解释，并没有统一的结论。所以请读者不要拿其他的解释与本书所采纳的解释进行比较、攻击。就算两者都是权威的，解读中药当然以中药为出发点进行选择。

《内经》对中药名字的影响很大。《素问》第五篇《阴阳应象大论》(后面简写为《素问·阴阳应象大论》)云：“西方生燥，燥生金，金生辛，辛生肺，肺生皮毛，皮毛生肾，肺主鼻。其在天为燥，在地为金，在体为皮毛，在脏为肺，在色为白，在音为商。”这段经文，体现了中医的三个支柱理论：阴阳、气(血)、五行。五行建立东、西、南、北、中五个集合，集合里的元素用“气”进行连接，气的作用分阴阳，其运动特点在同一个轨道当中，或相同或相反。如西方集合关于金和肺的事物(《内经》后边章节展开对肺的描述，用“气”定义)。本集合里的几个字如：金、辛、皮、白、商，中药名字里面都可以找到相应的使用。此时，这一集合的药进入人体以后能量的流动就关联肺的肃降，或者是辅助肃降、反佐肃降。由此，这些文字就具备了甲骨文以外的含义。这里要提醒的是，关于《内经》的观点和定义，很多初看的人会问为什么是这样描述、定义，想探个究竟。但自古以来这个问题就没有人能回答，所有解读《内经》的书都只是翻译它在说什么，而不是解答其背后的原因。

希望这本书能让读者每天学一味中药，日积月累，边学边用，蓦然回首，会发现健康可以变得离我们越来越近。

目 录

1. 如何读懂《黄帝内经》

《黄帝内经》(以下简称《内经》)分《灵枢》《素问》两部分，是中国最早的医学典籍和影响最大的一部医学著作，被称为“医之始祖”；与《难经》、《伤寒杂病论》、《神农本草经》(以下简称《本经》)并称为中医四大经典著作；与《神农本草经》《伏羲八卦》同为古代最早的三本书，并称“上古三坟”。

《内经》奠定了人体生理、病理、诊断以及治疗的认识基础，具有极高临床指导意义。但是由于该书成书时代久远，语言环境与当下不同，文字的内涵几经变化，导致全书艰深晦涩，很难读懂，更别提用该书指导生活、临床了。

那么，如何读懂《内经》呢？

1) 一字一意　例如，《素问 · 灵兰秘典论》用了四个字形容胆：“决断出焉”。很多人看到这四个字就认为胆主决断，将胆跟决策能力、胆子大小关联。按这个逻辑去理解，胆被切除的人就应该做不了决定，或者胆子变小了，显然这与实际不相符。其实，这里的“决”是“决口”的意思，让水流出来；“断”是“阻断”的意思，让水不再流动。这个状态就像物理学中的二极管，时通时断，这才是古中医学中“胆”所表达出来的含义。“胆”在《内经》中的定义，注重的是功能和状态，关联“足少阳胆经”。结合临床，时通时断、时热时寒，体现的是“少阳证”最重要的方剂——小柴胡汤的使用格局。一字一意读《内经》，可以很好地将《内经》的医理与《伤寒》和《金匮》的药方联系起来。

2) 因声求义　字异音同的那些字，在《内经》中常常有相同的含义。例如，肺主魄的“魄”，与“迫”“薄”古音都读“pò”，本意都关联肺，使用的时候常常相互替代。这种文言文现象叫作“无问其形，因声求义”。不管字形如何，只要发音一样就可以相互关联。再如，北方的“北”，在甲骨文中是两个人背靠背坐着的样子，本意是“后背”。后来“北”被用于表示方向，于是就在“北”的下边加一个“月”字来表示背(《说文解字》中“月”代表肉)。在古文献中常常能看到“北”与“背”通假的现象:“违背”有时候会写成“违北”;打了败仗叫“败北”,因为敌人逃跑时,被看到的是后背。

了解到《中药学》命名中存在的这种通假现象,可以轻松理解中药的“象”。比如“陈皮”的“陈”与“沉”同音,“沉”有“下坠”的意思,所以“陈皮”就是让气下行的。另外“陈皮”是特定产区的橘子皮经过炮制后存放数年而成,所以“陈”也有“陈旧”的意思。

3)了解《古音韵学》 《古音韵学》能带领我们回到当时的年代去理解字词的意思。字异音同可以相通;字同音异,意义却又完全不同。比如:“数”有几个发音:读 shù,是名词,代表着划分或计算用的量;读 shǔ,是动词,表示一个一个地计算;读 shuò,是形容词或副词,表示很多次。中医描述脉象时说的“数(shuò)脉”,取的就是“多次”来表达脉搏跳得很快。(反过来叫“迟脉”,就是跳得很慢。)

4)了解天文历法 《内经》成书于西汉,当时已经有非常成熟的历法,其最大的特点是“阴阳合历”。《史记·五帝本纪》里提到“数法日月星辰,敬授民时。”“数(shuò)法日月星辰”就是反反复复地研究日月星辰的运动规律,然后编撰日历;“敬授民时”的“敬”是尊敬、恭敬,“授”是授予,意思是敬天敬地,制定历法让老百姓要按农时进行生产。《内经》中有很多天文学的描述,而解读这些天文学内容,有助于理解《内经》和《伤寒》《金匮》里的医理,进而应用于临床。

5)了解训诂学 训诂学是研究一个词在传统古书中含义的一门学问。古文是最精练的文字,《内经》中没有多余的字,如《素问·皮部论》,没有一点训诂学知识背景的人,看到这个题目容易理解为讲述“皮”的相关内容。按这种逻辑去理解,“部”字是可以去掉的,解读也就随之发生偏差。因此,了解训诂学,是读懂《内经》的法宝之一。从训诂学角度重新思考“部”的含义:①名词:旧时按察区域名、队伍(指军队)、部门、部分;②动词:安排布置、统率、统辖;③量词:书籍、影片等计数单位。“训诂”后,发现“统率”和“统管”的意思最贴切,故“皮部”是指皮肤的统率、领导作用,表明了皮肤在身体中的作用不仅仅是保护。还原了含义,再去读这一章,就会有完全不同的感受,瞬间能明白,通过对“皮”——身体体表的刮痧、针灸等,能够治疗五脏内部的疾病。训诂学被越来越多的人重视,但是当下,有些学者在解读《内经》《伤寒》《金匮》时把训诂学发挥到极致,大量引用了前人的各种结论，却没有结合临床给出最适合的结论，反而增加了读者理解《内经》《伤寒》《金匮》的难度。出现了“你不说我明白，你越说我越不明白”的局面。本书将越过烦琐的推理和论证，尽量简短地列出结论，旨在帮助大家“事半功倍”地读懂《内经》。

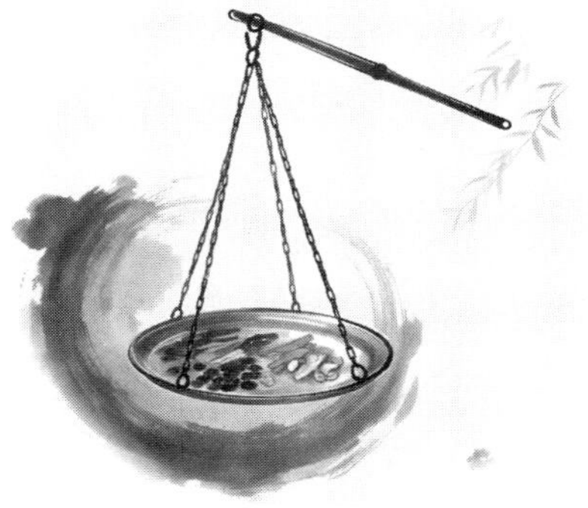

2.趣解药名

古人用象形文字描述药物在身体里的能量流动。中药和药方都有自己的“象”。想要高效掌握中药、精准使用药方，需要先了解汉字。汉字大约有10万字，但是检索汉字的部首一共只有540个，其特点为：独体曰文，合体曰字。单个部首即独体的“文”，大部分都有自己的读音和含义，可以理解成花纹、文身，是对事物形貌的一个线条勾画。两个以上的“文”合体就生成了“字”。所以“文字”，是先有“文”后有“字”。

读古文字首先要懂“文”，它是汉字的起源。懂了“文”，才能明白古人在《内经》以及药名里的字要表达的思想。本书解释药名所借助的甲骨文，在汉代已经丢失，一直到清末才重见天日。万献初的《说文解字十二讲》是在汉代许慎《说文解字》的基础上加入了甲骨文内容，使文字更加生动有意义，展现了文字本来的意义，弥补了文字学曾经缺失的一大块内容。

比如反文旁，即“教育”的“教”的右半边，（支），意思是用手拿着棍棒轻轻击打。看到这个字脑子里就浮现一个画面：儿子在念书，母亲拿着棍棒监督。读“pū”，上面“卜”代表棍棒，下面“又”代表右手。如果一个中药的名字里有“支”（反文旁），就代表着有“击打”的象，能让滞留的气动起来，如豆蔻的“蔻”带有“支”。《中药学》里解释豆蔻用于脾胃气滞证，即能疏通脾胃，符合了“流动”的象。从药名解读出药的功能，便于记忆且很有趣味。

再比如中药菖蒲的“菖”字，下面的“昌”字并不是两个日叠加在一起，而是上面一个日下面一个“曰”（yuē）。“曰”是说的意思。古时候“曰”和“悦”通用。“日”加“曰”表达的是在太阳下说话。太阳代表阳光，在太阳底下说“阳光”的话代表真、善、美，如“繁荣昌盛”就代表美好的意思。“昌”字的“日”在上也代表热，人体最热的地方在心，属上焦，所以“昌”字可关联心。“菖”与心相关，就具有了开窍宁神的作用。《素问·金匮真言论》:“心开窍于耳”,而“曰”代表说话,跟声音有关,所以菖蒲有一个特别重要的作用是治疗耳鸣。在主方基础上加菖蒲,治疗耳鸣效果会大大增加。再看“蒲”。“浦”,其原意是水之滨,即土堤,所以浦跟水土有关。身体中肠胃代表土,土里面有很多水代表湿气大,以水土的象关联后得到菖蒲能化湿和胃(脾胃为土,怕湿)。所以菖蒲的三个主要功效就推导出来了:开窍宁神、治疗耳鸣、化湿和胃。通过解读药名展示出来的功能更容易记忆。

要想通过药名全面解读中药的功能,相关的文字需要放在中医医理和术数的背景下去解读,这些文字除了在甲骨文、《说文解字》中的含义,《内经》还赋予他们进一步的含义。在后续的章节中会由浅入深,用“文”“字”来解读《内经》、中药,把学习变成乐趣。

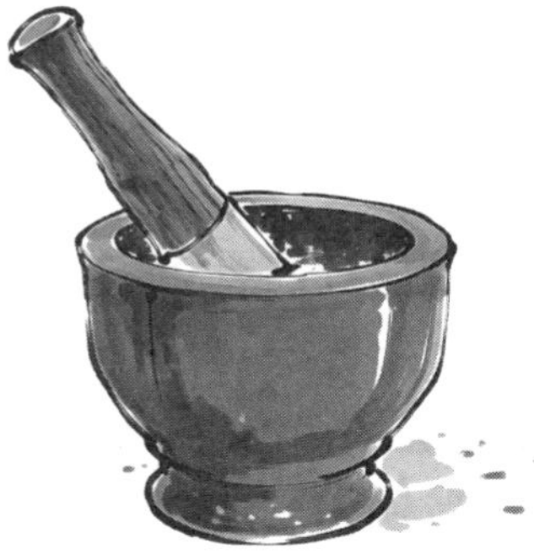

3. 象与经络的发现

讲到象，先来对比一下三个字：像、相、象。作为名词时，像（佛像）、相（面相）都是确定性的有形之物，阳光下可以看见，叫作"形之可现，有器为凭"。相面（相）一般被认为是迷信，其实并不尽然。举个例子：耳垂上出现沟，代表心肌供血不足，装过心脏支架或者有心脏病的人，通常耳垂上的沟都比较深。另外，小孩子脸上有红晕是正常的、健康的，而60岁的人颧骨上出现红晕就代表心脏有问题了。曾经在一次会议上看到一个发言者的颧骨发红且边界分明，当时大家都没在意，第二天那位老师就因突发心脏病去世了。《内经》说："心色赤""心开窍于舌""心开窍于耳"，脏腑的状态往往能在外表体现，有器为凭，为相。

"象"是"形之可现，无器为凭"。若要使一个东西可以显现出来，需要判断、分析和感悟。举个例子：梦是看不见实质形态的，我们不能去看某个人怎么做梦，也不会要求做梦的人拿出证据。法庭上也不会以梦为证据。

人体的经络跟"梦"面临着同样的情形。用目前的科学手段没有办法证明经络的存在，但不能证明不等于它就不存在。事实上，基于经络理论的治病方法——针灸，在全世界被广泛接受，且行之有效。这样用反证法可以推导出经络的存在。针灸选穴是有极强的逻辑的。如：同样都是头痛，前额痛、头顶痛、两侧痛所选取的穴位都不一样，穴位的选用与经络的循行路线息息相关。

现代科技都无法检测到的经络在古代是怎么被发现的呢？按照古籍的说法，经络是人在极度安静的情形下内视自己身体内部的能量流动发现的。李时珍的著作《奇经八脉考》里就谈到了上面的观点。要做到极度安静，需要打坐到胎息的程度。胎息是一种像胎儿一样只用肚脐和外界进行能量交换，其他几窍都关闭的状态。"视"字左边的部首"礻"代表祭祀，代表通神；"见"的繁体字"見"上面一个目，代表看东西；下面的"儿"是两条腿，代表一个人，整个"视"字就是有通神能力的人在观察的意思。所以内视的人带有通神的能力，古人在吃药以后也是通过内视看见药在体内的作用，用象形文字记录下来，于是就有了药名。当然不管内视是否可信，都不影响我们研究经络与象。

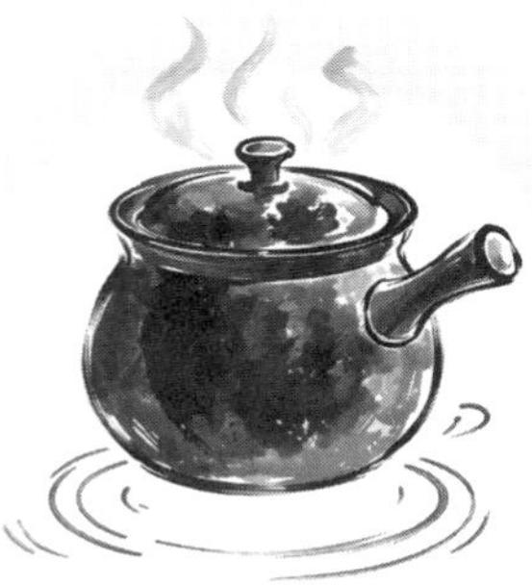

4. 中药作用的名与象

中医本质上是“象”的医学，中药表达的也是“象”。

中药的名字背后总是带着“象”，如在身体里的升降沉浮、作用靶点等都属于“象”的范畴，这些“象”展示着中药的功效。实践中会出现同一个名称的中药来自不同的矿物或植物，是因为这些中药在身体里起作用的“象”接近或相同。

比如寒水石，清热泻火的同时能除烦止渴。“石”说明它是矿物药，查《中药学》发现，有两种不同的矿物都叫寒水石。一种是红石膏，主要成分是含水硫酸钙，主要产于内蒙古、新疆、山东，叫北寒水石，北方常用。另一种是方解石，主要成分是碳酸钙，主要产于河南、河北、江苏，叫南寒水石，南方多用。在《中药学》里，这两味中药同属于寒水石条目。

再如郁金，它不仅是一种植物的名称，还是多种姜科植物的块根的名字。植物的块根和块茎是分别入药的。如郁金（植物名）的块茎叫片姜黄，姜黄的块茎叫姜黄，广西莪术的块茎叫广西莪术，蓬莪术的块茎叫蓬莪术，但是这四种植物的块茎下面的膨大状块根都叫郁金（药名）。功能一样，都是行气破血，通经止痛。从这里可以看出矿物学或植物学的分类和中药的分类并不一一对应，中医更注重中药的“象”。“象”一样，名字就一样。

也有人会觉得西方对植物的分类才是最严谨的，比如纲下面有科，科下面有属，每个属下面还有千种植物，非常精细。中药名取了相同的名字可能是因为受限于当时的条件，没有区分清楚药物，才用了同样的名字。其实中药饮片分类不一定越精细越好，植物分类和中药分类毕竟不一样，中药以功能、象为主要分类依据，两千多年的实践也证明药名相同，使用效果几乎是一样的。

需要注意的是，有些药长得相似，名字也相似，但“象”不一定相同，其功能可能大相径庭。如“三七”和“土三七”。三七能活血止血、化瘀定痛。但土三七是用来消肿、解蝎子毒、治疗牙龈出血的，应中病即止，吃多了会有肝损伤。

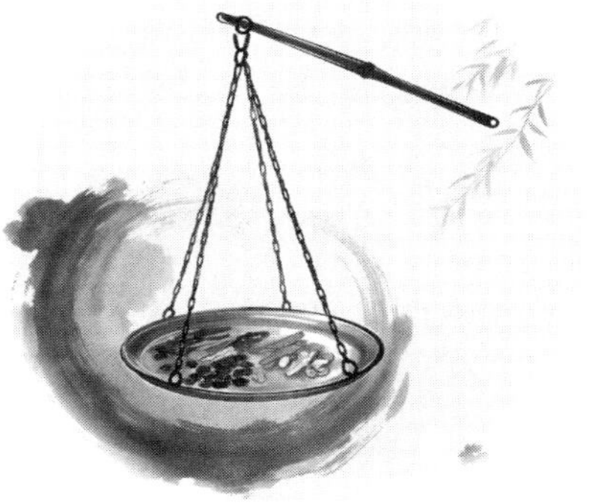

5.术　数

学好中医必须懂得术数。术数一般被认为是玄学，其实它是有一定内在逻辑的。《素问·上古天真论》云："上古之人，其知道者，法于阴阳，和于术数。"意思是上古知道"天道"的人，要效法天地的阴阳，让身体里的阴阳跟天地的阴阳有同样的变化规律。

《汉书·艺文志》称天文、历谱、五行、蓍龟、杂占、形法等为术数。

1）天文　"天文者，序二十八宿，步五星日月，以纪吉凶之象。"古人觉得观天上的日月星宿，就能预测出人间的吉凶。二十八宿是黄道附近的一圈恒星，包括东方苍龙：角亢氐房心尾箕；北方玄武：斗牛女虚危室壁；西方白虎：奎娄胃昴毕觜参；南方朱雀：井鬼柳星张翼轸。西方国家将这些星宿分成十二宫，即十二星座。

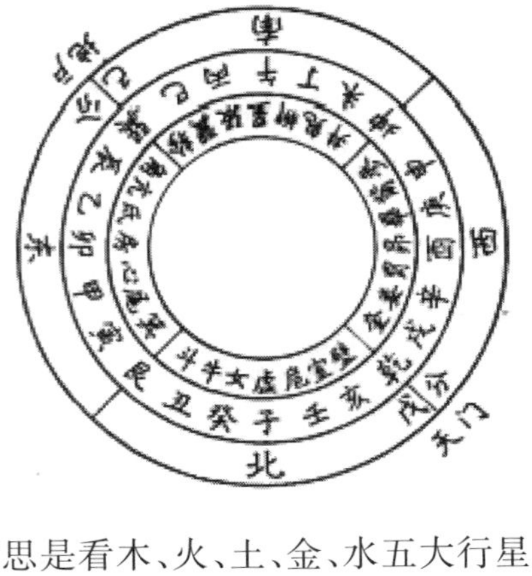

"步五星日月"，意思是看木、火、土、金、水五大行星和日月的变化规律，记录吉凶的征兆。

2）历谱　即日历，中国古代很早就有很完善的日历，而且是阴阳合历。

3）五行　即木、火、土、金、水。这在后面会反复提到，因为五行和中医关系密切。

4）蓍龟　是古代人用蓍草和龟甲结合易经八卦占卜吉凶的主要方法。易经八卦的学问非常古老，中药的名字很多也与八卦相关。

5）杂占　除蓍龟之外的如梅花易数之类的一些占卜方法。

6）形法　看相术、风水都属形法之一。看起来很玄，但实际在中医中也有应用。人体内部的问题在外部是有表现的，古代没有CT、没有磁共振，但通过望、闻、问、切也能了解疾病。比如冠心病人，耳垂上会有一条印记——冠心线。这就叫“有诸内必形诸外”。

讲到龟甲占卜我们可以引申出一味中药。

龟甲占卜是通过钻凿在刮磨得很光滑的龟甲或兽骨上刻出凹缺，然后用火灼烧至出现裂缝，根据这些裂缝预测所问之事的吉凶。这种方法叫“卜”。龟甲上烧出的裂纹用“兆”字表示，如吉兆、凶兆、预兆。“兆”的篆文像占卜时甲骨上的灼龟裂纹。

中药桃仁，《本经》：“主瘀血、血闭、癥瘕邪气”。癥瘕类似于现代疾病的肿瘤。桃仁的作用就是在这个硬物上产生裂缝，逐步粉碎硬物，这与“兆”的象一样。《伤寒》的桃核承气汤，含桃仁、桂枝、芒硝、大黄、甘草，可以治疗闭经、瘀血、子宫肌瘤等。而“承气”两字体现了瘀血的排泄途径。“承气”在《伤寒》《金匮》里的使用指征都关联到大便问题。当一个物体从高处落下来，用手把它托住叫“承”。另外身体里该下降的东西没降下来时，整个人的气就往上冲，可能会出现舌红、苔黄厚、脸红、狂躁，甚至登高而歌、弃衣而走等现象。要改变这个不正常的状态就得让气往下走，所以“承气”可理解为要让气往下走并承接、顺接，带着瘀血或者憋住的大便一起往外排。桃核承气汤这个名字关联了两个象，一个是瘀血，一个是往下顺气通大便和瘀血。比如尿潴留、痛经带有烦躁发狂、舌红、苔黄厚之象的患者，都可以用这个方治疗。该方还可用于治疗下焦出现淤堵导致的牙疼。明白了药物的作用以及药方的底层逻辑关系，就可以灵活应用药方了。

6.手足三阳经的分布

从本节开始，认识一下我们的身体，粗浅地讲述一下经络。

人体有三阳经和三阴经，三阴三阳经又各自分手足，总共有十二条经络，即“十二正经”，加上任、督二脉，即“十四正经”。

先说足三阳经。一个人脚尖并拢站好，大腿上外侧就是三阳经循行的部位，大腿内侧是三阴经循行的部位。足三阳经包括足阳明胃经、足太阳膀胱经和足少阳胆经，分别在大腿的前面（胃经）、后面（膀胱经）、外侧面（胆经）。

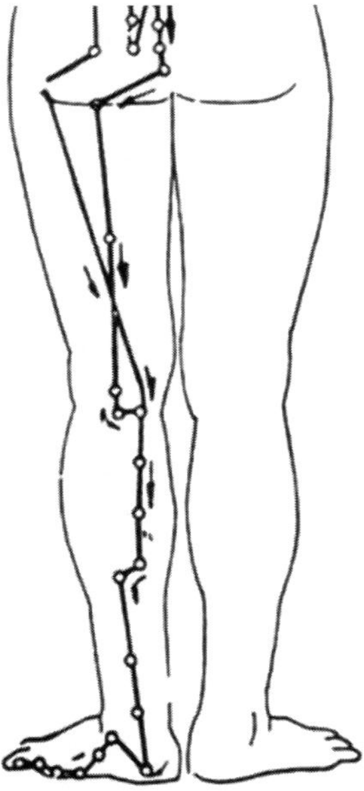
足太阳膀胱经（局部）

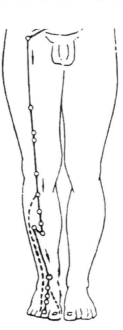

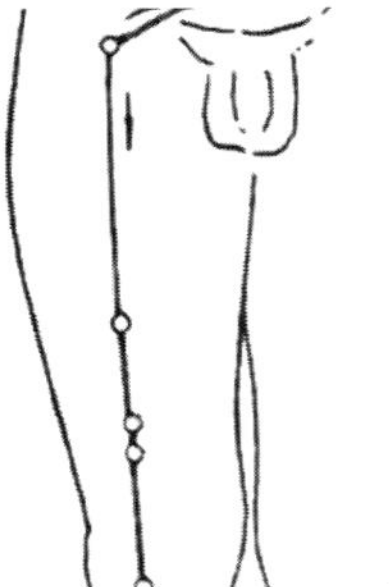
足阳明胃经（局部）

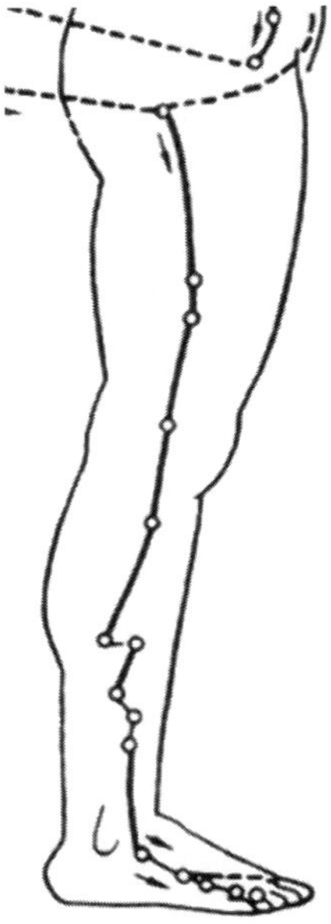
足少阳胆经（局部）

一般医生会强调刚出生的小宝宝要晒屁股、晒后背，防止小宝宝缺钙或减轻新生儿黄疸。后背也是足太阳膀胱经循行的地方。如果面朝上躺着，胸腹部是足阳明胃经循行的地方。足阳明胃经的“阳明”关联日落，关联西方，代表的是一种能量的下沉。所以胃的重要作用是“下降”。胃病的表现通常是腹胀或者腹痛，是食物的下降出了问题导致的。

人立正时，中指刚好覆盖在大腿侧面的中线上，中线是足少阳胆经循行的路线。它的特点是前后交接、转换，相应的药方是小柴胡汤。小柴胡汤可以治疗身体交接、转换相关的问题，也可以用来治疗大腿外侧中线位置的酸胀痛。

再说手三阳经。手三阳经包括手太阳小肠经、手阳明大肠经和手少阳三焦经。立正站好，五指并拢放在体侧，假定一束平行光从后面照过来，照射的地方就是手的小指和手掌的后侧，这就是手太阳小肠经循行的地方，跟足太阳膀胱经一样在身体后侧。

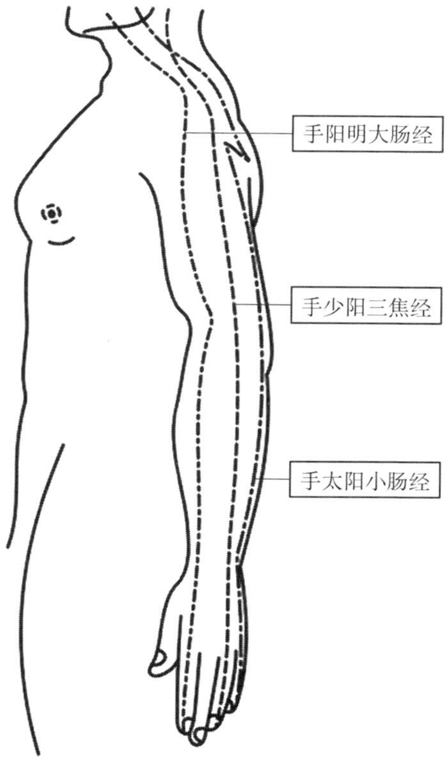

手三阳经

如果前方有平行光照过来，照射的地方是食指的外侧(虎口附近)，即手阳明大肠经循行的地方，跟足阳明胃经一样在身体前边。阳明代表能量下沉，胃要下降，大肠也要下降，正常人需要一天一次大便。

手少阳三焦经跟足少阳胆经一样，在身体的侧面。沿着无名指和小指之间有一条线往上走，到小臂的外侧中间，这是手少阳三焦经循行的路线。

本节先对经络做一个初步的介绍。经络可以理解为是身体里能量行走的通道，针灸治病就是基于这个能量通道发展出的理论，如远端取穴、循经取穴、全息对应取穴等。

7. 足太阳膀胱经——委中、申脉

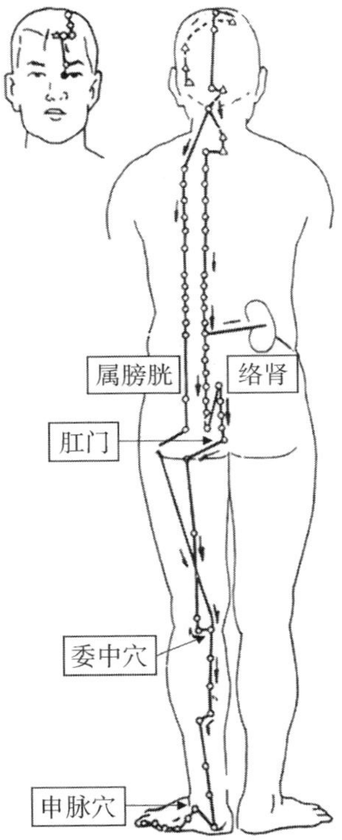

足太阳膀胱经(含委中穴、申脉穴)

足太阳膀胱经起于目内眦,向上过额部,到巅顶,沿枕顶部下行,沿脊柱两侧入腰,通过臀部后(肛门)沿着大腿后侧中央入腘中(膝盖后侧),沿小腿后侧中央到脚踝外侧,直到小趾外侧。

举个例子来说明一下经络的应用。循经路线上肛门处的常见病——痔疮疼痛,就可以在足太阳膀胱经的委中穴扎毫针或放血治疗。笔者临床治疗过多例痔疮肿胀疼痛的案例,严重的不能坐、不能走路,痛苦异常,西医建议开刀。中医治疗一般无须检查痔疮的状态,只需在委中穴处找到青筋放血。一般刚出来的血是黑色的,当瘀血出来的那一刻,患者会立马感觉到肛门处放松,痛感减轻,效果立竿见影。经络上对应点的压力释放了,病灶的气血就通了,通则不痛。放血的神奇之处在于黑血流尽出鲜血时,血就自然止住了。放血后,视严重程度决定是否还要在其他穴位扎针以增强效果。内热严重的患者最好同时吃中药调理,避免复发。一般的痔疮,放血就能解决。

中医有句话叫"腰背委中求",这是因为膀胱经沿着脊柱两侧向下入腰至腘中的委中穴——膀胱经的合穴,所以委中穴可以治疗腰背的疼痛。知道了经络的走向也就能了解治法原理。

外踝尖下缘有一个缝隙点是申脉穴。“申”字在甲骨文里代表闪电。闪电有两个特点，一是在高处，二是光亮。所以申脉穴关联了两个应用：一是治疗人的头面部问题；二是跟光亮相关的眼睛问题，如眼睛模糊、眼睛干涩、视力不好。临床有眼睛干涩很久的患者，针刺申脉穴后自述眼睛马上湿润了。当然是否能彻底治愈，要根据患者的综合情况来确定是否要结合其他穴位和药物。

各条经络并不是独立存在的，临床上可以通过辨证灵活应用经络治病的各种理论，但这需要在一定的知识积累之后才能做到。比如腰疼，除了考虑委中穴，还可以考虑另一个理论——“远端取穴”，即在经络循行路线上靠近末端的地方取穴。如束骨穴，它是膀胱经的“输”穴，通常认为“输”穴擅长治体（沉）重、节痛。

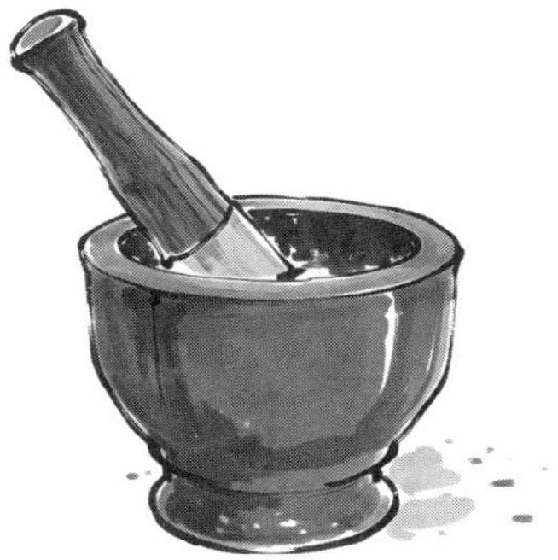

8.厥与厥阴

“厥”字里的“厂”字在甲骨文里代表棚舍、房屋，在中医里代表人体框架、躯干。“欠”表示打哈欠出气的样子，是个象形文字，有上行的象。“屰”是“逆”的一部分。在甲骨文里是人倒挂的样子。《说文解字》：“（屰）不顺也。”关联到健康，人身体里的“顺”是每天吃的东西要往下走，水归膀胱，粪归大肠。如果不顺了就叫“逆”，是病态。《伤寒》第 337 条：“阴阳气不相顺接，便为厥。厥者，手足逆冷者是也。”正常人手脚应该是暖和的，如果手脚冰凉，说明能量没有传输到四肢，这是厥的一种表现。

甲骨文　　金文

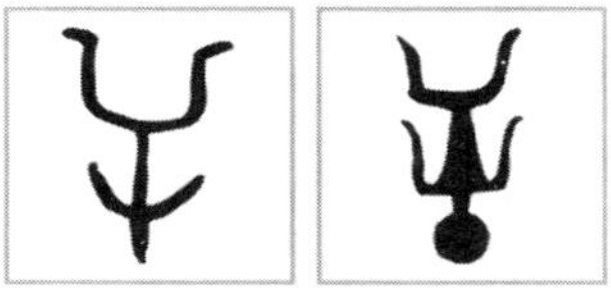

古代日为太阳，月为太阴，阴阳相对。圆月叫望月，“望”与“旺”同音，格局相似，表示大、变大、最大。

中药王不留行，“王”跟姓氏“王”没有关系，而是关联“旺”。“旺”可以看作能量在某个地方（时间）兴旺、聚集。王不留行的作用就是让过多聚集的能量消散掉。《中药学》讲其主要功能为“活血化瘀，消肿敛疮”。王不留行一个重要的应用是贴耳穴。耳朵与全身有全息对应关系，把王不留行的种子贴在相应的耳穴上，身体对应的瘀堵就会减轻。

十五的月亮叫“望月”，初一的月亮叫“朔月”。“月始生”就是朔月，这一天没有月亮。因为初一那天太阳跟月亮同升同降。由于太阳在月亮的背后，属于逆光，所以我们看不到月亮，含“逆”的意思。每个月的最后一天叫“晦日”。“晦”的右边有个“母”字，意思就是这个月结束了，生出下个月。

再看看“厥阴”。《李阳波五运六气讲记》里，开宗明义提到：“日之未生，月之未落，叫‘厥阴’。”《素问·至真要大论》里提到：“厥阴，何也？两阴交尽也。”日为太阳，为阳；月为太阴，为阴。日之未升，太阳没有升起来，属阴；月亮为阴，月之未落，月亮还挂在天上，也属阴。这两种情形同时发生就叫两阴交尽，就是厥阴，时间点一般是清晨五六点。

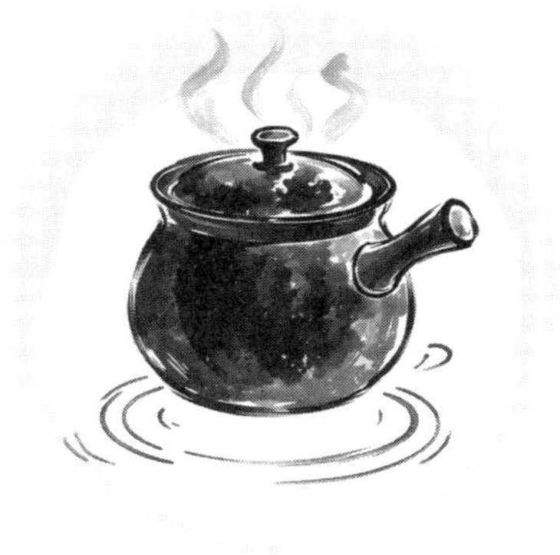

9. 足厥阴肝经与生殖器

《内经》将厥阴与肝关联，对肝的定义，其中一句是："其体为阴，其用为阳"，这个象跟太阳将升（东方既白）的象是一致的。肝藏血，血属阴，所以肝本体为阴，其用为阳，是向上升发的。例如，肝气太旺就会往上升得太过，一个典型的词语是"怒发冲冠"，"冲冠"的力量来自上升的肝气的支撑。

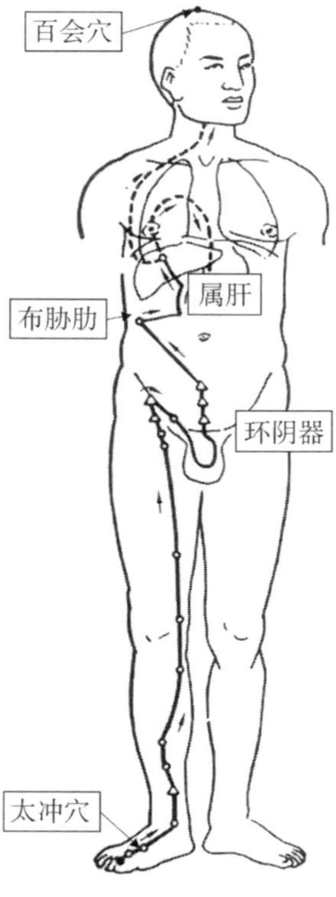

足厥阴肝经

足厥阴肝经的循行路线：起于足大趾靠次趾侧，沿足背上行，过太冲穴，至足内踝上至阴廉，环阴器（生殖器），抵小腹上贯膈，布胁肋，上鼻咽连目，与督脉会于巅（百会穴）。

足厥阴肝经的循行路线应用：①"环阴器"，生殖器问题可以在肝经上寻找解决方法，比如月经不调、阳痿等。②"经小腹"，小腹附近有疝气，即小肠从腹壁漏出来，或者是有颓疝，即小肠跑到阴囊里去了，治疗时取穴首先考虑足厥阴肝经。③"布胁肋"，胸胁部的问题尤其是胁肋的疼痛，可选取肝胆经上的穴位治疗。④"与督脉会于巅"，巅顶痛一定会考虑肝胆经的用针用药。

与足厥阴肝经相对应的同名经是手厥阴心包经。

手厥阴心包经的循行路线：心主手厥阴心包络之脉，起于胸中，出属心包络。上抵腋下，循臑内，行太阴、少阴之间（即沿着手臂内侧的中心线），入肘中，下臂，经内关穴（可治疗心痛、心悸、心慌等），入

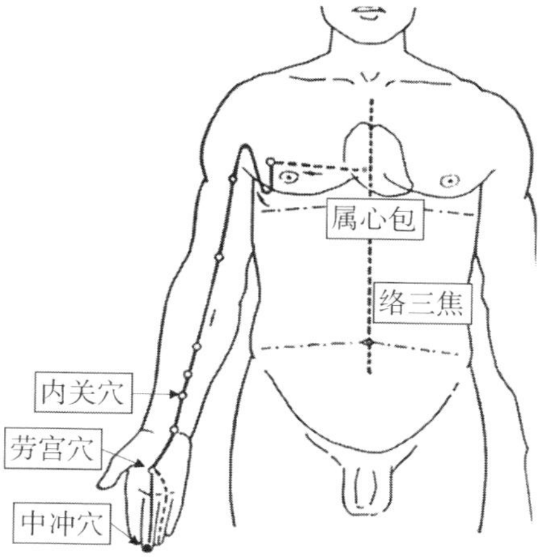

手厥阴心包经

掌中(劳宫穴),循中指,出其端(中冲穴)。心包可以理解成是心“居住的宫殿”,所以心包经和心经上的穴位都能治疗心脏区域出现的问题。

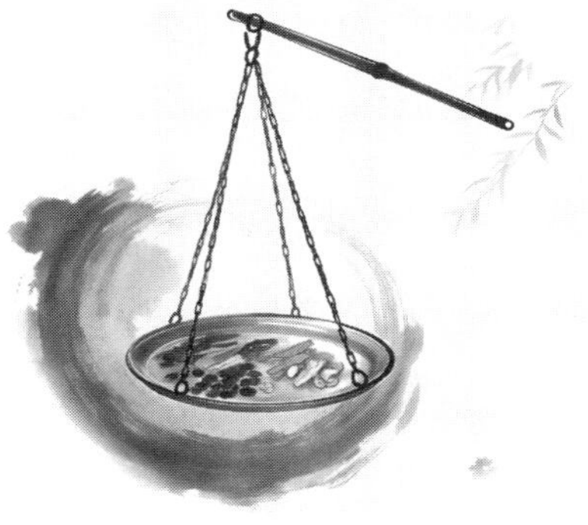

10. 足少阴肾经与心肾不交

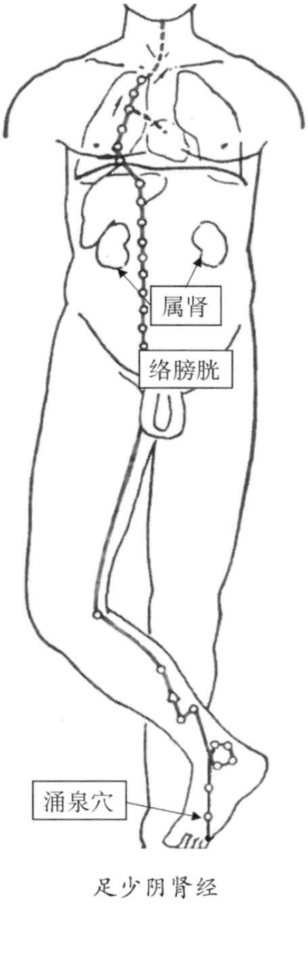

足少阴肾经

足少阴肾经：起于小趾之下，斜走足心涌泉穴（肾主水，所以第一个穴位叫涌泉穴，可理解为将水涌入身体），斜上走足内踝，循内踝之后，别入跟中，以上腨（小腿）内，出腘（膝盖后面）内廉，上股内后廉（靠近肛门），贯脊属肾，络膀胱。其直者，从肾上贯肝、膈，入肺中，循喉咙，夹舌本（沿着喉咙到达舌根）。

说个简单应用，老年人经常有足跟痛的问题，中医说这是肾亏了。原理就在于肾经入跟中（脚后跟）。四十岁后肾气逐渐由强转弱，到五六十岁肾亏过度，就可能出现足跟痛。如果没有其他问题，患者服用金匮肾气丸或者六味地黄丸就可以减轻足跟痛了。

足少阴肾经的同名经是手少阴心经。心经起于心中，布于腋下（极泉穴）、下循上肢内侧后缘、掌中及手小指桡侧（中指侧），到小指末节少冲穴。治病时可用同名经相应的穴位以增加疗效。如，手少阴心经循行路线出现的疼痛，可以在足少阴肾经上对应的穴位取穴治疗；心脏疼痛，也可在足少阴肾经上取穴治疗。入肾的中药常常也关联心，心肾常并提。有个证叫心肾不交，顾名思义，手少阴心经和足少阴肾经互相不沟通了。常见于妇女更年期：上热下寒，上实下虚，肾水在下有枯竭的趋势；随着年龄的

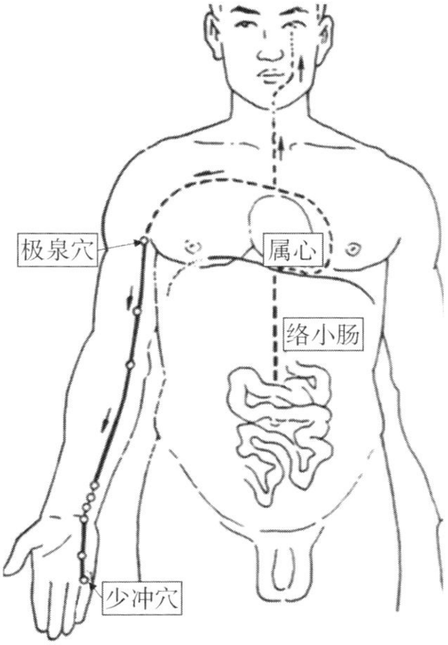

手少阴心经

增长，五脏衰弱，涌泉的水涌不上去，于是心火变旺，下肢无力，上身热且常伴随着失眠。所以心肾之间的和谐沟通很重要。

11. 太阴经

脾足太阴之脉，起于大(脚)趾之端，沿着脚趾内侧红肉和白肉交接线，到脚内踝前，继而沿着小腿内侧到膝盖，向上沿大腿内侧经过腹股沟，到达腹部，向上经过咽喉连到舌体。

《灵枢·经脉》:“是动则病舌本强，食则呕，胃脘痛，腹胀，善噫，得后与气，则快然如衰，身体皆重。是主脾所生病者，舌本痛，体不能动摇，食不下，烦心，心下急痛，溏瘕泄，水闭，黄疸，不能卧，强立，股膝内肿厥，足大趾不用。”

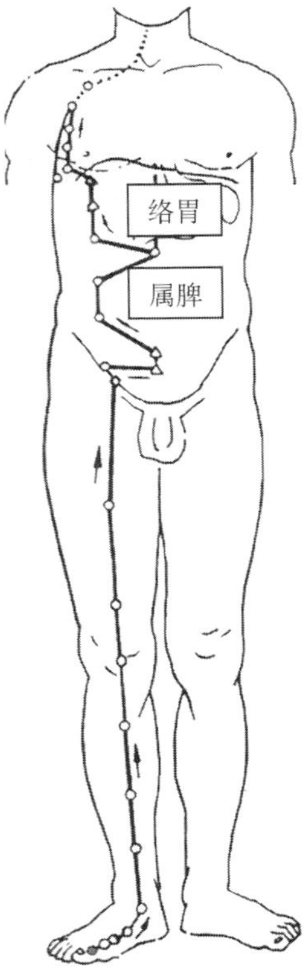

足太阴脾经

有几个脾经的结论和应用:①中医说脾主消化。饮食消化异常既包括液体的“饮”的消化异常，也包括固体的“食”的消化异常。如，食则呕、胃脘痛、腹胀、便溏、水闭(小便癃闭，膀胱功能异常)。②脾主四维，包括四肢的肌肉和躯干里脏腑的肌肉，所以可出现“身体皆重”“体不能动摇”等病症。③脾经“连舌本，散舌下”，治疗“舌本痛”可以使用脾经的阴陵泉穴。阴代表下凹象；陵，鼓起的土丘，代表气有聚集；泉，泉水，下凹孔窍，有水能流出来，与嘴巴有很好的对应。故“阴陵泉”可以治疗“舌痛”。

足太阴脾经的同名经是手太阴肺经。

《灵枢·经脉》:“肺手太阴之脉，起于中焦，下络大肠，还循胃口，上膈属肺，从肺系，横出腋下，下循臑(上臂)内(侧)，行少阴、心主之前，下肘中，循臂内上骨下廉(桡骨下边缘)，入寸口(把脉的部位)，上鱼，循鱼际，出大指之端（少商穴）；其支者：从腕后，直出次指内廉（食指边缘近中指方向），出其端。”

简单列举肺经的两个穴位的作用，希望对读者能有所帮助。

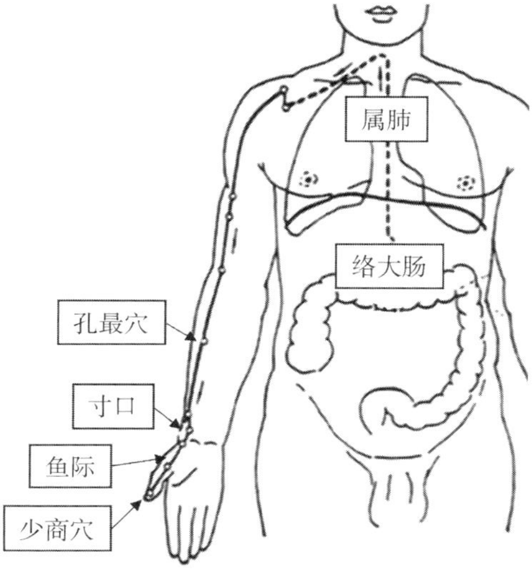

手太阴肺经

孔最，这两字应该理解成“孔撮”。撮，是缩小或收紧的意思。

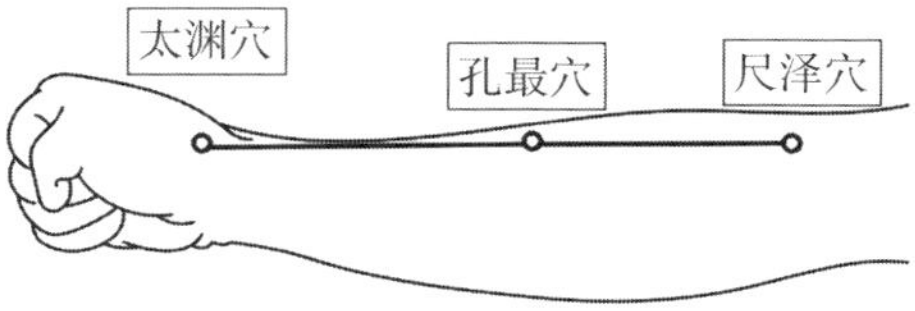

孔最穴

在“大家中医”App 中，王云涛认为：“最，如果写成‘撮’，就很好理解了。如果孔撮起来，会出现什么疾病呢？气管撮（聚集、收缩）起来，哮喘；汗孔撮起来，不出汗（鸡皮疙瘩）；肛门撮起来，便秘，长期便秘就会患痔疮。这些病正好与《针灸大成》所描述的孔最的主治相符。”

木穴。《灵枢·经脉》说：肺经“其支者，从腕后直出次指内廉，出其端”。肺经的一个分支，从手腕走向手背，沿着食指（靠近中指一侧）到指尖。从木穴下针（如下图），刚好能到达肺经的这个分支。所以木穴可以治疗肺有关的问题，如表证（风寒感冒，风热感冒），皮肤问题（肺主皮毛），鼻子问题（肺开窍于鼻）。

木穴为双穴，如下：

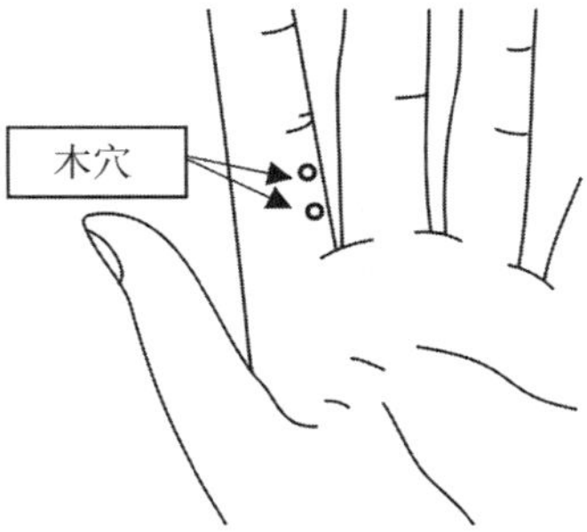

木　穴

12. 五行的误解

本节讲中医里特别重要的一个概念——五行。中国人一般都知道五行，但认知多局限在算命方面。为了弄清楚五行到底是什么，现在先从“五行不是什么”讲起。

《辞海》中将五行解释为：“水、火、木、金、土五种物质。中国古代思想家把这五种物质作为构成万物的元素，以说明世界万物的起源和多样性的统一。”五行学说是中国古代的一种朴素的唯物主义哲学思想，是古人认识世界的一种基本方式。不能把五行简单理解成是现代意义上构成世界的物质基础，更不能与五种具体物质画等号。如果连五行是什么都没搞清楚，还要用五行生克来解释中医理论，就更显得晦涩难懂了。

举个例子，如果把“火生土”理解为把东西都烧成灰的状态，那汽油、蜡烛燃烧时直接汽化、燃烧钢铁变成液态，为什么不说“火生汽、火生水”呢？用物质解读五行，会让很多现代科技训练出来的大脑都有意无意地鄙视五行，并鄙视由五行发展出来的中医。

五行并不是单指某种可见的实物。

我们从古文中去寻找它的定义。可能有人认为中国古典哲学常常是没有定义的，比如“君子”“小人”，在《论语》里从头到尾没有定义，只是说君子和小人分别怎样对待事情。确实，社会科学范畴的“君子”和“小人”有时不容易区分。但由五行发展而来的中医，本质上是自然科学，是一门逻辑性很强的学科，跟物理学本质上很像，所以它的理论是有定义的。

五行的“行”有两个发音：行走的“行”(xíng)和行业的“行”(háng)。“行走”用英文表达是 movement(运动)，“行业”最接近的英文表达是 occupation(职业)。再翻译回中文，一个是运动，一个是跟分类有关。所以综合起来看，五行可以理解为“对世界万物以运动的方式来分类”。

五行最早出现在《尚书》的《洪范》中。《洪范》:“五行:一曰水,二曰火,三曰木,四曰金,五曰土。水曰润下,火曰炎上,木曰曲直,金曰从革,土曰稼穑。润下作咸,炎上作苦,曲直作酸,从革作辛,稼穑作甘。”据传,《洪范》是公元前12世纪末,周武王克商后,向商朝的贵族箕子请教治国大法时,箕子所讲的治国理政的话。

我们看《洪范》对五行所下的定义是,会发现那些定义体现了动态的观念,如“上、下、曲直、从”,而非简单的五种实物、元素。

笔者认为,五行是以五种运动变化的方式对世界进行整理和分类的一种哲学思维方法。举个例子,“五行”中的土就能关联到那些不动的、静止的或者想动不能动的一类东西。这个概念始终贯穿本书,渗透始终。

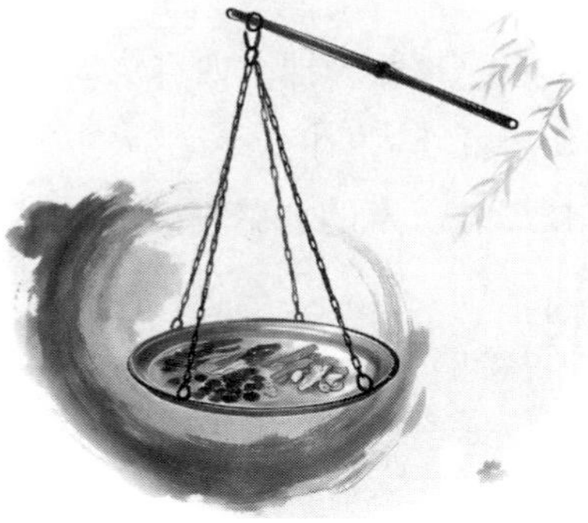

13. 钟表圆盘与五行

钟表圆盘是一个包含多维参数的坐标轴。读懂钟表圆盘，对中医的元素的理解会变得简单得多。

钟表圆盘可以代表一天24个小时，也可以代表一年四季，还可以代表东南西北。最左边是9点，最上边是12点，最右边是15点，最下边是6点。从9点钟开始沿左边往上走一直在上升，过了12点开始下降。四个点刚好对应春、夏、秋、冬。左升右降：最左边是木，上边是火，右边是金，下边是水，木升金降，对应五脏肝、心、肺、肾，脾在中间。左边是东，上边是南，右边是西，下边是北，与现代地图的“左西右东”相反。与十二地支相结合，左边是卯，上边是午，右边是酉，下边是子。这些元素可以看作是圆盘的坐标，十二地支同时还可以代表月份、十二个时辰。

钟表圆盘具有时空统一的含义。例如，圆盘上端为南、热；下端为北、冷，同时代表一年中子月最冷，午月最热；一天中子时最冷，午时最热。圆盘的中央五行属土，从四方的角度来说，正好处于中间，对应五脏的脾。中医里脾胃也叫中土，脾主四方，图里也可看到四方四季都归脾管。如果钟表圆盘上加上一个人的正面像，肚脐眼到胸膈部位放在圆盘的中央。圆心大致是中脘穴的位置。喉咙、胸口在上面，小腹在下面。

笔者给这张图起名叫“南北相反时空统一”。

何为时空统一？在古代，宇宙指代时空，是时间和空间的统一。四方上下曰“宇”，古往今来曰“宙”。所以“宇”代表的是空间，“宙”代表的是时间。现在宇宙的概念是物质现象的总和。广义的宇宙是无限多样的、永恒发展的物质世界，狭义的宇宙是观测所及的最大天体系统，也就是天文学上所有星系的总和。现代宇宙的意义与古代的不太一样，文字的含义弱化了。钟表圆盘上的时空统一，从下面 6 点（冬季、北方）往左上到左边 9 点（春季、东方），继续往上到 12 点（夏季、南方），在一天内时辰上是变热的，在季节上也是变热的，在空间上往南也是变热的。从 12 点沿右半圈顺时针往下走，刚好在时间、空间上都是变冷的。而现代地图上北下南，上面比下面冷，与钟表上最上面 12 点（白天）处于最热的时间点相悖。

如果只看空间，假如一个人在一望无际的大草原上朝北站立，手里拿着现代地图辨认方向，那一定是前北、后南、左西、右东。如果这个人朝南站立，图内容不变，只是东南西北的标注变一下，就是“时空统一”图。用现代地图表达中医或者表达天人相应时，有一个缺点，即时间和温度不能使用同一个坐标来标明。

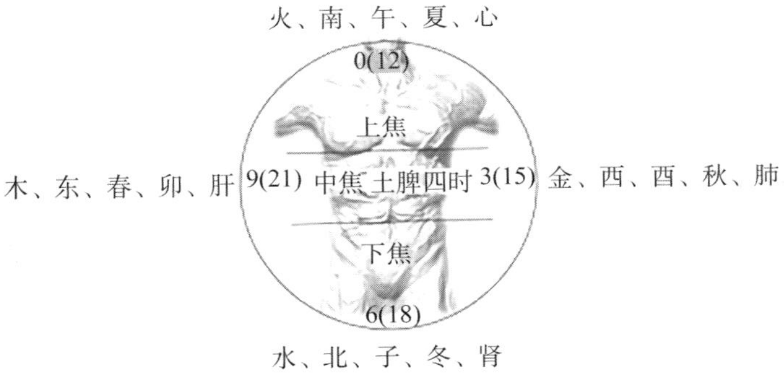

所以，这张“南北相反时空统一”的钟表圆盘图，可视为中医的基础，这张图在此暂名为“钟表圆盘”。以该钟表圆盘为基础，加入与中医理论相关的各种维度的元素，更有助于理解中药名字的命名和功能。

14. 五行——木

我们或多或少都在生活中应用过五行的逻辑。五行不仅是中医理论的基础，其含义也渗透进了中药名字中，理解了五行也有利于理解中药的功能。

木曰曲直。五行的“木”并非 wood（木头，木材）的意思，因为 wood 没有生命力。从动态角度看，“木曰曲直”就是木的活动状态是曲直变化的。比如当一个植物是种子的时候，是曲的状态；当它破土发芽后，能看见伸展的茎或者是树干，是直的状态。发芽以后往上长的状态也叫升，所以“木曰曲直”一般关联事物的升发状态。从音韵学角度看，“升发”谐音“生发”（生头发）。中医常讲肾主头发颜色，肝主头发数量。肝胆互为表里，所以临床经常用肝胆相关的温胆汤加减治疗斑秃等脱发现象。

中医理论“木”关联肝或者肝经，之前讲过，足厥阴肝经环阴器，而雄性动物的生殖器恰好有曲、直这个象。所以治疗阳痿的患者，临床上可以在足厥阴肝经上取穴做针灸治疗。中医有意思的地方是，能治男性生殖器问题的治疗方法，同样也能治疗女性的生殖器问题，比如月经崩漏，不管是崩（月经量特别大），抑或是漏（一直出血，量可能不大），都可以从肝或肝经入手去治疗。《素问·调经论》云：“肺藏气，肝藏血，脾藏肉。”月经崩漏的病机正是肝不藏血，同时肝经环阴器，所以可从肝或肝经入手治疗月经异常。

日常生活中有“曲直”之象的“弓箭”，也与木相关联。“拉弓似满月”，弓弦变弯，弓背也变弯，就是曲；“箭走似流星”，箭射出去了，弓弦恢复成直的，弓背也相对变直，就是直。射出去的箭叫作“矢”，在《内经》中代表风。

足厥阴肝经关联风、木。中医经常用“厥阴风木”四个字来代表和关联肝经、肝脏。足厥阴肝经与督脉汇聚于巅顶（头顶百会穴处）。巅顶疼痛时经常会用到一味中药叫川芎（音 xiōng）。“芎”字完美体现了中国文字的魅力，它不仅用到了弓的韵母 ong，草字头下的“弓”还用到了“弓箭”这个含义。川芎在古书里面写为“芎藭”，里面含两个“弓”，更应了弓箭的曲直，走肝经，去巅顶。应肝(经)条达舒畅起到活血作用，如四物汤里就用到川芎。川芎是多年生的草本植物，产于中国的四川和云南，全草都有香气，茎入药。

与“弓”相关的字还有“夷”字。“夷”字，“弓”字加个“一”和“人”，代表一个人身上背了一把弓。“东夷、南蛮、西戎、北狄”是古代对中原周边各族的统称。东方的少数民族用“夷”，“夷”中有“弓”关联木，东方也关联木，用同样的关联把“东和夷”相连起来。中药含“夷”字的或应肝经，或上头面。如辛夷，是玉兰花的花蕾，早春时采摘。这是一个通鼻窍的要药，尤其是针对鼻塞头痛有疗效。

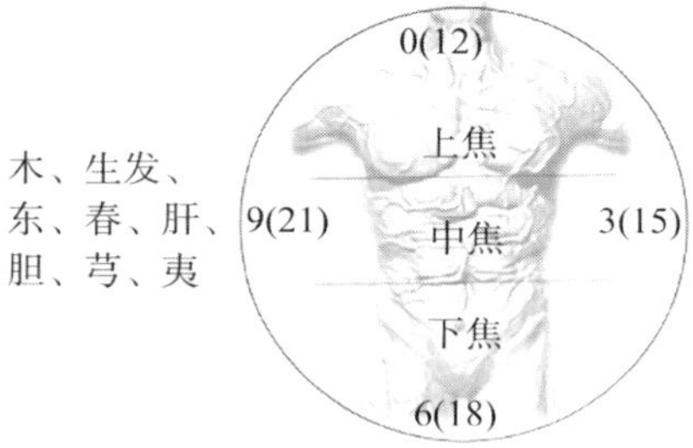

这里我们再提一下本书使用的一张图——钟表圆盘图。在图上可以表达季节、时辰、五行、五脏、三焦、方位甚至三阴三阳，以及它们的一些变化关系等，可谓一目了然。在此将“木”以及与木相关联的信息放到钟表圆盘图上。

15.五行——火

火曰炎上。火在自然状态下是上行的。火是五行中最热的一个状态，夏天是一年中最热的季节，所以火对应夏天，在身体里对应心。如果心温度不足，就会出现阳虚的状态，如脸色惨白、无力、泄泻等，严重时需要生附子加热心阳。如果心过热，轻则烦躁，可用栀子、黄连等除烦；重则影响心神，可用百合安神。

日本汉学家白川静先生在他的著作《常用字解》中解读“合”：象形字，口上盖一个盖子。“口”代表某种用来放置祝咒祈祷词的容器。容器跟盖子有相合之意，所以与人相遇叫“会合”，与神相遇叫“合体”。“合”与向神祷告相关联，《内经》里讲到“心藏神”，因此，百合关联到心神的活动，能清心安神，百合性凉，药食同源。心肺同在上焦，所以百合除了清心安神，还能养阴润肺。

《金匮》中论述的百合病：“百合病者，百脉一宗，悉致其病也。意欲食复不能食，常默默，欲卧不能卧，欲行不能行，饮食或有美时，或有不用闻食臭时，如寒无寒，如热无热，口苦，小便赤，诸药不能治，得药则剧吐利，如有神灵者，身形如和，其脉微数。”“如有神灵者”，点出了百合病与心神相关。书中随后提出以百合为主要药物，在不同情形下配伍知母、鸡子黄或生地等的治疗方法。如症状较轻，可用百合煮水当茶饮。

钟表圆盘图上火的定位：在北半球，南方比北方热，火对应南方。中午 12 点要比子夜热，火关联 12 点。火关联南方、夏天。

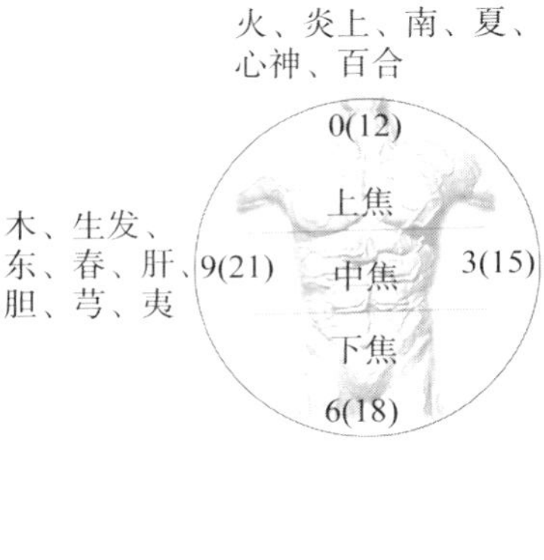

16. 五行——金

金曰从革。人们总觉得“金”与钱相关——金钱，但实际上在五行里，代表钱的是水而不是金，如工资叫“薪水”，账单叫“流水”。

“金曰从革”的“革”是指“兽皮治去其毛”，毛掉落代表着下降。“金曰从革”的含义为：①割毛，使毛下落，关联向下；②“革”代表皮革，裹在体外，有收敛之象。

知道了“革”的本意，就可以归纳出“金”的含义：①剥皮，剥皮的时候一般是要把动物挂起来，之后将皮从上往下拉下来，所以它有往下的含义；②割毛，使毛下落，也关联往下；③革代表皮革，裹在体外，有收敛之象。

《内经》说五脏中肺属金，肺主皮毛，正是“金曰从革”所表达的含义。金应秋天，两者性质都是下降和收敛。

《内经》用“肺主肃降”“肃杀”来表示收敛的含义。肃表示气向内收的状态。比如人板着脸，不苟言笑，气往里收，都是肃的状态。“杀”不是现代说的“杀人”的意思，而是由上到下，由多到少的象，也就是降的含义。以上可知：肺、金、革在属性上统一，应的是同样的象。“肺主皮毛”，跟“金曰从革”的定义是完美匹配的。肺、皮、毛都关联秋天，关联西方。

在中国古代的二十八星宿里，西方星宿统称白虎，包含的七个星宿：奎、娄、胃、昴、毕、觜、参，每一个都有下降收敛的特性。举个例子，胃宿与胃相通。吃的东西要往下走，才是顺的，要靠胃的下降功能来实现。

再看药名含参宿的“参”的药——人参。它的第一个作用是敛气，第二个作用才是补气。参宿被描写成大将军，西方称猎户座。它的形象像一个大将军扎了一个金腰带，细腰窄背。其中细腰就是一种收敛的象。在这个金腰带上有三颗星，叫作“福、禄、寿”。中国人常说的“三星高照”就是这三颗星高挂的情景。这个景象在北半球春节期间的晚上九十点的中天可以看到。

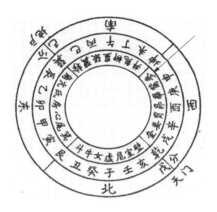

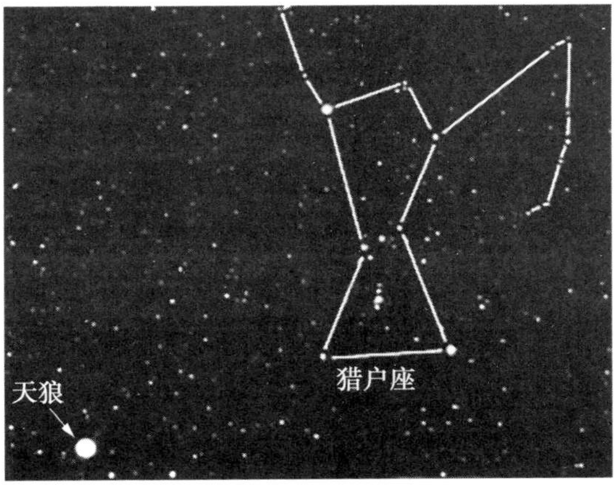

钟表圆盘图中金的位置：15 点的位置，钟表圆盘的最右面，应秋天，西方。

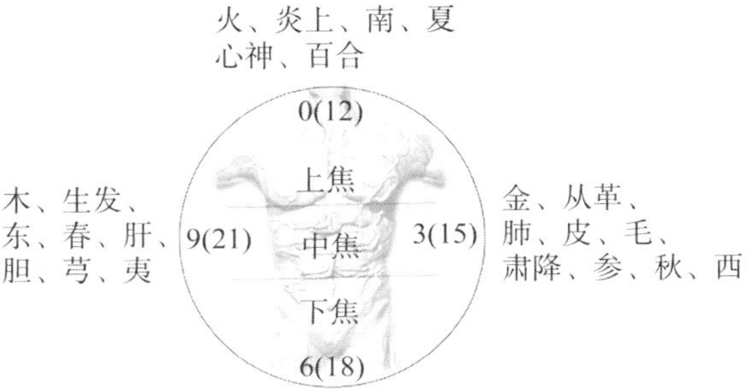

17. 五行——水

水曰润下。台湾的曾仕强先生讲《易经》时说五行水，第一是运动的力量，第二是向下运动的力量。这种解读只说了“下”的含义，没有把润下的“润”字的医学含义解释出来。

日本汉学家白川静的《常用字解》里，说“润”右边的“闰”，门里面是“壬”，而不是“王”。从音韵学角度看，“润”“壬”谐音，“壬”本义是“妊娠、怀孕”之意，有孕育之意。在中医理论中，水对应肾，肾主二阴、主生殖，又与孕育相应。中医一般按照木、火、土、金、水的顺序说五行，水放在最后一个，一年的结束也“孕育”着下一年的启动。“润下”不仅有向下的力量，还有孕育的力量。

“润下”，可以理解为胎儿从身体里滑脱出来的象，是一个生产过程。中药名里的字，如果是上面封闭下面开口的，都带有下滑之象。如“内”“肉”，像一个开口向下的口袋，口袋关联身体的上、中、下三焦，抖动时，里面的东西就掉出来，用“滑脱下降”治理身体。举个例子：肉苁蓉的“肉”有往下滑脱之象，所以肉苁蓉利大便，治疗肾虚便秘；浙贝母有“贝”，它能降痰止咳；贯众的“贯”下边是“贝”，关联便血、崩漏，贯众加川楝子有很好的驱虫效果（虫由大便排出）；女贞子，除下降滋肾阴、治疗腰膝酸软外，因为有眼睛（贞的繁体字“貞”中有“目”），还能往上治疗因为阴虚导致的视力减退、目暗不明。这些文字里的部首其实更像是古人设置的密码，希望后世能懂。

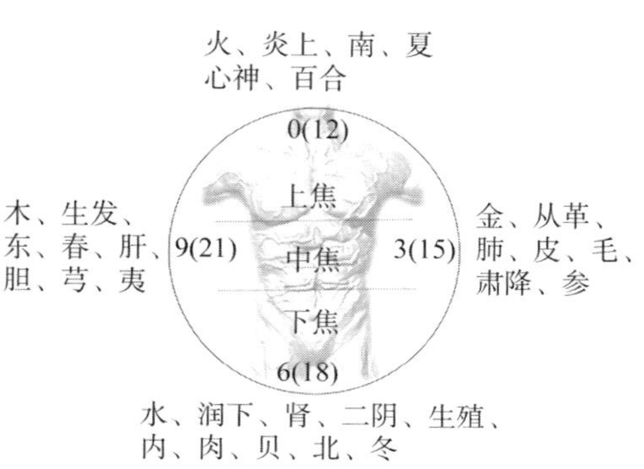

钟表圆盘中水的位置：6 点位置，钟表圆盘最下方，应北方、冬天。

18. 五行——土

土曰稼穑。"稼穑"译成英文是 sowing and reaping(播种和收获)。春耕为稼,秋收为穑,这是农事的总称。农事的基础是土地,人在土地上生活,人活着的基础是土。在中医理论中,土对应脾,脾为后天之本。

但"土"和"地"有别。

《说文解字十二讲》说道:"土,地之吐生物者也,即土地能吐(孕育)生物。""土"的两横代表地之下和中,一竖代表有东西升上来。土的原意是堆起的土堆,是静止的象。

"地"从土,也声。"也"代表蛇,"它"也代表蛇。在古代,早晨见面的问候语,不是"你吃了吗?"而是"无它乎?"意思为:你有没有遇到蛇。说明远古时期居住环境比较简陋,常出现蛇。蛇是身体展开来行动的,凡是从"也"的字都有展开的意思,比如拖拉机的拖,奔驰的驰,施展的施。

土堆往四面展开就是广阔的大地,"土"是不动的,而"地"包含着运动之象。比如中药熟地黄,很多人认为这个药是滋腻的,但从文字的含义,可知不是静止而滋腻的药,而是有动象的。明代中医大家张介宾,外号"张熟地",他开方喜欢加熟地。笔者试过,用 200 g 上好的熟地,加两升水。煎药时,蒸气像栗子味,喝的味道像大枣,不但不滋腻,喝多了会帮助通大便。对老年人真阴不足的便秘,熟地有很好的效果。

土和地都加个"故"字,是故土和故地,其意义不同。故土是出生地或归属地,即家乡。故地是曾经待过的地方,比如故地重游。家乡一辈子只有一个,是不变的;故地可以有很多,是变化的。熟"地"有动象,而《伤寒》的黄土汤,有"土"字,则是使"动"变成"不动",治疗各种出血。

土不能定方向,四面八方都有土,即使站在海边,海底还是土,所以土主四方。中医讲天、人、地，天上、人中、地下，人的脚下四面八方都是土和地。

《内经》为土分配了时间和位置。《素问·太阴阳明论》提到："帝曰：脾不主时，何也？岐伯曰：脾者土也，治中央，常以四时长四脏。"四时春、夏、秋、冬，四脏肝、心、肺、肾，人体的四肢，统称"四维"。脾土在中央（钟表圆盘图的中心），负责消化吸收营养，四维都管，所以岐伯说："四时长四脏"。脾主肉，四肢都有肌肉，脾通过肌肉让四肢实现功能。《伤寒》的柴胡桂枝干姜汤，是一个疏肝健脾的方子，治疗口渴，头项出汗，四肢麻木、无力，甲状腺、乳腺、肺部结节等。柴胡桂枝干姜汤的治疗范围特别广，从"四维"角度就很好理解了。

身体里的稼穑，可以理解为吃东西就是"稼"，吸收营养就是"穑"。但人体比大地多一个环节——要排出垃圾。吸收营养和排出垃圾在中医里都是归脾管。脾虚的人既可能瘦骨嶙峋（营养吸收不良），也可能大腹便便（"垃圾"排泄不畅）。

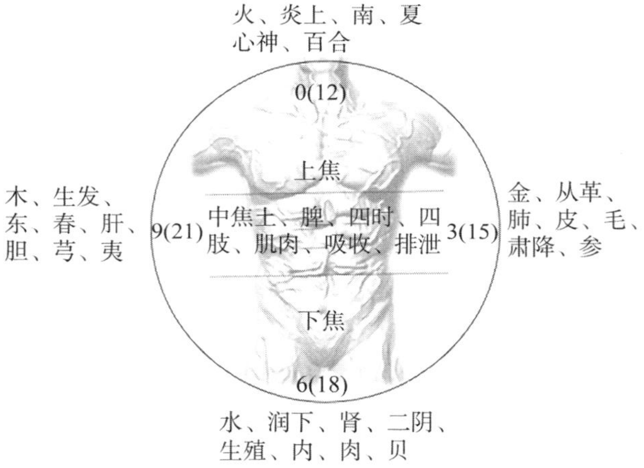

如果从钟表圆盘9点的位置沿着圆盘的边缘顺时针走，转一圈后又能回到出发点9点这个位置。这一圈跟中心点都有关联，所以土主四时、四季、四维、四方、四肢，一句话——主肌肉。人要强壮，首先得肌肉强壮。上了年纪，四肢肌肉萎缩，走路越来越吃力。金元时期的医学家李东垣所著的《脾胃论》，其中所展示的逻辑是脾强，人就强。"廉颇老矣，尚能饭否？"的千古一问，说明脾强壮人就强壮。

19. 五行相生

五行学说是中医学的哲学基础之一。中医学以五行学说阐释五脏的功能、相互关系以及五脏与自然环境的联系。本节从五行相生的角度解读它们最常用的五对关系。

“五行相生”的“生”是一个会意字,甲骨文为“㞢”,表示草木破土萌发。简化后的“生”字是下面一个土,上面是草字头的一半,代表草破土而发之象。“生”所表达的含义既可以是因果关系(因为 A 所以 B),也可以是顺序关系(先 A 后 B),例如先春天后夏天,叫春生夏。五行相生中,任何一行(运动分类)都具有“生我”和“我生”的关系。五行相生是一个循环体系,在人体中同时发生且能自洽而趋于平衡。

1) 木生火 木头点着了就能生火。中医认为,肝气上升使心火不降,导致火与气郁积在胸,变成肝火。比如在肝气上升的春季,司机更容易“路怒”。《内经》说:“肝主怒。”

2) 火生土 火将煤炭烧成了灰,剩下的渣子就是土。中医认为,脾胃(土)只有在温度(火)比较高的时候,它才正常工作,火能让土正常工作就是“火生土”的含义。按照现代医学观点,消化是把外来的食物变成身体里的营养,这个过程需要有各种消化酶参与工作。大部分的酶本身是蛋白质,在环境温度37℃时活性最高,胃肠里面维持 37℃,酶工作效率最高。这就是火(温度)能让脾胃(土)正常工作,“火生土”之意。反之如果一个人大量的贪凉饮冷,胃会变凉,消化能力变弱,甚至腹胀、肚痛,即火不够生土了。老中医总是强调要喝温热的水,中国人也总是吃热的饭,这就是要保证脾胃的温度,确保土的消化功能正常。土的消化功能的强弱,温度是一个必要条件。

3) 土生金 金属是从矿产里出来的,所以“土生金”。中医理论认为肺金功能的正常与否取决于脾胃功能的强弱。脾胃弱的人往往容易咳嗽。有些哮喘患者一吃冰的东西就会复发，是因为冰冷的温度让脾胃功能下降，进而影响肺的肃降。

4）金生水 金属被加热了就变成了液态（汞除外），或者说早晨起来放在室外的金属盘子上有露水的凝结，这就是“金生水”。中医认为，肾主水、主二阴。小便的问题，如遗尿（小便收不住）、癃闭（尿不出），经常需要用入肺（金）的中药去治疗。中医有个说法叫“提壶揭盖”（要将水倒出来，壶盖上必须有个洞，使气压平衡）。伴随气虚的小便问题，用入肺的药把气理顺，起到了揭开“壶盖”的作用，小便自然就出来了。

5）水生木 植物生长需要水。中医认为，一般通过补肾水来补肝血，或者在补肾的同时补肝。比如，冬天吃补药，冬天应肾，春天应肝，所谓“冬令进补，春来打虎”。

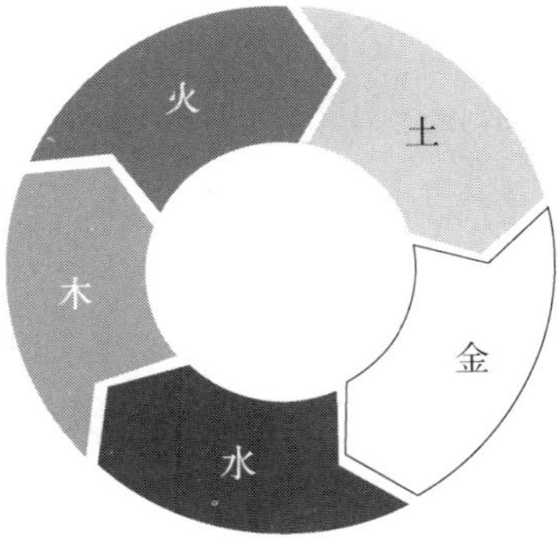

20. 五行相克

“五行相克”和“五行相生”是五行中两种同样重要的关系。克这里是“限制”的意思，例如让水只在河道里流动，让血只在血管里流动；同时也有“克制”的意思，比如警察抓小偷，后者被克制了，治安就变好了。五行中的“克”并非只有通常理解的削减负面意思，它还有让被克的东西（功能）有度而正常运转的意思，“克”与“生”此消彼长，让身体趋于平衡，平衡就健康。借用社会学的说法：“所有的自由都是有限度的。”

1）木克土 可以理解成种子冲破土的束缚发芽。中医认为，木为肝、土为脾，肝木克脾土，表现出来的症状是烦躁易怒，胃口就会变得不好，腹胀甚至胃痛。解决此问题一般用疏肝的方法而非直接用养胃的药。这就是中医的辨证思维，了解病机，准确辨证。辨不准，药可能无效，或者只能暂缓症状而不能解决根本问题。正应了中医的老话：“药若对证一碗汤，药不对证用船装。”

2）火克金 金属是坚硬的、锋利的，在高温状态下会变成液态，这个变化可以理解成“火”（温度）让“金”的锋利不存在了，即克制了“金”的功能。中医认为，心是火、肺是金，火气不能下降，居于胸口。肺在上焦在胸口，当火气聚集，肺气被热限制，不能正常周行全身，人会变得没力气，伴随潮热出汗等症状，这种状态常见于更年期女性。这时候需泄了胸口的火，肺气才能自由运转。

3）土克水 兵来将挡，水来土掩，筑堤坝能防洪水。“堤”和“坝”两字都是土字边，说明最早的堤坝是用土做的。中医认为，土是脾，肾是水，脾胃主肌肉。血管壁也是肌肉，能收缩。如果血管壁功能不足，就不能实现让血只在管道里面流动，于是血就有可能溢出来，这种“溢”发生在脑部就是脑出血。

这就是土克水失效的表现。中风脑出血，可以用土克水不及、木克土太过的理论去理解。

4）金克木 刀子可以削木头，所以“金克木”。中医认为，金为肺，木为肝，肝气上升太旺可能导致头昏、头晕、烦躁、身体抽搐等症状。很多金石之药能克制肝气上升。比如石膏、赤石脂、滑石、紫石英等。古时石头类药，叫金石之药。肝气升发过度容易引发中风、高血压，把这些金石之药放到一起，加桂枝等，就是《金匮》里治疗中风、高血压的名方——风引汤。

5）水克火 着火了用水灭火，就是“水克火”。中医认为，心是火，当一个人心火太旺，肾水不能上行去滋润上焦心胸时，表现出来的症状可能有长期的口腔溃疡、心烦、心神不安、失眠等，中医称为“心肾不交”。这时候可用补肾水降心火的“水克火”方法，让心肾相交解决问题。适用的方剂有栀子豉汤、黄连阿胶汤、交泰丸等，可达到心肾循环平衡的目的。

五行还有其他一些关系，如“相侮”“相乘”，以后会慢慢讲到，其中“相生相克”是最常用的关系。

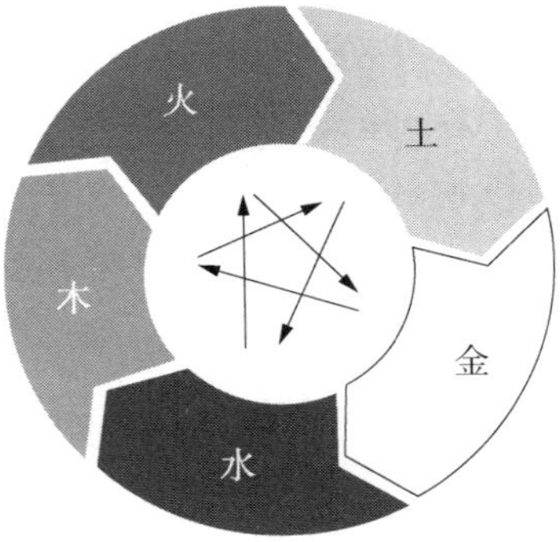

21.五行中的五味五色

中医的五味指酸、苦、甘、辛、咸，对应的五行顺序为木、火、土、金、水。《内经》的五味与舌头尝出来的味道有相关性，但不是必然的一一对应。要了解五味的作用和功效要看《内经》的定义。

《素问·藏气法时论》："辛散、酸收、甘缓、苦坚、咸软"，指出了五味的特性和功能。

辛，关联的味道是辛辣，辣是辛的一个特例。《内经》定义辛入肺，意为辛散，散开，即辛味的药具有行气、散气的功效，可到达身体的各个地方，是动药。比如生姜味辛，人吃一口会感到体内的气被调动起来，往上、往外冲。因为动药能散到全身，所以有些辛味的药具有活血化瘀、升阳祛风的功能。

酸，最熟知的酸味物质是醋。《内经》定义酸入肝，性收敛。酸味的药具有固涩和收敛的作用。比如喝一大口山西老陈醋，刚入口时酸味刺激上头，但在咽下去的那一刻，会瞬间感觉到全身的血液回流，呈现收敛之象。一般固表止汗、敛肺止咳、涩肠止泻、固精缩尿、固崩止带的药物多味酸。如果身体出现出血、遗精、遗尿等症状，就可以采用酸收的药进行治疗。

甘，日常理解是甘甜，甜是甘的特例。《内经》定义甘入脾，性缓。"缓"有两种意思：一是宽松、松开。《三国志·吕布传》中有："布曰：'缚太急，小缓之'"，意思是，绑得太紧了，请帮我稍微松一松。或如《素问·四气调神大论》："披发缓形"，意思是披散头发解开衣服。二是不急迫，使变慢。甘草是药物中的和事佬，能缓和药方的峻烈之性。甘味能补能缓，有滋养补虚、缓急止痛的作用。方剂中加入甘草，可以让整个方剂的作用不会太猛烈，或使疼痛、痉挛等不适反应变缓和。

苦，日常生活中常见的苦味食物是苦瓜。《内经》定义苦入心，苦能坚，即苦能让软的东西变硬，使功能受损的脏腑之气变得充实。苦味的药大多有清热解毒、燥湿降气等作用，比如黄连清热燥湿、大黄泻热通便等，但多为寒凉，不能多用，多用易伤津败胃。需要注意的是，这里的味苦，与舌头尝出来的苦不能混为一谈，比如吴茱萸，入口极苦，但其味辛，是入胸之药，上行之药，可直通头顶。所以巅顶痛常常会用到吴茱萸。

咸，咸不等同于盐。《内经》定义咸入肾，咸能软坚。咸味的药能软坚散结，比如结节、囊肿之类，可以使用咸味的中药如牡蛎。临床上甲状腺结节、肺结节等，可用生牡蛎 30～40 g 加到方剂里化结节。《内经》对舌头尝出来的咸有单独的定义，《素问・宝命全形论》云："夫盐之味咸者，其气令器津泄"。盐的咸味能让身体或者五脏的津液泄掉。生活中吃多了盐会口渴，使人烦躁；类似，腌萝卜时需多放盐能让水分泄掉。《素问・藏气法时论》还提到一类"咸"的食物，吃起来可能是甜的，但能补肾兼补脾。经云："脾色黄，宜食咸，大豆、豕肉、栗、藿皆咸。"意思是如果脾有问题，脸色会发黄，适合吃咸味的东西，包含大豆、豕肉（猪肉）、栗（栗子）、藿（豆苗）。栗子是甜的，但属咸性补肾。"咸"既能补肾也能泄肾。

《素问・藏气法时论》定义五色与五味食物时，还提到："肝色青，宜食甘，粳米、牛肉、枣、葵皆甘。心色赤，宜食酸，小豆、犬肉、李、韭皆酸。肺色白，宜食苦，麦、羊肉、杏、薤皆苦。脾气黄，宜食咸，大豆、豕肉、栗、藿皆咸。肾色黑，宜食辛，黄黍、鸡肉、桃、葱皆辛。"

这里的色，多指人体的五脏出现问题时，表现在面部的颜色。

肝色青，如果肝有问题，脸色会显示出青色，或者身上血管的颜色显现出来，表现为皮肤有青筋或青色瘀血，适合吃甘味的东西。甘味的食物有：粳（jīng）米（有时读成梗 gēng 米，在《伤寒》中治疗带有梗阻的病症常用粳米），牛肉，红枣，"葵"比较有争议，不确定是现在的哪种葵。

心色赤，如果心有问题，脸上（特别是颧骨处）常会显现出红色，适合吃酸味的东西。酸味的食物有：小豆、犬肉、李子、韭菜。从这里也可以看出《内经》定义的酸并不等同于味蕾尝出来的酸。

肺色白，如果肺有问题，脸色常常惨白、没有血色，适合吃苦味的东西。苦味的食物有：小麦、羊肉、杏仁、薤白。小麦，据说是商朝时经河西走廊传到中原来的，是外来品，所以"来"和"麦"在历史上经常通假使用。莱菔子跟麦关联，作用点在肺；麦门冬关联肺，咳逆上气可用麦门冬汤；羊肉关联肺，很多地方有吃羊肉补气的说法。《伤寒》中的当归生姜羊肉汤，用于产后气血亏痛，补气补血。杏仁白色关联肺，能止咳，跟麻黄配伍，可减少麻黄加快心率的不良反应。薤白有瓜蒌薤白半夏汤，治疗胸闷疼痛、呼吸不畅、咳嗽痰多等症，应肺、心、胸。

肾色黑，如果肾有问题，脸色会发黑，适合吃辛味的东西。辛味食物包含黄黍（一种粮食，类似黄米）、鸡肉、桃和葱。

以上是五味五色在《内经》中的定义。再次强调，五味不仅仅是舌头尝出来的味道，更重要的是《内经》中的作用与功效：辛散、酸收、甘缓、苦坚、咸软。色也不是简单的颜色，《内经》的出发点是五色与疾病挂钩。

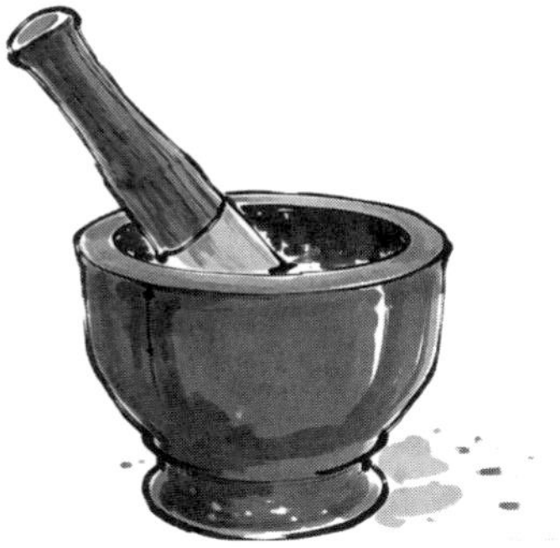

22. 五　音

五音：宫、商、角、徵、羽（读音为 gōng、shāng、jué、zhǐ、yǔ）。

宫属土，发音方式是舌在口中间；商属金，唇张大的开口音；角属木，口中舌往后缩；徵属火，口中舌顶着牙；羽属肾，缩唇发音。

宫、商、角、徵、羽与五行木、火、土、金、水的顺序并不一致，是按照音频频率从低到高排列的。中国传统的五音，强调的是天人相应，与七音形成的八度有关联却不完全一样。我们现在的很多说法与此有关，比如高山流水遇知音。唱歌唱不好，叫“五音不全”。

说到药，看一下古代“药”字的两种写法：藥和葯，两者都见于《康熙字典》。前者下面是“乐”的繁体字“樂”，后者下面是“约”的繁体字“約”。樂：表达的是一个钟（五行金色白，白代表金属铜做的钟）左右被绳子绑住（纟代表绳子），用木架支起来，即编钟的形象。它代表黄钟大吕，属于音律。音律在古代关联节气的变化，是天人相应的表达。“樂”加上草字头就是草药，所以草药隐含了众多信息，连接人和天地，能用来治病。这是“药”字的第一个解读。“約”是古代的一种马具，是用来连接络头和辔带的配件，叫作“节约”，所以“约”有收敛的意思。

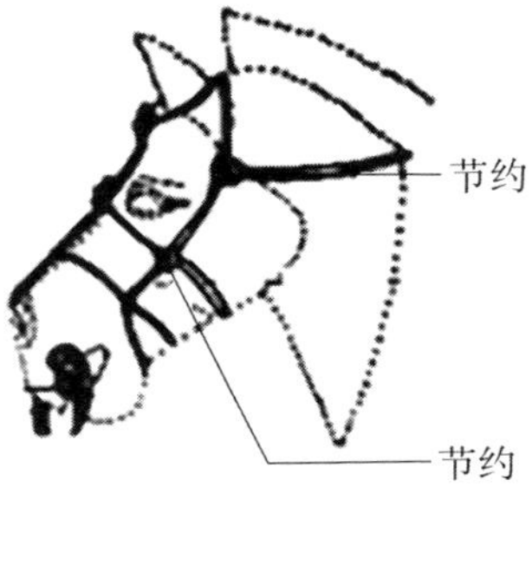

“节约”现代含义是开口的状态越来越小(如费用的支出越来越少)。如果一味药的名字里边有“药”字,它所表达的含义不管是最早的把编钟捆住的“藥”,还是马头上绳结约束的样子,都有扎紧收敛的含义。

例如芍药就是酸(苦)敛的,“芍”字下面的“勺”字,也是包裹的象,所以也有收敛之象。乌药也是收敛的药,收敛小便。缩泉丸由乌药、山药、益智仁组成,主要的作用是让小便变少,以止遗尿。

当五音和中药联系上的时候,宫、商、角、徵、羽常常有很重要的指代。还是以钟表圆盘为背景举个例子,南方属苦,应的是心、胸,如果有一个药带徵(zhǐ)音,就可能跟心、胸相关。《素问·阴阳应象大论》云:“在脏为心,在色为赤,在音为徵”徵、赤都是应心的。比如栀子和枳实,带徵(zhǐ)音,都应到了心、胸。

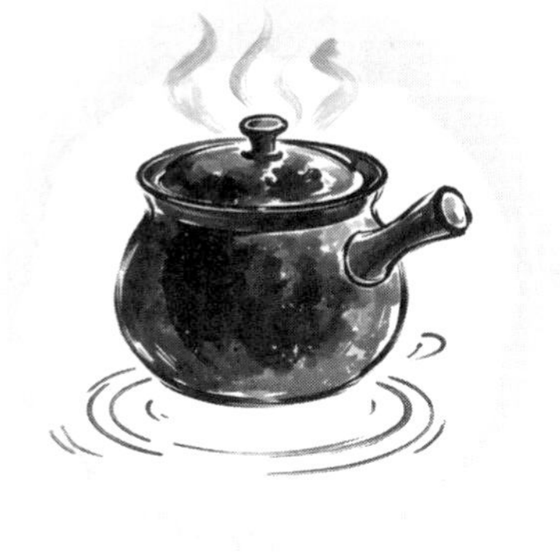

23. 五脏、六腑、三焦

"五脏六腑"现在是一个成语，词典解释五脏为脾、肺、肾、肝、心，六腑为胃、大肠、小肠、三焦、膀胱、胆。一般中医讲五脏的顺序是肝、心、脾、肺、肾，跟天地季节顺序一样，对应春、夏、秋、冬。六腑里面的三焦因为不是有形的器官，争议比较大。字典里引用《吕氏春秋》说："凡人三百六十节、九窍、五脏六腑。"这里的"节"不是关节，《灵枢·九针十二原》："所言节者，神气之所游行出入也"。所以"节"指的是经络在皮肤上循行时的腧穴穴位。每个人身上都有 360 个穴位，有九窍。"窍"是指身体跟外界沟通的管道，包含两只眼睛、两只耳朵、两个鼻孔、一张嘴巴和前后阴。中医伟大的地方就在于把内部构造和功能与外部的表现结合起来，即"有诸内必行诸外"，通过观察外部表现来判断内部问题。《内经》对五脏六腑的定义是按照功能来的，这是中医和西医（即现代医学）最大的差别。

《素问·五脏别论》说："所谓五脏者，藏精气而不泻也，故满而不能实。六腑者，传化物而不藏，故实而不能满也。"五脏从外界吸收精气，同时也要进行能量交换，这种交换不是通过单一的进出来完成的，而是人体的一切活动都在消耗五脏的精气。所以五脏精气要满，这样就精力充沛，给人体活动提供源源不断的能量。但是"满而不能实"，实的意思是五脏里面有了不该有的东西，影响了能量的流转，人就会出现各种不舒服的状态。如果五脏不满太甚，就是虚的意思，经常讲一个人精力不够都用"虚"来形容，精气不足就会出现虚证不舒服，所以说五脏要满而不能实。

六腑传化物而不藏。读《内经》要"一字一义"。传是指运输，吃了东西往下走，水归膀胱，粪归大肠。在这过程中相关内脏要把这些食物消化掉，把精华输送到各个脏器，这个过程叫"传化物而不藏"。也就是说这些东西不能一直停在腑里。如果吃的饭在胃里停 3～4 个小时，一定有胃胀甚至胃痛的感觉，很不舒服。正常人只有刚吃完饭才会觉得肚子是满的，活动一会儿肚子就空了、饿了。所以腑必须有能量，又能不断在排空。

《素问·灵兰秘典论》："三焦者，决渎之官，水道出焉。""决"的本意是疏通水道，让水流出来。"渎"在古代的意思有：①水沟；②凡水所行之孔曰渎；③邑中沟，邑指城池。把身体理解成一个城池，那么身体里淋巴、血管都叫"渎"。"决渎之官"就是让这里面的水充分流动起来。三焦是一个无形的、浑身上下到处都有的东西，有名而无形，其经称"手少阳三焦经"。胸膈以上叫上焦，肚脐以下叫下焦，肚脐和胸膈之间叫中焦。针灸临床经常用到这个概念，如胸闷、腹胀针刺手少阳三焦经的外关穴能立竿见影。所以中医理论从功能出发并落实到实际，功能和实际结合起来治病效果就很好。

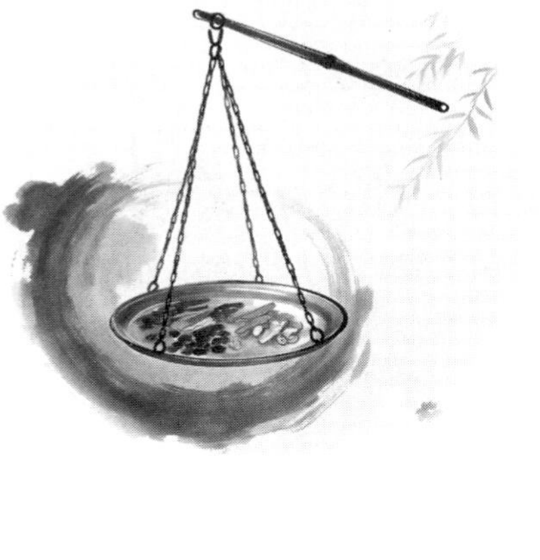

24. 五脏藏象

郭沫若先生在《中国古代社会研究》序言里写道:“在中国的文化史上实际上做了一番整理功夫的要算以清代遗臣自任的罗振玉,特别是在前两年跳水死了的王国维……大抵在目前欲论中国的古学,欲清算中国的古代社会,我们是不能不以罗、王二家之业绩为其出发点了。”

郭沫若先生提到的罗振玉和王国维两位先生,他们收集整理了殷墟出土的甲骨文,使得近一百年的中国人能了解到甲骨文,从而真正了解了汉字的原始意义。万献初在汉代许慎的《说文解字》的基础上,加入了甲骨文,写出了《说文解字十二讲》,使得我们多了一种方法研读《内经》并进行分析和推理。

五脏藏象简称五脏,它讲的不是现代解剖学里的五个脏器,而是脏腑生理功能、疾病变化表现的征象,体现为气之象。五脏藏象与解剖学的脏腑有对应的部分但不是全部,这样就出现一个问题,即中医讲的脏或者腑在人身上可能找不到对应的实物,但是在人体系统的运转当中,五脏藏象的功能是实际存在的。反过来,用五脏藏象功能可以很好地解释很多临床现象。例如,身体所有的器官、有形的东西检查都正常,而且一些微观的比如生物化学等指标也都符合临床标准,但是这个人仍然可能感觉极度不适,呈现病态,甚至出现自杀倾向。现代医学无法解释,或者将其诊断为抑郁症。而中医的藏象理论就能很好地解释病因病机,治疗起来也往往效如桴鼓,应声而愈。

随着科技的发展,很多原先本来认为是不存在的东西现在慢慢被证明是存在的。比如磁场摸不着、看不到,但是通过物理实验能证明它的存在。经络也同样可以通过针灸治疗的作用证明它的存在。临床上,肝病常常会伴随情志方面的问题,包括烦躁、易怒、失眠甚至谵语,这都是跟肝相关的情志表现。方药治疗后肝病病情稳定了，情志问题同时也会消失，而不需要在治完肝病后，再送到精神病医院接着治疗。反过来，有一些精神疾病可以从肝去治疗，比如《伤寒》里的柴胡加龙骨牡蛎汤就是一个很好的治疗情志问题的方子。

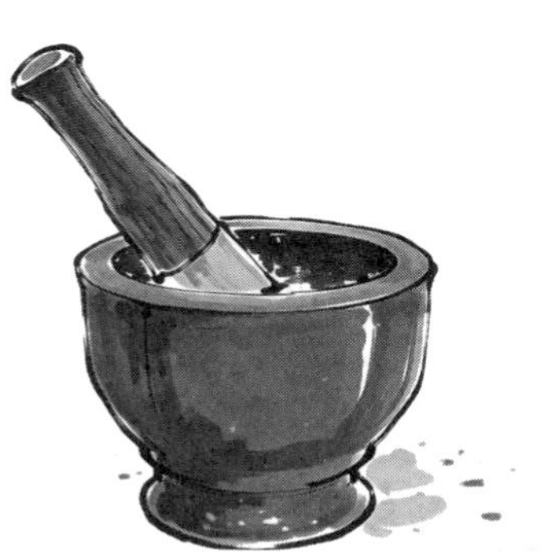

25. 五脏肝象概述

本书列举的“五脏的象”和“藏象的诸内到诸外”，是部分参考了高等中医药规划教材的内容，以教材的难度和覆盖度为基础，解读药名相关的《内经》的条目。五脏的其他内容亦是如此。

肝的藏象主要有三个特点：

1) 肝主升发 肝不仅是解毒的。之前讲五行“木”时，提到肝有升发的特性，读者可在脑子里形成一个画面：一棵小苗破土而出，向上生长，这样就容易理解“升发”了。一股气在身体往上运行就是升发之象。《素问・五常政大论》：“土疏泄，苍气达”，简称条达疏泄。苍气即肝气，作为推动力，推动着脾的传输功能，将能量运行到身体的每个角落。这也是肝功能的正常状态。

肝气特别旺导致升发不畅而在经络里困住时，就像烟囱太细而炉火太旺，热气想往上冲却冲不出去，被憋住。反映在身体里是肝火太旺导致肝郁，表现出来的症状可能是易发怒，也可能是四肢无力、颤抖、手脚冰冷，甚至胃痛、肚子痛的症状。反之肝气不旺的升发不畅可能表现为抑郁。

2) 肝主藏血 五脏六腑里都有血管，血管里藏着血。解剖学认为身体到处都有血。《内经》的“肝主藏血”有特殊含义，它并不代表血就藏在肝里。要理解这个，需要先了解在《内经》的语境下“主”和“司”的意思，它们都有主导、管理的意思。例如，开车时，司机是主导行程的，所以闯红灯罚的是司机。但是司机不一定是这辆车的车主或车上货物的主人。肝主藏血，肝主导的是藏血的这个功能，而不是血藏在肝里。临床上有出血的现象，如月经病中的崩漏，一般要从肝和肝经入手去用针和用药。所以肝主藏血简称肝藏血，其意思并非血只藏于肝脏。

3) 肝藏魂 魂是指那些非本能性的精神情志的活动，比如分析推理。《灵枢·本神》:“随神往来者谓之魂,并精出入者谓之魄。”白天人清醒时,魂起到判断辨别的辅助功能。晚上人睡觉时魂也休息,只有魄在工作。魄住在肺里,主管人的本能活动。“失魂落魄”是指人的某些能力的缺失,“失魂”代表着人安静下来思考分析问题的能力不够了。出现这种状态时可以从肝入手解决。

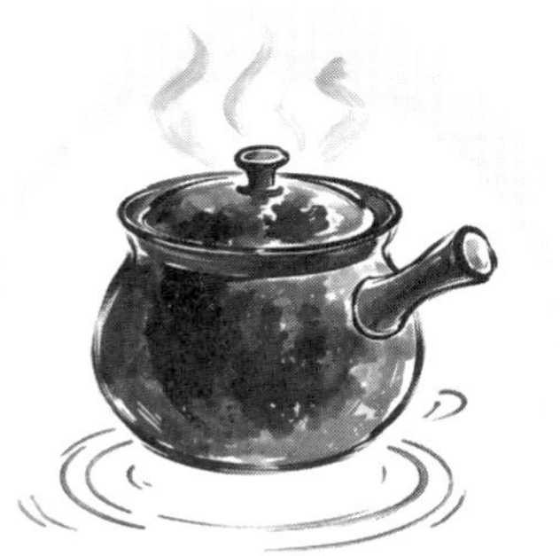

26.五脏肝象的“诸内到诸外”

脏象的另一个特点是“诸内到诸外”。《内经》说:“有诸形于内,必形于外”,即身体脏器的“气”,其功能在身体外部是有表现的。与肝脏相关的表现如下:

1) 在志为怒 怒是人在情绪激动时的反应状态,一个人突然发怒而提高嗓门、瞪圆眼睛,这就是肝气上升、气往上冲的一个状态。这个状态的极限是“怒发冲冠”,上升的肝气能让头发竖起来,把帽子都顶起来。一般而言,当怒则怒,怒而有节,未必有害。当怒不敢怒,时间久了,会肝郁。

2) 其充在筋 “充”的原意为育子长大成人。“肝其充在筋”的意思是用肝的能量滋养筋,让筋变得有弹性、充实、润泽。筋的状态体现了肝的状态。筋能量不足时可能出现抽筋。肝血虚的人抽筋时常伴随着筋骨僵硬、腰腿僵硬、手脚颤抖等,这种情况也叫风证,中医厥阴肝经和厥阴风木是并提的。中医有句话叫“血行风自灭”,隐含的含义是血虚时,风就会妄动,于是就出现全身僵硬、抽筋等疾病。抽筋跟肝相关但又不能全责于肝。身体过热也会抽筋,如小孩子发高烧容易出现角弓反张。湿气特别大的人睡觉的时候也容易抽筋。

3) 其华在爪 身心愉悦、身体健康的人的爪甲往往是明亮、丰盈的,既没有竖纹也没有横纹。指甲上有竖纹表明肝血虚。化疗的患者通常是指甲苍白,那是因为化疗的药物严重损伤了肝。

4) 开窍于目 人老了易肝血不足、肝气虚,眼睛就会老视。“人老珠黄”描述的是黑眼球不透亮、眼白浑浊的状态,这是肝血虚和肺虚的状态。肝胆的问题通常也显示在眼睛上,如肝炎、黄疸的患者眼白会发黄。

5) 在液为泪 这个“液”字特指身体表面流出来的水,包括泪、汗、涕、涎、唾。现代医学认为,迎风流泪是泪腺管堵塞导致水不能顺利从泪腺走而排到体外,中医认为老年性的迎风流泪可以理解为肝气血皆虚。其治疗可从五行角度出发。肝属木，肺属金，金能克木。从星宿角度讲，中药人参（党参）的五行属金，这味药有一个特别重要的作用就是收敛降气。所以迎风流泪吃点人参（量的大小依据人参的品质而定）就能解决。

另外补充一点，现代医学认为肝脏是一个解毒的器官。《内经》里并没有正面提到这点，但是“肝”字表达了“解毒”的含义。“肝”左边的“月”代表肉、身体，右边的“干”在甲骨文里的原意是盾牌——防守用的一种武器。表达出来的象就是如果有毒进到身体，肝脏像盾牌一样启动防御功能，所以说肝能解毒。

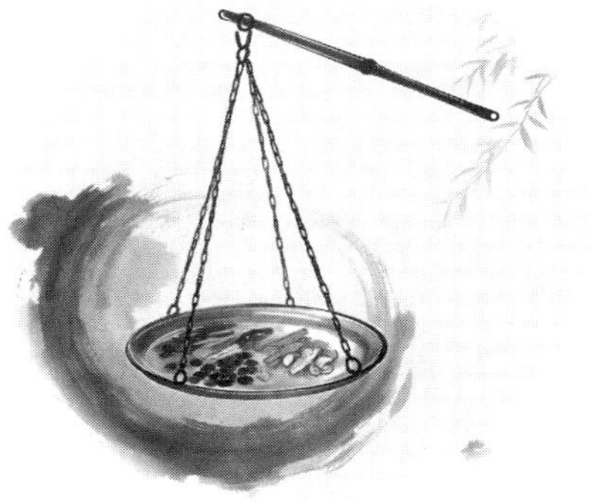

27. 五脏心象概述、心包络

《内经》描述的心脏不仅仅是实现全身血液循环和氧气供应的器官，更是指挥协调全身器官运行的源头。举个比较极端的例子，植物人的神已经不能协调生命的活动，但基础代谢如心跳、呼吸还维持着。神没走就不是真正的死亡，所以某种情况下神智能恢复。中医理论下心脏的功能大于现代医学所能测定的功能。

心的藏象特点有：

1）心主神明 心属火。假想一下，在人胸口，有一团永不熄灭的火，为说话、走路、思考提供能量。类似一个象：一个人举着一支蜡烛在黑暗中摸索着前进，借着光亮看见世界、理解世界。这蜡烛的火就叫心火，是光亮之火，中医称为"少阴君火"。《素问·天元纪大论》云："君火以明，相火以位"，说的也是心火的光亮的作用。心是君主之官，引领和指挥全身其他脏器工作并实现各种功能。这个"最高点"如果不工作了，人也就死了。在古代一个君主代表一个国家，君主没有了国家往往也就不存在了。心脏如果有病，也常伴随着"精神"的问题。

2）心主血脉 这不是指因心跳而实现血液循环。因为血液循环不畅导致末端肌肉坏死，不能单用强心药让心脏跳动加快来解决。在讲解"肝主藏血"时解释过"主"和"司"的含义。心主血脉可以理解成：一是心主导着血液的循环，二是心主导着脉搏的跳动。主导不等于亲力亲为，具体执行者是肺。心病了血液循环会出问题。"脉"指脉搏，可以通过搭脉了解"心指挥下的"各个脏器的工作状态。脉诊是一种信息收集手段，目前最常用的部位是肺经的太渊穴附近。

3）心藏神 神的存在与生命息息相关。成语里有众多形容心神和生命的关系，如：心神恍惚、失魂落魄、神魂颠倒等。这些成语表明，一旦"神"出问题，人的健康状态或者说人呈现出来的精神面貌就会有问题。如一个受过极度惊吓的人，因为神不安就会出现精神恍惚、失魂落魄、手足抽搐的症状。失眠的人常是心神出问题了。笔者曾经治疗过一位失眠的患者，主诉躺在床上感觉心脏像过山车一样悬空跳动，无法睡觉，西医检查无恙，中药吃过无数也无效。该患者心脏不安，神更是不安，遂用黄连阿胶汤安神，一剂而心脏安，能睡觉。黄连阿胶汤用鸡蛋黄作为药引，将黄连带到心脏处，去除心脏的烦动之象；将阿胶带到心脏处，补心血。

心者生之本，神之变也。生之本就是生命的根本。对木本植物来讲，本就是树干。一棵植物的根和本被毁坏就会死亡。这就是本和生命之间的关系。要理解“神之变”首先要明白《内经》给“变”下的定义。《素问·天元纪大论》云：“物生谓之化，物极谓之变。”从出生到生长是化的过程，生长到了极限就叫变。所以“化”是不知不觉渐变的过程，而“变”可能出现本质的不同。“变”代表着一种意料外的情况和不确定的结果。“神之变”是指在极限状态时人有可能出现完全不同于平时的状态，如理智错乱或神志不清等，范进中举后高兴至癫狂就是神之变的典型。《伤寒》中还描述了一个神之变的案例，当一个人内热，且大便多日不通，体内充满燥气，舌红苔黄腻，就会出现发狂的状态——“弃衣而走，登高而歌”。

在此讲一下与心高度相关的心包（心包络）的概念。心包可以理解成是心的宫室，从某种意义讲，与五脏同等重要。按照《灵枢·经脉》和《素问·灵兰秘典论》的说法，五脏六腑实质上应是六脏六腑，其中就包含了心包。从经络角度看手厥阴心包经与五脏的五条阴经一起构成了人体的六条阴经。手厥阴心包经的募穴是膻中穴（两乳头连线正中点）。《灵兰秘典论》云：“膻中者，臣使之官，喜乐出焉。”臣使是古代给君王传递信息的人，也就是说，膻中穴承担着传递心的旨意的功能。心痛的人会本能地捂着膻中的位置；扎膻中穴时有心痛的感觉，这些现象都能说明心和心包是密不可分的。

藏象理论提出的心和心包的概念在临床应用十分广泛。一般针刺手厥阴心包经的内关穴就能解决心痛。冠心病常会心痛到影响心神，如濒死感或者神志方面的问题时，既可以在手少阴心经上取穴，也可以在手厥阴心包经上取穴，效果都很好，所以心是有两条经络支持的。《内经》还提到“诸邪之在于心者，皆在心之包络。”意思是说邪气侵犯心的时候总是由心包来承担。这个说法在马王堆出土的医学竹简里也有提到。

28. 五脏心象的"诸内到诸外"

五脏心象的"诸内到诸外"包含以下几点：

1）在志为喜 心的情志是喜悦，喜悦本身是件好事，但是过或不及都不可取。过分的喜会让人发疯，如范进中举的故事；过悲也伤害身心。

2）其充在脉 人全身的血脉都属于心，心脏不停地搏动，指挥、推动血液在脉中循行。中医四诊"望闻问切"的"切"，就是切脉，心脏跳动的快慢强弱在脉中有所反应。一个典型的脉象——"代脉"，反映的就是心血不足导致的心脏跳跳停停的情况。

3）其华在面 心脏功能的好坏可以反映在脸色上，俗称"气色"。脸色红润的人一般心脏功能很好，反之脸色苍白的人可能是心气不足。但一个六十岁的人颧骨处显现出与脸色不协调的红色，往往暗示着这个人心脏有问题。

4）开窍于舌或开窍于耳 健康的人感受不到这句话的意义，但是舌头或者耳朵有问题时就可以感觉到与心的关系。如心脏病发作时舌头往往僵硬，说不清话；耳鸣用针灸治疗时，一般会在心经上取穴，或者加董氏奇穴的心门穴，效果会好很多。心开窍于耳，心是君主之官，能探知身体的整体情况。耳穴能对应身体的所有部位，耳穴上的痛点一般意味着身体上相应的地方有问题。

5）在液为汗 汗为五液之一，是津液经阳气蒸化后，由汗孔排于体表的液体。汗出过多，会损伤津液进而耗及心血。如果一个人手出汗非常厉害，常常取手少阴心经的神门穴和手厥阴心包经的间使穴来治疗。

29. 五脏脾象概述

在讲脾的藏象特点之前，我们先看一下脾到底是什么？一般认为脾主消化。消化的意思是纳入物质、吸收营养、排出垃圾。消化不好的人可出现的两种极端情况是：一种营养吸收不好，特别瘦，呈虚劳样；另一种是垃圾排出不畅导致的肥胖、便秘等。这两种情况都称之为脾虚。脾属土，土有播种和收获的特性。请在脑子里形成一个画像：钟表圆盘的中间有一个脾，能 360°管理四肢和全身有肉的地方，还能负责营养的吸收和垃圾的排泄，这就是脾的象。

《素问·六节藏象论》云："脾、胃、大肠、小肠、三焦、膀胱者，仓廪之本，营之居也，名曰器，能化糟粕，转味而入出者也。""转味"代表把食物消化掉，然后在入出的过程中转化成能量。脾胃是仓廪之本，能化糟粕。仓代表粮仓，廪在甲骨文代表存米的粮仓，都代表存储，所谓"仓廪实而后知礼节"。仓廪在一起代表吃了饭并留在身体里慢慢消化。脾是无形脏，脾后面的胃、大小肠、膀胱加三焦，实现了脾的功能。

《伤寒》里提出一个"脾约"的概念。"约"在甲骨文的意思是指东西越来越小，收敛了。脾约是指胃、大小肠和膀胱功能不协调，水都去了膀胱，而便干便秘。这里便秘同时会有小便多甚至遗尿。

脾的藏象特点有：

1) 脾主运化 "运"可理解成运输，食物从口到直肠和膀胱的过程就叫运输。运的结果是"水归膀胱，粪归大肠"，这是健康人每天必做的事。"化"是将营养吸收并变成对身体有用的物质。"运化"可理解成将吃进去的东西消化吸收，把有用的和没用的物质各自运输到全身各处。脾主运化的另一方面是"升清"。"升清"是指将胃肠吸收的水谷精微上输至心、肺、头面，通过心、肺的作用化生气血，以营养濡润全身。升清也可以进一步理解为胃肠吸收能量后，向四周送到全身各处。若因饥饿而脾气虚弱，升清不足，则容易头目晕眩、精神疲惫。这时吃点东西让脾气升清，人就舒服精神了。食物和水饮往下走的时候，清气就往上走了，这就是中医对脾主运化的理解。

2）脾主统血 脾主统血是指脾气统摄血液运行于血脉中，不使其流到脉外。像肌肉一样，血管也能收缩。如果脾的功能失调，会引起血管的功能失调，引起血压变化，甚至出现血液流出血管的出血症状。

3）脾藏意(憶) “意”指人接近本能的一个记忆。《灵枢·本神》:“心有所忆谓之意。”所以“意”跟心、本能有关系，是对过去的一个回忆。比如“一朝被蛇咬，十年怕井绳”。这句话隐含了身体的本能对有些东西是有记忆的，一旦出现了这件事，就没法用理智把它忘掉。

现代医学研究，人体50%的多巴胺是由肠道系统分泌的。如果多巴胺缺失，人的记忆力、注意力都会减退，还会失去生活的乐趣。所以消化不良的人常常会出现心情不好、抑郁。

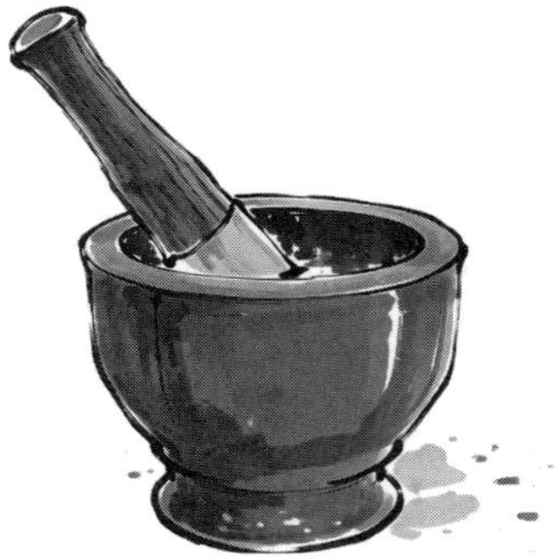

30. 五脏脾象的“诸内到诸外”

1）在志为思 志是情志，思有两个含义：一个是思念，一个是思考。思伤脾，过度的思念，不管是思念恋人，还是思念亲人，都会让人不欲饮食；而过度的思考也会让人忘了吃饭，所谓“废寝忘食”。胃口食欲一旦受损，脾胃功能就会受损。《内经》说“怒胜思”，这里给出了一个解决思念的方法。如过度思念导致的茶饭不思而形销骨立，用一个令其愤怒的消息，能把患者从思念中解脱出来，而解决问题。举个例子，某女因其爷爷去世过度思念而日夜悲伤，茶饭不思、夜夜不眠数日。某日，听到旁人诋毁其爷爷，大怒，遂痊愈。

2）其充在肉 肌肉的充盈有力由脾主管。身体没劲是指肌肉没有力量，饿了就容易没劲，因为脾没有能量去充盈肌肉。如果一个人吃不吃饭都觉得没劲，就是脾虚了。脾胃好的年轻人合谷、手掌的鱼际一般是非常丰满的，这两处的肌肉的充实与否，跟脾胃的强弱有很大的关系。

3）其华在唇，开窍于口 嘴唇干裂、发白，上下嘴唇、嘴唇内外的颜色不一样，都代表着脾虚。身体好的年轻人嘴唇是饱满而红润的。

4）在液为涎 涎是嘴巴里自动流出来的口水，流涎的时候，当事人可能没知觉，或者有知觉但控制不了。举个例子，婴儿流出来的口水叫涎。帕金森病、阿尔茨海默病、癫痫的患者都容易流涎，这些人都有脾虚的表现。而人主动吐出来的是唾，而且常伴随情感表达，如唾弃，则关联肾的问题。

31. 五脏肺象概述

"肺主呼吸"应当是大家的共识,但却不准确。临床中会发现胸闷气喘的人不仅仅是肺部有问题,也可能是心脏或肾有问题。

肺的藏象特点有:

1) 肺主气 《素问·六节藏象论》云:"肺者,气之本",即肺是气的根本。"气"在中医理论中非常重要。气推动物质的正常运行以使人活着,如气以行血。类似蒸汽火车的气起推动作用,它推动蒸汽活塞往复运动从而牵引火车头前行。身体里的水和血等液体必须有气的推动才能正常流动,所以"气之本"是说身体能量流动的根本在于气,在于肺。

《灵枢·邪客》云:"宗气积于胸中,出于喉咙,以贯心脉,而行呼吸焉。"宗气是聚在胸口当中的一团气,涉及心、肺,所以是心和肺共同完成呼吸,并非单独"肺主呼吸"。肾主纳气,也参与呼吸的过程。肾虚会气短、呼吸浅,因为所吸的气不能进入身体太深。另外《内经》说:"五脏六腑皆令人咳"(咳是气往上冲的表现),所以咳嗽不能只责于肺。临床上,如果能根据《内经》理论辨证出咳嗽相关的脏腑,从该脏腑的经络寻穴下针,疗效会增强。肺是咳嗽的执行者,但肺的功能失调却不是咳嗽的唯一原因。

2) 肺朝百脉 肺朝百脉是指肺管理着身体里所有经脉。这里的脉可以理解成血管(血脉),也可以理解成经脉。心是君主之官,作为皇帝只管发号施令。肺为相傅之官,相即宰相,负责日常工作。心主血脉是心主导血液运行、脉搏跳动。肺朝百脉是肺听令于心,指挥气推动血液以及其他液体的循环。所以类似在朝堂上,皇上发圣旨,丞相照旨执行。

3) 肺主治节 《灵枢·九针十二原》云:"节之交,三百六十五会……所言节者,神气之所游行出入也。"所以"节"的定义是:身体的关节和经络上的穴位。

肺主治节，经脉里流动的能量通达各个穴位是由肺主管的。这与肺朝百脉类似。高树忠的《一针疗法：〈灵枢〉诠用》要求，针灸下针时嘱患者咳嗽以增强气的运动来提高疗效，这个方法就来自肺主治节的理论指导。

4）肺藏魄 魄指人的本能的动作和本能的感觉。听觉、视觉、触觉，以及婴儿的啼哭、吸吮都是魄的作用。睡觉时魄仍在工作，对身体进行自我修复，醒来时才能精神焕发。魂在睡觉时是休息的，而魄是一直工作的，所以梦游可以从魄和魂的角度治疗。

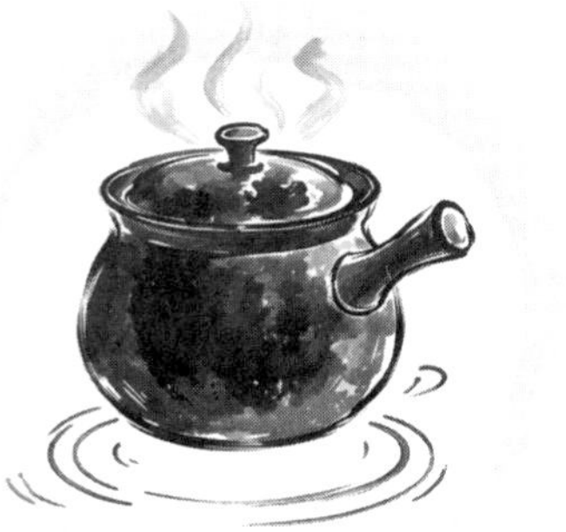

32. 五脏肺象的“诸内到诸外”

1）其充在皮　皮肤的润泽、弹性、紧致度跟肺气的滋养有关。年纪大、肺气虚的人一般皮肤比较干瘪。中药名里带“皮”字的药一般关联到肺，因为《内经》说：“肺主皮毛”。如秦皮，关联肺金，金克木。秦皮能去肝经郁热。甲骨文中“麻”字的意思是在屋子里剥麻皮，广字头下面的“林”（发音 fèi，同肺音）代表麻的皮，从音韵学角度讲也直接关联肺。所以“麻黄”暗含着皮，是关联肺脏的要药，它的名字已显示了药效的达·芬奇密码。《伤寒》《金匮》中含有麻黄的方子，如麻黄连翘赤小豆汤、麻黄加术汤、麻杏苡甘汤都可以治疗相应皮的问题，临床可见很多相关医案。

2）其华在毛　肺主皮毛，如眉毛、阴毛、腋毛有异常了都可以关联到肺。

3）开窍于鼻　鼻子的问题，如鼻塞、鼻炎都可以通过调肺气来解决。现代医学认为鼻子不通气是鼻黏膜充血水肿造成的。中医认为鼻黏膜充血水肿的原因之一，是肺里有寒气，只要驱除肺中寒气，鼻子就通了。

4）在液为涕　现在过敏性鼻炎的人特别多，早上一起来鼻涕不断。这可能与天气变冷受寒有关，也可能与过度悲伤、情志不畅有关。笔者一朋友一遇到忧心发愁的事就鼻涕不断。西医说过敏性鼻炎无法治愈，因为西医没有肺寒热、肺主情志等概念，自然无法解决问题。但是中医从肺入手，通过调节体质就能解决问题。

5）在志为悲　肺关联悲伤。肺在钟表圆盘图里西方、秋天的位置。元代马致远作了一首词，把悲秋描述得淋漓尽致。

《天净沙·秋思》

枯藤老树昏鸦，
小桥流水人家，
古道西风瘦马。
夕阳西下，
断肠人在天涯。

这首词里涉及有关肺的元素：秋天、西风、落日、断肠、悲伤。《内经》关于肺的表达，在这首词上完美体现。

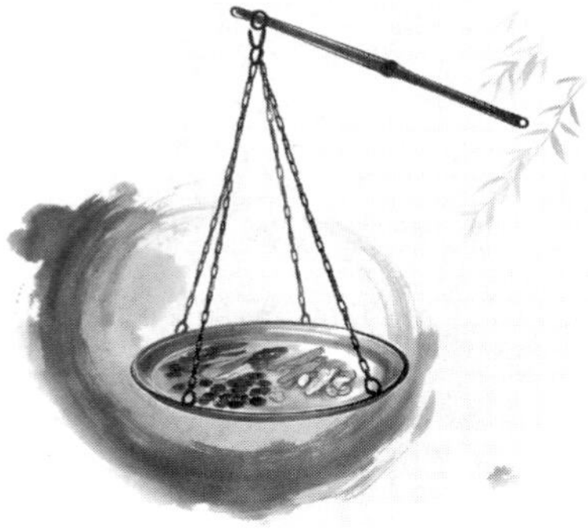

33. 五脏肾象概述

中医认为肾不只是用来过滤血液、产生尿液的器官。

肾的藏象特点有：

1) 肾主蛰伏　五行当中肾对应水和冬天。古人对冬天的直接观察，尤其是在中国的北方，一切都是蛰藏的。《素问·六节藏象论》云："肾者主蛰，封藏之本，精之处也。"人体的精华因肾的封藏功能才能很好地藏在身体里。读者可以在脑中展现一个钟表圆盘的图像：圆盘 6 点（最下边的子时）的位置，有一股力量将能量收藏在里面，像虫子蛰伏在土里。《内经》中的虫子代表某种会动的能量。蛰伏说明肾收藏能量并能使用时提供能量。肾者精之处，又开窍于二阴，所以又说肾主生殖。

讲到生命时，中医说肾是"先天之本"，可以从两方面理解。第一，肾主骨，骨头要足够坚硬，且能藏髓，人才能立起来，这体现了封藏之本。第二，人作为动物的本能要有传宗接代的能力，肾者"精（精子、卵子）之处"是生命延续的根本。

2) 肾主水　肾与膀胱互为表里，这与肾主二阴有一定的契合。一般来讲，小便、月经都和肾有关。《金匮》中的肾气丸，顾名思义，是补肾的方剂。条文：①虚劳腰痛，少腹拘急，小便不利者，八味肾气丸主之。②短气，有微饮，当从小便去之，苓桂术甘汤主之，肾气丸亦主之。③男子消渴，小便反多，以饮一斗，小便一斗，肾气丸主之。从以上三个肾气丸的条文可以看出，肾与水（小便）紧密相关，《内经》与《伤寒》《金匮》不可分割。

3) 肾主纳气　之前谈肺的时候提到过肾主纳气。这种说法有一个用途，如果一个人的呼吸很浅，针灸治疗的时候记得肾经的穴位必不可少。

4) 肾藏志　肾主意志和记忆的功能。《灵枢·本神》说："意之所存谓之志。”“肾藏精，精舍志。”“志”包含对过去的回忆和对未来的期望。肾精、肾气充足的人，对过去的回忆（记忆力）清晰，对未来的期望坚定。若肾精不足，则容易出现意志消沉、神情呆滞、行动迟钝。

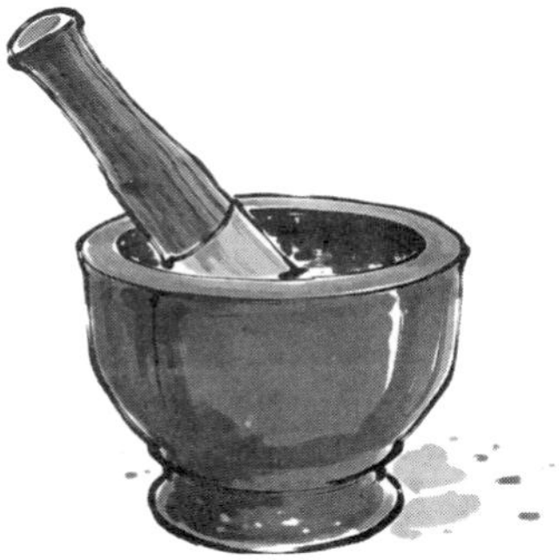

34. 五脏肾象的“诸内到诸外”

1）在志为恐 过分的惊恐会伤肾，比如惊恐会让人大小便失禁，记忆力减退，因为肾主二阴。当然各种情志和五脏不是单一对应的，肝脏的不足也会让人出现惊惕、惊惧的症状。《素问·脏气法时论》云：“肝病者，两胁下痛引少腹，令人善怒，虚则目𥇦𥇦无所见，耳无所闻，善恐如人将捕之，取其经，厥阴与少阳。”这里提到的恐就不是关联肾，而是关联肝胆。

2）其充在骨 肾主骨、生髓，肾气足的人摔跤不容易出现骨折的现象。肾气的强弱决定了脑髓的多少，脑髓与人的智力、意志力都有关。所以肾气足的人看起来眼睛黑亮，聪明伶俐。《灵枢·五味论》云：“齿者，骨之所终也。”如果一个人四十岁之前牙齿就出现问题，如牙齿断裂、掉牙，一般都是肾气有问题。中医就会从补肾的角度考虑，如果不补肾气，有可能补完一颗牙，下一颗又出问题。

3）其华在发 头发的颜色、光泽度跟肾气有关系。肾阴足的人头发乌黑发亮。“黄毛”就是称小孩子肾气未强，头发发黄的年龄段。肾阴不足了头发就会变白，所以随着年龄增长、肾气下降，头发会渐渐变白。注意：头发的多少跟肝脏相关联。中医还认为“发为血之余”，所以头发变白跟血也有关系，比如血热、用脑过度就容易白发。中药血余炭——将头发烧成炭，可用来止血，取的就是头发的属性是血，能治疗关于血的某些问题。中药首乌藤，滋阴安神，“首”是头的意思，“乌”是变黑的意思，蔓藤在中药里总是代表能通经络，所以这味药能通经络让头发变黑。

4）在窍为耳 肾阴不足就会有耳鸣。心开窍于耳，足少阳胆经绕耳，所以耳鸣不仅仅跟肾有关，还与心、胆关联。

5）在液为唾 根据音韵学，“唾”谐音“吐”，是口水往外吐的动作。临床上可见一个人吐口水多数跟肾气相关，当然有时也跟肺寒相关。与唾相应地叫涎——北方话“哈喇子”，是指不自觉流出来的口水。如果用针灸治疗涎或者唾液多的问题，涎关联脾经多一些，唾关联肾经多一些。用中药治疗有时就不区分那么细，比如“益”字，上半部分是水字横过来写，下面是器皿的皿字，甲骨文的原意是碗中的水满了从上面溢出来。中药益智仁，就取用了甲骨文里“益”的意思，用于治疗涎、唾太多。因为咸入肾，所以用盐炮制的益智仁，治疗方向就有双重作用和偏向下焦，比如用于治疗遗尿。

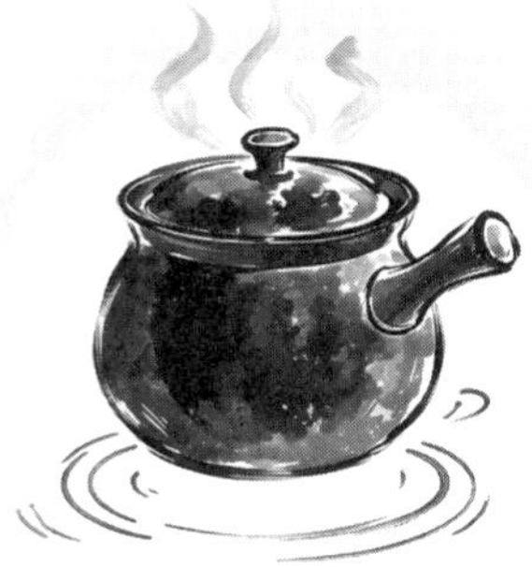

35. 五脏表里

中医的八纲辨证包括阴阳、表里、虚实、寒热。其中，表里是一个很重要的概念，中医在治疗疾病或者解释理论的时候也有意无意地在应用表里这个概念，但是至今没有看到一本医书将表里下一个清晰的定义。

因为每个人看事物的角度不一样，理解也不一样。在此从五脏的角度对“表里”做一个简单的梳理。

按照常识，表就是表面，里就是里面。引申一步来说跟外界接触得多就是表，跟外界接触得少就是里。因为人身体是一个相对封闭的系统。不是所有的脏器都跟外界直接相接触。从这个角度我们来定义一下五脏的表里。

首先看肺。肺呼吸空气，主一身的皮毛。外界物质接触皮肤，空气通过呼吸进入肺脏。五脏中，肺可以被定义为表中之表，一般的表证总是关联肺，比如感冒发烧，怕冷畏寒。肺开窍于鼻，随时有物质出入。其物质是有形质的。

其次看脾。饮食通过口腔进入胃、小肠、大肠，在这个过程中有一部分水通过三焦进入膀胱。上述五脏即是《内经》中说的关于脾的功能构成。脾可定义为表的系统，比肺要深一个层次。脾的五官孔窍是口唇，有形质的物质出入，频度低于肺。

再其次看肾。《内经》说：“肾主水。”水的一个重要通道是尿道，是肾关联外界的孔窍，但是只出不进，没有“有形质的物质”进入。肾是表里当中的第三个层次。

再看心，它没有与外界进行有形物质沟通的孔窍。《内经》说：“心部于表”，意指体表的感觉系统跟心有关系。心的五官孔窍是舌或耳，它们的主要作用是感觉。心属于表里当中的第四个层次。

最深的就是肝。它没有与外界进行有形物质沟通的孔窍。肝的五官孔窍是眼睛。“肝开窍于目”，但《灵枢·大惑论》又说：“五脏六腑之精气，皆上注于目而为之精。”眼睛的健康跟全身的脏器都有关联，换句话说，治眼病光治肝是不够的。眼的主要作用是视觉。肝在表里当中为最深层次。

《伤寒论》的三阴三阳疾病推演，谋篇布局，也是由表及里一层层递进的。

阳的方面，先太阳，再阳明，后少阳。太阳对应的是足太阳膀胱经、手太阳小肠经，膀胱、小肠属于六腑，相对属阳。《伤寒论》的太阳病就包含了五脏的肺。阳明对应的是足阳明胃经、手阳明大肠经，胃、大肠属于脾这个层次的，从五脏角度来看，深了一层。最后看少阳，对应的是足少阳胆经、手少阳三焦经。胆，已经从表往里走，属于半表半里。三焦属于无形脏腑，没有孔窍连接外部。

阴的方面，先太阴，再少阴，后厥阴。太阴对应的是足太阴脾经、手太阴肺经，肺和脾；少阴对应足少阴肾经、手少阴心经，肾和心；厥阴对应的是手厥阴心包经、足厥阴肝经，心包和肝。按照五脏中肺、脾、肾、心、肝的顺序，由表及里的排序。相应病症也是越来越复杂，越来越难治。

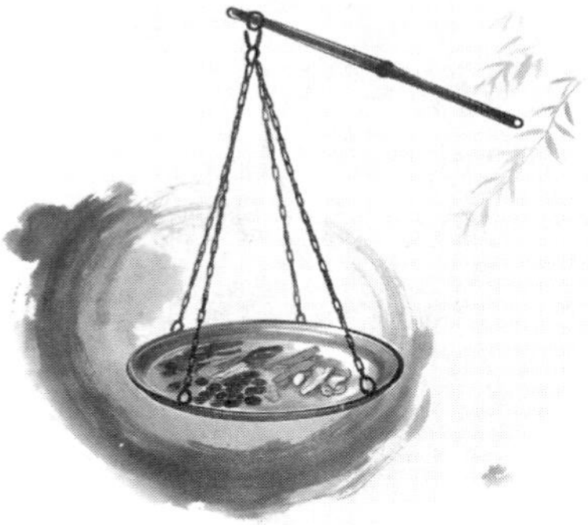

36. 八卦初探

八卦本身并不是中医理论的内容，但是如孙思邈所言："不知易，不足以言大医"。想把中医搞清楚，了解一些《易经》的基础知识很有必要。

在孔安国撰写的《尚书·序》里提到："伏羲、神农、黄帝之书，谓之《三坟》，言大道。"意思是伏羲、神农、黄帝三个人的著作合称《三坟》，是言说天地大道理的。"坟"不是坟墓，而是用来刻文字的泥板或是石碑，代表文字、学问。最早的《内经》《本经》应该是刻在泥板上的。我们说自己是炎黄子孙，炎黄二帝是开创中华民族历史的祖先，炎帝的《神农本草经》、黄帝的《黄帝内经》是中医学的指南和明灯，为炎黄子孙世代相传保驾护航。

本节讲《三坟》之一但不属于中医学的《伏羲八卦》。

"八卦"简单地说就是八种符号，这些符号是由阴爻或阳爻组成。"爻者，交也"，交是相交、沟通的意思。"爻"从字形上看也是相交之象：一撇一捺相交、上下两个也在强调着互动相交，代表宇宙之间的事物都在不断地发生相互作用。爻有阴阳，阳爻表示阳光，阴爻表示阴影。用符号表示，阳爻"—"，阴爻"－ －"。所以"爻"本身很简单，但是"爻"代表的是天地间无穷无尽的学问。

万献初解读"学"字特别精彩：学的繁体字"學"，上面"𦥑"表示用双手捧着"爻"字，中间的"冖"表示案几，下面的"子"表示小孩子，表达的是小孩子坐在案几前面用心去拥抱"爻"——天地间无穷无尽的学问，这是"学"字最原始的含义，也体现了古人对知识的理解——天地学问最为重要。

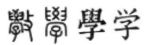

《易经》中的许多概念已经渗透到中国人生活的方方面面，比如成语“错综复杂”“否极泰来”“九五之尊”等都是来自《易经》卦辞。同样，有些概念也渗透到中药的名字中，看懂这种关联，对药的理解和应用就容易很多。与中药相关的《易经》内容较浅，这里的引用也不会太深。

八卦的每个卦都由三个阳爻或阴爻构成，学习八卦时可以将其理解成一个形象的花纹、图像。比如八卦的前四卦：乾、坤、震、艮。这四卦的记忆歌诀是：“乾三连、坤六断，震仰盂、艮覆碗。”

“乾三连”是从下往上数，三个阳爻，以“☰”来表示。“坤六断”是三个阴爻，以“☷”来表示。“震仰盂”，“盂”可以理解为痰盂，痰盂开口向上，上面两个阴爻，表开口，下面的底是阳爻，以“☳”来表示。“艮覆碗”，碗本来是开口向上，覆着（倒扣）的碗开口向下，下面两个阴爻表示有开口，上面是阳爻，以“☶”来表示。碗扣过来，外形也像山。杭州十大古城门之一叫艮山门，艮就代表山，一听这个地名，就知道杭州是一个有历史的城市。

八卦的后四卦，离、坎、兑、巽。这四卦的记忆歌诀是：“离中虚、坎中满、兑上缺、巽下断。”

“离中虚”，中间是虚空的，用阴爻的断象来表示“☲”。“坎中满”表示中间是满的，用阳爻的“连”象表示“☵”。“坎”的符号竖过来就是“水”的古体字，所以“坎”代表水。这个字体关联到“益”字。“益”下面是器皿的皿，上面是横过来的象形字“水”。所以“益”字本身的含义是器皿里的水满了会溢出来，中药里含“益”字的药其应用关联这个象。“兑上缺”，从下往上数，以“☱”来表示，很形象。“巽下断”，从下往上看，最下面的阴爻表示“断”，以“☴”表示。

37. 八卦与五行、五色、五脏

本节总结一下八卦和五行、五色、五脏的对应。

乾卦和兑卦属金，乾对应头部、肺、大肠、脊柱；兑卦即泽卦，对应肺与大肠。坤卦和艮卦属土，坤对应脾、腹部、肉；艮对应山、胃、鼻子等。震卦和巽卦属木，对应肝、胆。离卦属火，对应心和眼睛。坎卦属水，对应肾。

八卦的颜色与五行对应的颜色基本一致。乾、兑为金，是白色；坤、艮为土，是黄色；震、巽为木，是青色；离为火，是红色；坎为水，是黑色。

这些颜色经常会被用到药名当中，熟悉这些颜色的对应，看到一些药就能猜出它的部分应用。

五行	八卦	五色	五脏六腑	其他
木	震、巽	青	肝、胆、三焦	
火	离	红	心、小肠、心包	眼睛
土	坤	黄	脾	腹部、肉
	艮		胃	鼻子
金	乾	白	肺、大肠	脊柱、头
	兑			
水	坎	黑	肾、膀胱	

八卦分为“先天八卦”和“后天八卦”，区别是 8 个符号摆放的位置不一样。

最早出现的是“先天八卦”，天地洪荒，还没有人类的足迹。《说卦》：“天地定位，山泽通气，雷风相薄，水火不相射。”天地即乾坤，所以乾在最上方，坤在最下边。天地定位后卦爻左移，沼泽与山（兑与艮）气流相通；再左移，火与水（离

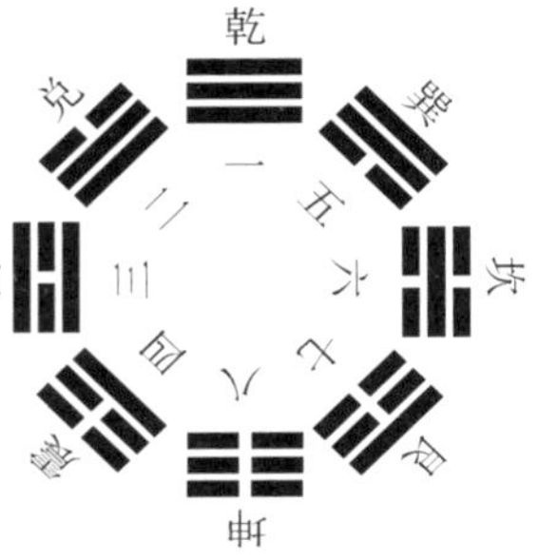

先天八卦

和坎）相互融合不相射伤；再左移，雷与风（震和巽）激荡相搏，完成八卦相互交错排列。八卦的每一卦被赋予的数字是以这个为基础的（见上图）。一到八，从开始到结束画出一个 S 形。“象数医学”的数字就是用这个方法定义的。

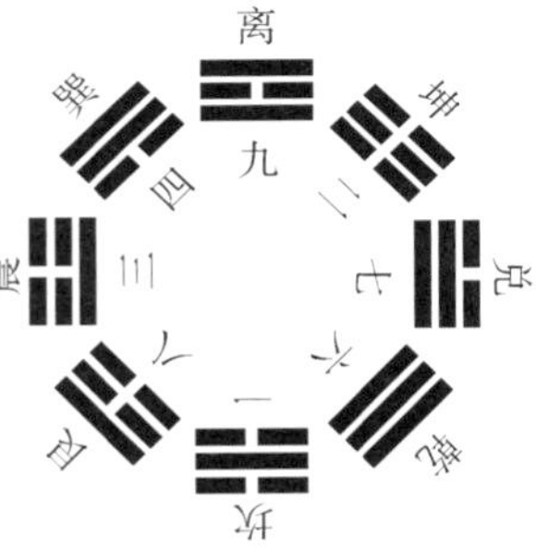

后天八卦

“后天八卦”是在“先天八卦”的基础上增加了人体和生命的信息。如东南西北、四季时辰、家庭成员、五行的性质以及人体的脏腑。这些信息与钟表圆盘坐标所表达的信息相互关联并能统一，在圆盘最上边 12 点的位置是离卦，属火，代表心、南；最下边 6 点是坎卦，属水，代表肾、北；最右边是兑卦，属金，代表肺、西；最左边是震卦，属木，代表肝、东。另外四个方向，西北、西南、东北、东南分别对应乾、坤、艮、巽。

后天八卦从西北角顺时针读，依次是乾、坎、艮、震、巽、离、坤、兑。这些内容到《周易》里就演化得非常高深。中医只是用了卦象的一点点内容，我们只需理解这些内容，在看到相关的药时能很快理解药的应用（象），而不只是死记硬背就够了。

38.三阴三阳

三阴三阳概念非常重要,《伤寒》就是用三阴三阳对疾病进行分类的。《伤寒论》开篇就说太阳病、太阳中风,很多人一看就蒙了,跟太阳相关的病是什么呢?天上的太阳怎么会中风呢?这里的“太阳”其实是三阴三阳之一,并非天上的太阳。三阴三阳包括太阳、少阳、阳明、太阴、少阴、厥阴。《伤寒》用三阴三阳对疾病进行分类,这一点对初学者来说确实很难,导致读《伤寒》如读天书一般。所以要理解《伤寒》,首先要了解中医三阴三阳的概念。

中医的三阴三阳强调的是“象”。什么叫象呢?打个比方,电视画面上有一条河流,从上往下流动。拿一支马克笔沿着水流的位置画一条曲线,再沿着河堤两岸分别画两条虚线。关上电视机,银幕上会显现“水”字的甲骨文写法 ,把这个字横过来,就是八卦的坎卦☵。这里我们看到了水的“象”:既代表水本身,也代表水(能量)的流动。中医的“象”是能量的流动,它有物质特征,有方位与时间特征,如果与身体的某些生物特征相关联,就可以用来指代生理、病理的现象。三阴三阳的“象”在不同的应用场景下具有多面性,无论是空间还是时间,经络还是脏腑,甚至是病理特征,都可以用三阴三阳来概括、指代、区分。

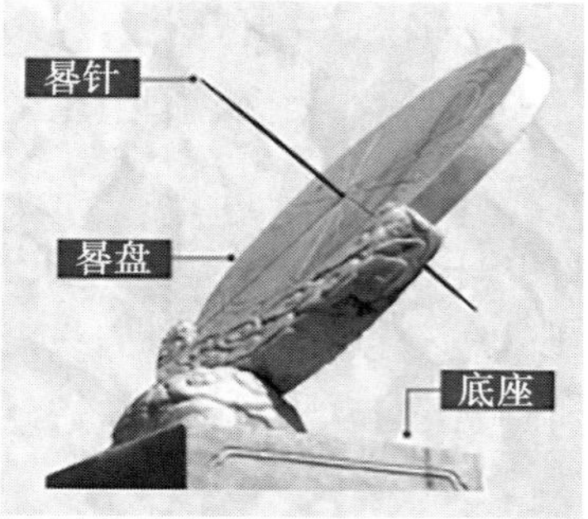

图 1

《素问·阴阳离合论》为太阳下了定义:“太阳为开”。这是一个天文学概念,其背景是日晷图,即日晷测太阳的影子。因《内经》原文没有配图,很多人看不明白。日晷图能将三阴三阳的理论和概念解释清楚。

本书为便于理解,把日晷图看成一个钟表圆盘来讲解。

如图 1,晷盘圆心的位置是晷针,晷盘上

记录着晷针在太阳照射下的影子位置和长度。把晷盘看作钟表圆盘(图 2),圆盘上的黑点代表着影子的位置和长度。圆盘最下端即冬至的位置,太阳的影子最长。相反,其最上端即夏至的位置,太阳的影子最短。《内经》讲冬至一阳开,最下端冬至,影子从最长开始变短。沿着晷盘的左半部顺时针一直走到最上端,晷针的影子逐渐变短,天地间的阳气逐渐增多。到夏至点,阳气开到最大,影子最短。如同开汽车一般,从冬至开始一直踩油门,越踩越深,到夏至油门踩到底,阳气最旺。从冬至到夏至这个过程就叫"太阳为开"。这是《内经》三阴三阳中"太阳"的定义和定位。

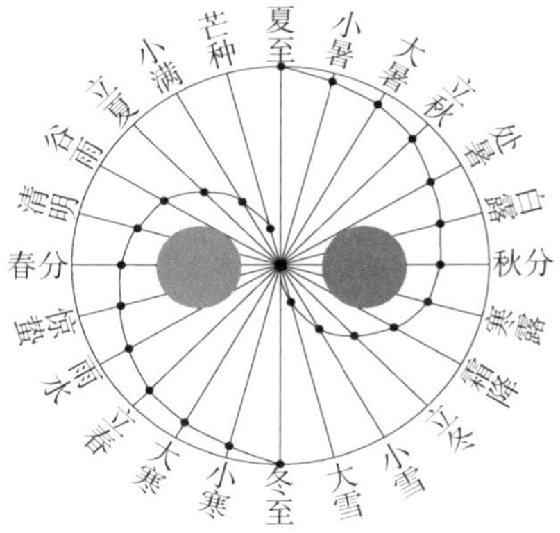

图 2

有些人认为"太阳"是最热的,《内经》中可没有这句话。事实上,在中国,一年中最冷的时间一般不是冬至,而是春节附近;最热的时间也是在夏至以后。

地球表面的热量都来自太阳。人处的环境,吸收了太阳的热量,人才会觉得温暖。离地面越远,气温就越低,这是自然规律。《内经》中太阳跟寒水配对,统称"太阳寒水"。

在易经的二阴二阳背景下,太阳最热,其位置在中午 12 点或夏至,对应人体颈项的大椎穴。有中医推荐,受凉的时候用电吹风吹大椎穴,可以防感冒,有一定的道理。

总结一下太阳的三个含义:

(1) 太阳,英文为 sun,它是天地和一身阳气的总来源,人要善于晒太阳。

(2)《易经》的概念——太阳(老阳),关联着钟表的最高点,在时间和空间上的最热点。

(3)《内经》的概念——太阳为开。

"太阳为开"如何关联身体中的疾病与健康?人体在正常的情形下是一个会发热的能量团、物质团。这个能量团一直是开放的状态,七窍和毛孔都在和外界进行能量的交换。人待在 25℃ 的环境里最舒适,因为能量能正常往外散;如果在 40℃ 的环境里,热量散发不畅,人就会难受,还有生命危险。

太阳病或者是太阳中风,可以理解为人正常的散热机制受到了邪气(如寒冷或者风)的干扰出现畏寒怕冷伴随出汗发烧的状态。很多人读《伤寒》时把畏寒怕冷等同于表证这种观点并不完整。人在正常状态下能量会向外散发,同时内部也在不断产生热量,可以把整个过程理解成太阳在体内不断地产热,散发到皮肤,皮肤再散到外界去。只要这个过程不顺利了,有了阻碍,有了淤堵,都可以归类到太阳病。

阴阳相对,太阳定义为"开",同样的道理,太阴的定义也为"开"。《灵枢·根结》云:"太阴为开"。夏至一阴生,从日晷图最上端 12 点的位置,沿着钟表圆盘右半部顺时针下行到子时(冬至)的位置,阴气渐渐从少变多,晷针的影子逐渐变长,到冬至时阴气最旺、影子最长。"太阴为开"是从夏至到冬至的这个过程,也是影子变长的过程。

在《易经》的二阴二阳的背景下,太阴(老阴)在日晷图上影子最长的冬至位置。

在《内经》中太阴跟湿土配对,统称"太阴湿土"。太阴的启动点为夏至。

为什么中医理论安排"太阴湿土"组合,在天文学上根据不确切。但在人体健康方面,能看出一些巧妙的应用。人体的太阴经包括手太阴肺经和足太阴脾经。脾、肺都与太阴相关。肺在身体的最高点,脾关联消化的全过程。一方面,脾主消化,湿气太大会阻碍食饮运化,脾怕湿。另一方面,《伤寒》中的太阴病,最典型的表现是呕吐或拉肚子。《内经》定义脾属土。土生金,肺属金,治疗肺的问题,必须让脾土先健康。

上面的描述关联了太阴从钟表圆盘的最高点到最低点,关联了呼吸或者是吐泻有开的特性。

总结一下太阴的三个含义:

(1) 月亮。在道教,日为太阳,月为太阴。

(2)《易经》的概念——太阴(老阴),是时间和空间上的最冷点,在钟表圆盘的最下方,关联二阴。

(3)《内经》的概念——太阴为开,《伤寒》中对应的症状大多数有呕吐或者是拉肚子的现象。

39. 少阳、少阴

一般认为阴阳是相互转换、此消彼长的，就好像一个装满水的杯子，它的体积是一定的。杯子中的水喝了一半后，杯子的空间就腾出一半，有形的为阴，无形的为阳。水少了，阴就少了；空间多了，阳也就多了，这是阴阳此消彼长的格局。

《素问·阴阳应象大论》云："阴静阳躁，阳生阴长，阳杀阴藏。"我们来看看这三种阴阳互动的格局。

阴静阳躁：阴为有形的、安静的，阳为无形的、躁动的。阴静阳躁可指通过无形的"阳"的功能，作用在有形的"阴"上，使"阴"的东西躁动起来。比如声带发声，有形的是声带两片薄膜，属阴，不发声的时候是"静"的；无形的是气流，从肺到气管，属阳。气流冲击声带，发出声音，可用阴静阳躁概括。

阳生阴长：春天温度上升了，无形的阳气开始上升，有形的小草也开始生长，如同青少年时期的孩子，吃得多，长得也快，整个人充满了朝气，这是阳生阴长。

阳杀阴藏：秋天温度下降，无形的阳气开始减少，有形的草木开始枯萎，如同人进入老年期之后，精气神越来越弱，身形在萎缩，这就是阳杀阴藏。"杀"代表减少，不是"失去生命"。

理解了阴阳互动的格局，看一下《内经》对少阳、少阴的解释。

以钟表圆盘代表一年 12 个月。下面 6 点是冬至，阴气最盛。太阳为开：此时一阳生，阳气逐渐增加，阴气减少，左行到圆盘上面 12 点（夏至），阳气最盛。过了夏至点，太阴为开：此时一阴生，阴气增加，阳气下降，到冬至阴气最盛。

冬至和夏至是阳气、阴气能量增、减趋势的转换点，阴阳的量随着时间，一直来回循环转换。《内经》把冬至和夏至这两个转换点叫作"枢"，表达了"转换"

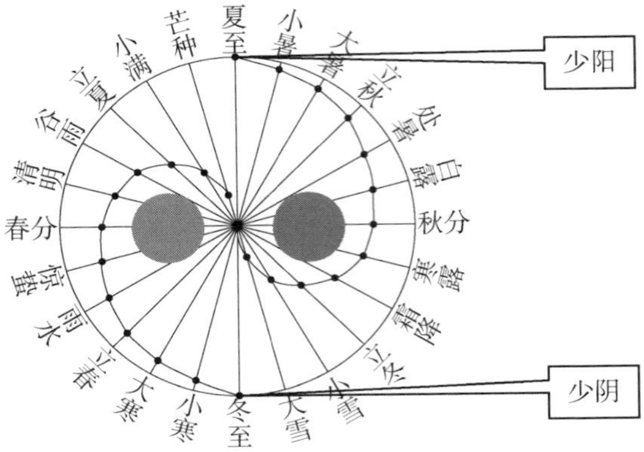

的象，对应到人表现为时冷时热、时开时合，疾病时发时止。《内经》把天文学与人体健康现象相结合，构建出理法方药。

时冷时热或寒热往来，在《伤寒论》是少阳病的表现。少阳在钟表圆盘上的定位点是夏至点，应着人的心、喉咙、胸口，对应的是手少阳三焦经与足少阳胆经。疾病的典型表现是口苦、咽干、目眩，往来寒热；默默不欲饮食，心烦喜呕，胸胁苦满。胁，有足少阳胆经循行经过。

《素问·灵兰秘典论》定义胆："决断出焉"。"决断"是时通时断的象，并非现代语言的决断力、执行力的意思。时通时断所表达的象与时冷时热所表达的象都类似枢轴回转，有转换轮回之象。胆经在腿上的位置分布也有转换之意，腿前侧是阳明经，后侧是太阳经，三阳经从前往后过渡，腿外侧中线是足少阳胆经，可以看成太阳经和阳明经的转换带。《伤寒》少阳病首方是小柴胡汤，除治疗心胸口、心下的问题，腿外侧酸胀也能治。

同理，冬至点也是枢。《内经》定义冬至点为少阴点，应人体的下焦，对应的是足少阴肾经。《内经》说肾主二阴，而大小便、生殖器功能也有时开时关的特点。

在《易经》二阴二阳的背景下，秋天温度下降，阴气上升，少阴相对太阴来讲，非阴气最旺的状态，对应的钟表圆盘右侧（秋天或傍晚）。春天温度上升、阳气上升，少阳也非阳气最旺的状态，不是很热但在变热，对应的钟表圆盘左侧（春天或早晨）。

总结一下少阳、少阴的两个含义：

(1)《易经》的概念，少阳在春天、早晨的区域，少阴在秋天、傍晚的区域。

(2)《内经》的概念为“枢”，在钟表圆盘上，少阳在 12 点(夏至)，少阴在 6 点(冬至)，关联枢轴(如寒热往来现象)。

《内经》的理法方药，能覆盖《易经》下二阴二阳的象衍生出来的病症，也能覆盖三阴三阳的象衍生出来的病症。

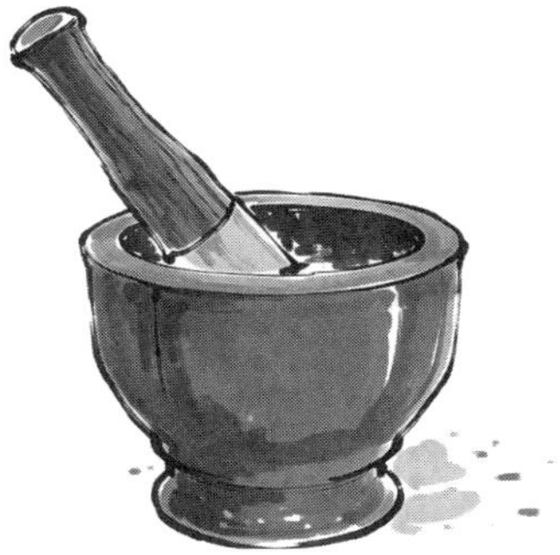

40. 阳　明

阳明在中医当中一般关联胃口，胃口的好坏取决于胃的消化、下降功能是否正常。胃气如果不降，吃进去的食物堆积在胃里，将会产生呃逆、嗳气、反酸、腹胀等症状。天地间与下降相对应的，是黄昏的时候，此时太阳下山，温度下降。《内经》定义的阳明关联黄昏。

厥阴是日之未升，月之未落，两阴交尽之时。时间点是清晨。“厥”字代表着月亮的一个状态，关联到日月的关系。李阳波在讲五运六气时指出：“日之未落，月之未升，是为阳明。”《素问·至真要大论》中阳明的定义为：“帝曰：阳明何谓也？岐伯曰：两阳合明也。”

结合厥阴来看，太阳为日，属阳，挂在天上的时候就是阳；月亮属阴，挂在天上的时候就是阴。反过来讲，月亮没有升起，还在地平线以下的时候，天空是阳的状态。因此黄昏时，两个阳都走到了地平线的尽头，此时太阳没有落，是阳；月亮还没有升，又是阳。这个时间点属于两阳合明，这个状态就叫阳明。

有些人研究三阴三阳时，认为阳明就是太阳加少阳，所以阳气最旺；厥阴就是太阴加少阴，所以阴气最旺。根据我们前面讲到的，太阳的定义为开，少阳的定义为枢，站在物理学角度，定量单位不同，无法相加，就像角速度和速度无法相加一样，所以这种解释不能自圆其说。

太阳和月亮在天空中并不总是处于180°的相对关系，只有在满月的时候它们才是180°。当天太阳在西边落下，月亮从东边升起，之后每过一天，月亮比太阳晚45分钟东升。累计29天后，太阳和月亮又回到相距180°的状态。所以存在太阳还没下山，月亮就挂在天上的状态。比如下弦月的时候，月亮常常在半夜才升起。有兴趣的朋友可以去查一查天文学资料。

阳明是日之未落，推而广之，指黄昏的时候，代表着能量下沉的象，关联到秋天、傍晚，温度在下降的趋势。人体有两条阳明经：手阳明大肠经与足阳明胃经，关联西方属金，《内经》中阳明经常和燥金一起提及，统称"阳明燥金"。与阳明相应，胃和大肠这两个腑的功能，在装满了食物以后必须下降，通过消化功能，使物质和能量下沉。

人能正常生活，"水归膀胱，粪归大肠"是所有功能的前提。《伤寒》有关阳明病的论述中明确指出：身体的下降功能出问题会衍生出各种病症，如大便不通、水代谢不正常、皮肤变黄、胸中懊恼等。其中最典型、也最好理解的就是治疗能量无法下降导致便秘的承气汤。

三阴三阳的概念属于术数的内容，理解起来比较难。我们在学习过程中，只要先记住这些概念就行。记住后，随时对照、理解天地间包括人体的能量和物质的流动趋势，对将来学《伤寒》和《金匮》会有很大的帮助。至于《伤寒》《金匮》或者《内经》行文中用的到底是哪个概念，需要根据上下文去理解。这是古医书以及古代文献的一个特点，提出观点常常不作背景说明，需要读者进行推测，这也是《内经》读不懂，《伤寒》《金匮》的方子难以用好的原因之一。所以为了减少阅读障碍，直接记住基本概念很重要。

三阴三阳和五运六气结合的六句话，建议读者直接背下来：

太阳寒水（太阳包括手太阳小肠经和足太阳膀胱经，即关联小肠和膀胱）。

太阴湿土（太阴包括手太阴肺经和足太阴脾经，即关联肺和脾）。

阳明燥金（阳明包括手阳明大肠经和足阳明胃经，即关联胃和大肠）。

厥阴风木（厥阴包括手厥阴心包经和足厥阴肝经，即关联心包和肝）。

少阳相火（少阳包括手少阳三焦经和足少阳胆经，即关联三焦和胆）。

少阴君火（少阴包括手少阴心包经和足少阴肾经，即关联心和肾）。

41. 三阴三阳概念应用举例

《伤寒》的《辨阳明病脉证并治第八》，对阳明类疾病下了定义："180 条：阳明之为病，胃家实是也。"

胃家是胃与大小肠的合称。胃家实，有进一步的解释：

"亡津液，胃中干燥……不更衣（不大便），内实，大便难者，此名阳明也。"现代语言解读：因为出汗多、津液流失，而浑身燥热、烦躁、便秘、腹胀等叫作阳明。这里用太阳落山、温度下降之象，把正常人的生理行为和阳明类病证做了连接。正常人吃了东西，饮食要下降，二便正常，人不燥热，要像傍晚一样凉爽。反之，就会出现阳明病的症状。

进一步看《伤寒》的阐述。

"179 条：问曰：病有太阳阳明，有正阳阳明，有少阳阳明，何谓也？答曰：太阳阳明者，脾约是也；正阳阳明者，胃家实是也；少阳阳明者，发汗利小便已，胃中燥烦实，大便难是也。"

这一段是对阳明病做了进一步的分类。其中正阳阳明及上述"胃家实"，就是阳明本身的问题，可以选择承气汤类方。

太阳阳明，也叫脾约。首先脾约有阳明病的症状，即有胃中干燥、大便难等问题。太阳关联足太阳膀胱经，所以太阳阳明关联小便，太阳为开，膀胱一直处于开的状态，患者会出现小便多甚至遗尿的状态。临床上会遇到有些老人舌绛红、苔黄厚，之前有过中风，大便五六天一次，遗尿，这种情况就是太阳阳明。遗尿，通常会想到用金匮肾气丸或缩泉丸，但看舌头的状态，可以断定这两种方剂不会有效。考虑到阳明症状，结合遗尿的太阳症状，用麻仁丸往往会有很好的效果，具体的医案在《伤寒名医验案精选》中，王三虎老师用麻仁丸方加减，解决便秘加遗尿的问题。

少阳阳明，本来有少阳病，应当用小柴胡汤和解，但误用了发汗利小便的药，伤了津液，胃中干燥，大便困难。这里既有心烦喜呕，默默不欲饮食，往来寒热，头晕目眩等少阳病的症状，又有伤津、大便困难等症状，可以用大柴胡汤或者小柴胡汤加芒硝来治疗。

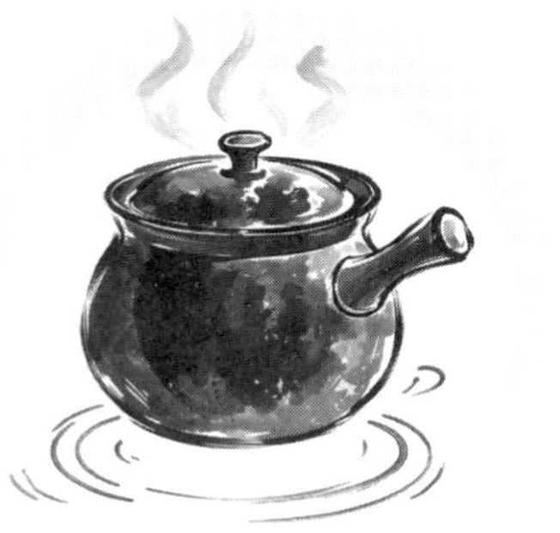

42. 天干与脏腑，兼谈表里关系

本节讲十天干及其与脏腑的关系。先对十天干做一个粗浅的溯源。

天上用肉眼看得到的行星有五颗：木星、火星、土星、金星、水星。在古代，日、月与五大行星合称“七曜”。此外，中国古天文学上的二十八星宿，近似西方黄道十二宫的星座，这些星宿或星座固定不动，称为恒星，合起来作为测量星星运动的坐标。

在太阳系中，五大行星与地球一同绕太阳公转，各个行星的公转轨道叠加在一起，几乎在同一平面上，就像个盘子。站在地球的角度看，太阳与五大行星在同一个轨道上运行，五大行星晚上出现，太阳白天出现，太阳运行的轨迹叫作黄道。黄道是一条很窄的带，并不是一条线。

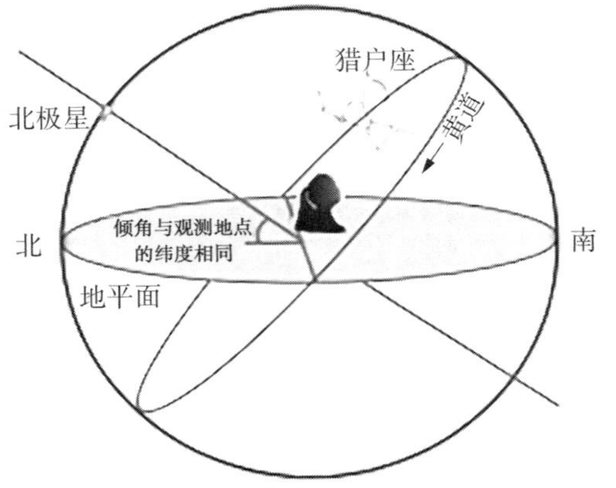

行星在太阳系公转时，有时离地球近，有时离地球远。行星与地球同在太阳的一侧，并相聚时，相距近；行星远离地球，与地球分别在太阳的两侧，则相距远。行星与地球这种远与近的距离，构成阴阳两个状态，近的时候为阳，远的时候为阴。于是，以地球为观察点，每个行星就会被分成阴阳两个状态：

木星分为甲木和乙木，甲为阳、乙为阴；火星分为丙火和丁火，丙为阳、丁为阴；土星分为戊土和己土，戊为阳、己为阴；金星分为庚金和辛金，庚为阳、辛为阴；水星分为壬水和癸水，壬为阳、癸为阴。

甲、乙、丙、丁、戊、己、庚、辛、壬、癸，称为“十天干”，关联着五大行星。这十个符号与其说是时间符号，不如说是位置符号，其表示的是五大行星在黄道运行的特征。这十个符号两两一组，刚好对应木、火、土、金、水五行，将天文学和五行非常奇妙地结合在一起。

十天干分别对应数字 1、2、3、4、5、6、7、8、9、10。奇数为阳，偶数为阴。

脏腑分阴阳，腑为阳，脏为阴，由表里关系而成对，与天干阴阳对应。

在钟表圆盘中，9 点钟的位置放甲乙木，12 点的位置放丙丁火，15 点的位置放庚辛金，6 点的位置放壬癸水，中间的位置放戊己土，分别对应着《内经》总结的五脏位置。

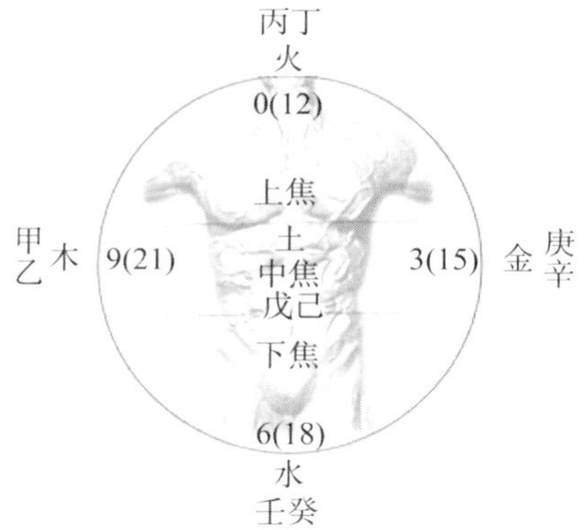

故有：甲乙木的位置应胆和肝，互为表里关系，其余类推；丙丁火的位置应小肠和心；庚辛金的位置应大肠和肺；壬癸水的位置应膀胱和肾；戊己土的位置应胃和脾。

表里关系的概念可以理解为，一个腑或脏有变化时，另一个具有表里关系的脏或腑会有反应。也像一张纸的正反两面，不能完全分离。在纸的正面写字，反面就会出现印痕或墨迹；折叠纸时，正反两面都出现折痕。

十天干和脏腑的关系，重点要记住：

甲乙木应肝和胆；丙丁火应心和小肠；庚辛金应肺和大肠；壬癸水应肾和膀

胱；戊己土应脾和胃。

用一个顺口溜表述为：甲胆乙肝丙小肠，丁心戊胃己脾乡，庚为大肠辛为肺，壬为膀胱癸肾藏。

上面的归纳、推理、总结是来自《素问·金匮真言论》和《灵枢·阴阳系日月》。

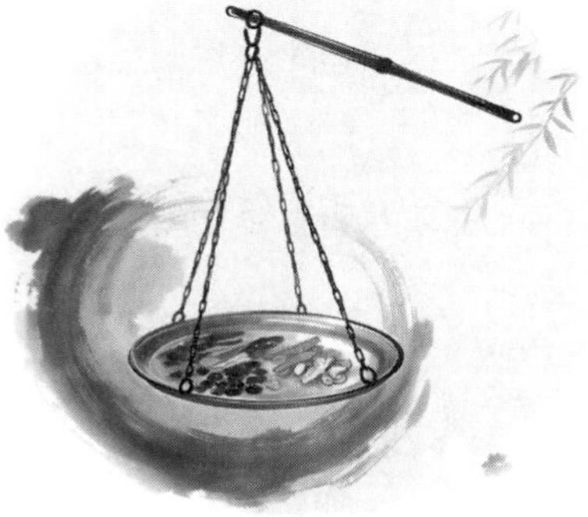

43.同频共振的别通关系

《伤寒论》以三阴三阳作为疾病分类和治疗疾病的总纲领，分别是太阴、少阴、厥阴、太阳、少阳、阳明。这三阴三阳中太阴太阳、少阴少阳、厥阴阳明分别两两别通对应，即：手太阴和足太阳、手太阳和足太阴、手少阴和足少阳、手少阳和足少阴、手厥阴和足阳明、手阳明和足厥阴，分别相对应。别通关系在中医理论中，提到的虽然少，但在针灸中应用非常广泛。按照《内经》的定义，太阴、太阳都是开，少阴、少阳都是枢，厥阴和阳明都是太阳和月亮的升降关系。能理解这些对应的含义，在学习《伤寒》、《金匮》和药物功效时，总能看到其轨迹。

"董氏奇穴"一直以疗效见长，其中一个重要理论，就是别通关系取穴治疗。

为什么会出现别通关系？本书试图从物理学的角度来进行解释。

物理学中有个名称叫"同频共振"，如同样频率的音叉会共振、共鸣。从科学角度来讲，既然太阳、太阴同为开，可以理解它们有同频共振效应，好似其中一个在跳舞，另一个就是其跳舞的影子。太阳、太阴通过相同的频率产生共振而传递能量，中医称为"别通"。在医学检验中利用共振进行检测的范例是磁共振。原子核当中的能量团频率与外界施加电磁场同频共振，形成能量的吸收和损耗，进而能形成身体截面能量变化的图像。磁共振与核辐射没有关系。

少阳和少阴别通举例。足少阳胆经像一个二极管，时通时断，是决和断的象。植物当中有时通时断的象的是竹子，对应的中药是竹茹——竹子茎秆的干燥中间层。如果一个方剂中加了竹茹，除了治疗肝胆的问题外，也能治疗心的问题。因为从足少阳胆经到手少阴心经有能量传递。因为心主神，手少阴心经关联着心神，温胆汤里有竹茹，能治精神不安定。

中药——木贼，也叫节节草，形状是一节一节的，能应少阳、别通入心。因为心、眼同为离卦，所以木贼煮水喝可治疗眼睛问题，比如眼袋较重，可用节节草煮水配二陈丸吃，眼袋可减轻。

厥阴与阳明也为别通关系。针灸的时候讲究手脚对应，足厥阴肝经与手阳明大肠经别通，治疗肝或者肝经问题时可以采用手阳明经的合谷穴，或者治疗便秘的时候可以使用足厥阴肝经的太冲穴，效果很好。

最后总结一下具有别通关系的经络，以备后面学习的时候应用：

手太阴肺经和足太阳膀胱经。

手太阳小肠经和足太阴脾经。

手少阴心经和足少阳胆经。

手少阳三焦经和足少阴肾经。

手阳明大肠经和足厥阴肝经。

手厥阴心包经和足阳明胃经。

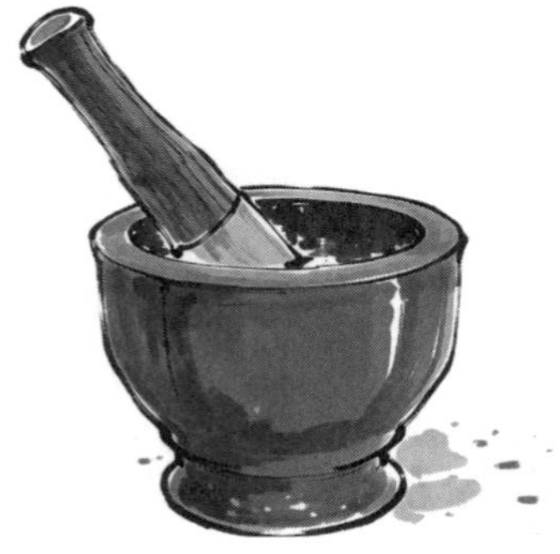

44. 舌诊入门

《内经》说心开窍于舌，为君主之官，统领全身。舌头的状态也可以反映身体的信息，是一个辅助辨证的重要手段。

舌诊时，舌尖代表上焦心肺的功能状态、舌中代表中焦脾胃的功能状态、舌根代表下焦肾的功能状态，舌的边缘代表肝胆的功能状态。舌头本身叫舌质，如果整个舌头非常红，代表身体里有热；整个舌头淡红色偏白，代表阳气不够、身体偏寒；舌头紫黯代表身体里有寒气或者是有瘀血。

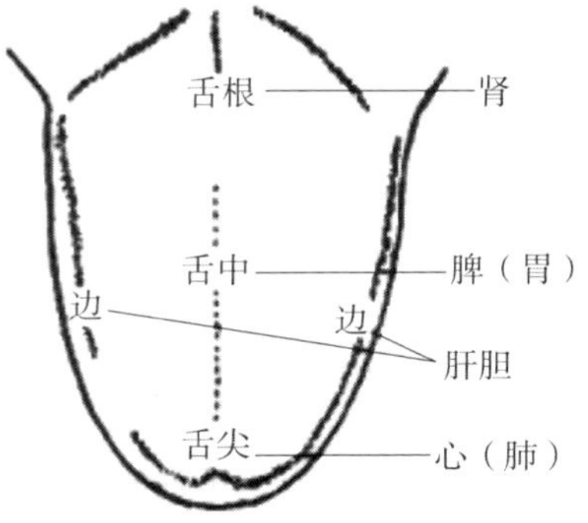

舌诊脏腑部位对应关系图

舌尖红代表心肺有热；中间红，代表胃有热；整个舌头红，说明整个身体有热或上热下寒。舌头的颜色不均匀，比如舌质粉红色，面上有深红色或者是深紫色的斑点或条纹，代表着有瘀斑，提示身体里有瘀血。

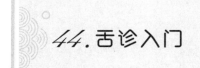

舌诊就如看田里的庄稼。脾胃是舌象的起源，脾胃属土，庄稼的长势反映土壤环境的优劣，舌头的状态反映脾胃这个土壤的功能。

水浇到土里相当于人喝了水，庄稼长得水灵对应舌面会有津液分布。庄稼沐浴阳光茁壮生长，对应舌面接受脾胃阳气升华的水湿，会湿润有津液。正常人的舌面应该是不燥不湿的。

有些人舌头伸出来舌面特别干燥，代表“干旱”了，分为三种情况：一是身体里的水液不能正常上升。因为体内阳气不足，不能将水液气化，于是该有水的地方没有水，而另一些地方水灾泛滥，常表现为小便多、清长等。二是喝进体内的水损失掉了，如患者持续出大汗、腹泻。三是患者内热很重，大便臭秽、便秘等，常表现为一直口渴想喝凉水。这种状态是因为热在身体里郁结了。出现舌面干燥的情况，仅靠喝水难以改善。

相反，有些人的舌头舌面特别湿润，舌头布满了水，伸出来像要往下滴水的样子，这代表身体里湿气很大，可表现为浮肿、大便溏泻等症状。

舌面反映了体内津液的分布情况，舌苔则反映了身体营养吸收的状态。

要想让庄稼长得好，需要经常施肥。人除了要吃五谷杂粮，还需要摄入各种蔬菜、肉类。庄稼通过吸收营养、沐浴阳光，最终长成粮食，形成淀粉的聚集。人体通过吸收蛋白质和淀粉，随着津液输送到全身和舌面，人才会有力气，聚在舌面就会表现为舌苔。正常的舌苔是薄而透明的。如果舌苔很厚且呈白色，感觉用刀能把它刮下来，说明食物营养过剩，营养停滞在上焦、中焦或下焦，舌面相应位置的舌苔就会白厚。舌苔白厚，关联着营养的停滞、体内有寒或还没有化热。如果舌苔变成黄色，代表营养在身体里输送到一定部位后停滞并且发酵变热了。

正常人的舌体应该是不胖不瘦的。如果舌头形态胖大，一般关联气虚，这类人走路时气喘吁吁、容易没力气。有些胖大舌伸出来就像一个装了水的气球，称为“布袋舌”，关联更加严重的气虚。胖大舌也可以理解为水湿充满了身体导致舌头也胀大了。

胀大的舌头在嘴里存放空间不够，挤压到牙齿，舌边便出现齿痕。齿痕意味着湿气大。如果舌体特别瘦，或者舌面上有很多深深浅浅的裂纹，可以理解为完整的舌头上少了一条条的肉，肉有形、为阴，这种人常常伴随着阴虚的症状。

如果舌头伸出来一直抖，或者伸出来不自觉地就缩回去，这类人常表现为神志不安，比如小儿多动症。如果舌头伸出来呈板结象，这类人情志往往容易紧张焦虑。

最后，舌诊的时候，要注意时机。刚吃完饭，舌头一般比较红，这并不代表身体里有热。吃有颜色的食物会让舌头染色，比如吃紫葡萄、喝红葡萄酒，舌头会被染成紫色，舌诊时要避开这些干扰。

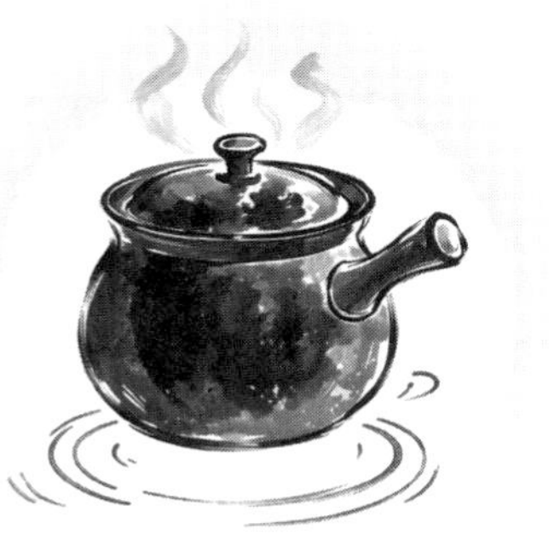

45. 十二地支与子午流注

在中国，每个人出生都带上了属相的印记，伴随终身。属相常与十二地支相配，如申猴、酉鸡、戌狗、亥猪。十二地支包含子、丑、寅、卯、辰、巳、午、未、申、酉、戌、亥。十二地支作为中国文化的一部分，代表的含义到底是什么呢？十二地支与年相对应，子年生人就属鼠，以此类推，丑年属牛，寅年属虎……现在全世界都流行属相的说法，连外国人也会问“你属什么？”十二地支又与月相对应，一年的开始总是在春天寅月，阴气最重的时候是子月冬至。

十二地支与时辰相对应，一天分为十二个时辰，即子午流注。子午流注是身体在一天中与天地能量交换的能量时间图，用十二地支代表时间段划分一

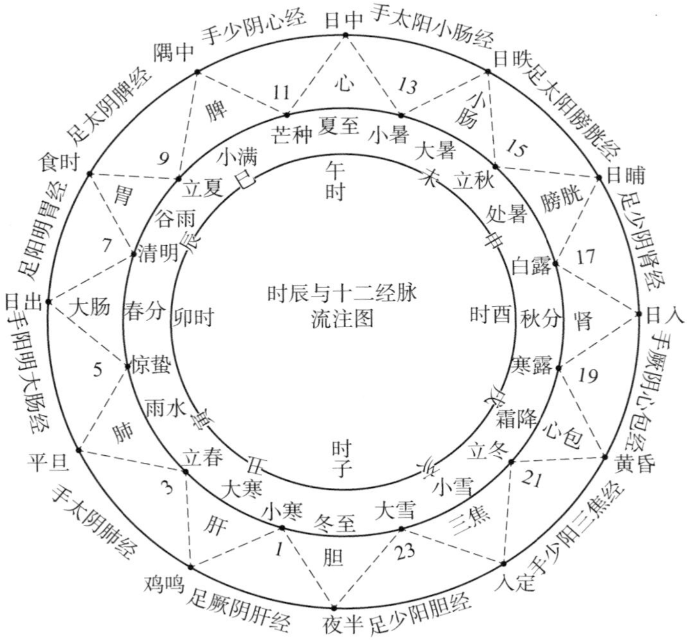

天，不同时间对应不同的经脉。表达了经脉在不同时辰的气血盛衰。

以钟表圆盘图为背景，上面是12点，下面是6点，左边是9点，右边是15点，上南下北，左东右西。再强调一下中国古代的时空结合方位图。最上面12点用午（中午、午时）表示；最下面的6点用子（半夜、子时）表示，古代一个时辰等于现代两个小时，所以子时对应的时间是半夜11点到凌晨1点，从月份来讲对应着冬至的月份。

邵雍有诗云：

冬至子之半，天心无改移。

一阳初动处，万物未生时。

玄酒味方淡，大音声正希。

此方如不信，更请问庖牺。

庖牺就是伏羲。中国人很重视冬至节，很多地方有冬至进补的习俗。冬至一阳开，实际上是与天地阳气启动相应的。冬至进补能让身体的阳气一起启动。

子午位置定了之后，最左边是卯，最右边是酉，老北京话："今儿个您要不跟我说出个子午卯酉来，我跟您没完"。传统文化不知不觉地渗透于我们的日常语言中。

我们看一下"卯兔"。

"卯"是一个象形字，代表着两扇开着的门。春三月是寅、卯、辰，卯在中间，寅月阳气打开，春天来了。到了卯月，是春分的季节，门开了一半，白天黑夜在这时各占一半。再看卯时，早晨的5到7点，关联大肠经。很多人习惯于早晨醒来第一件事就去解大便，因为这个时间是大肠经最旺盛的时间。卯时后面是辰时，辰时是胃经的时间，该吃饭了，正常应先排空大便再吃饭。卯时前面是寅时，凌晨3点到5点，是肺经的时间。肺主一身之气，人醒了一身之气就动起来了，所以道家修行讲究寅时起床，练一身之气，起晚了人的精神相对就没那么好了。把钟表圆盘用十一个点平均分成十二份，辰和寅分别在卯的上下两部分。

在卯的对面是酉时，"酉"是一个单独的部首，《说文解字》定义"酉"是装酒的坛子。酉时对应的时间是下午5点到7点，是肾经运行的时间。酉时前面时辰是申时，后面时辰是戌时。酉可以用一个汉字来方便记忆：奠。奠上面两点可以表示水；中间是“酉”表示酒坛子；下面是“大”，在甲骨文里表示双手托举之象。刚好酉时前面对应的申时是膀胱经时间，与水有关；酉装酒水对应肾经（肾主水）；酉时后面的戌时是手厥阴心包经时间，跟手有关。申和戌在钟表圆盘上处于酉的上下两部分。三个字上下叠加，刚好为“奠”。

最下面的子时是半夜 11 点到 1 点，胆经的时间。子的左边是丑时，半夜 1 到 3 点，肝经的时间。右边是亥时，晚上 9 点到 11 点，三焦经的时间。亥、子、丑这段时间是最佳的睡觉时间，尽量在 11 点之前入睡。

圆盘最上面的午时，是中午的 11 点到 1 点，对应农历的五月，是最热的时候，对应人体的脏器是心经。午的左边是巳时，上午 9 点到 11 点，脾经的时间。午的右边是未时，中午 1 点到 3 点，小肠经的时间。

子午流注的来源有很多说法，结合临床针灸用药，这里采取了一个笔者认为比较有意义的一个说法，即人的五脏六腑对应着十二个时辰，与天上的星宿进行着能量交换。天上的星宿（七曜和二十八星宿）被古人赋予了五行的性质，与人体中相同五行的脏腑有频率共振（同气相求），于是能量在某一时刻就能呼应。区分和定义这个时间段的理论，就是子午流注。每一个时辰转到下一个时辰，能量交换转入到另一个脏腑，都有胆经的参与。《内经》说的“凡十一脏，取决于胆也”，就是与子午流注相关的。临床上定时发病的病症，例如每天固定时间号啕大哭，其余时间一如常人，就可以考虑用少阳胆经关联的第一方——小柴胡汤来治疗。

记住子午流注中十二地支的位置和对应的经络，对接下来学习相关的药物，十分有必要。

46.二十八星宿

想了解“参”的含义，需要从古天文学入手。二十八星宿是中国古天文学的一个重要成就，是中国古代天文学家为观测日、月、五星运行而划分的二十八个星区。二十八星宿划分为东方青龙、北方玄武、西方白虎、南方朱雀，每一方各有七宿。东方青龙：角、亢、氐、房、心、尾、箕；北方玄武：斗、牛、女、虚、危、室、壁；西方白虎：奎、娄、胃、昴、毕、觜、参；南方朱雀：井、鬼、柳、星、张、翼、轸。它们分布在天赤道和黄道带。古人根据太阳在星宿间的位置可以确定一年四季，同时观察北斗七星的斗柄的指向也能知道季节，斗柄指向南方即夏季，指向北方即冬季。通过北斗七星的指向划分季节不如用二十八星宿划分季节精确，但两者结合，可以很好地指导人们的生活、农事活动等。中医引入了古天文学概念，这点可以从《伤寒》《金匮》中有白虎汤、真武汤、青龙汤得知。在钟表圆盘图上应加入古天文学的前朱雀、后玄武、左青龙、右白虎，分别在南、北、东、西的位置。

对比《伤寒》《金匮》的方义和青龙、白虎、玄武的古天文学意义，更能了解它们的作用。

青龙在春天，关联雨、水。传说龙是管下雨的，能布雨。相应的，《伤寒》《金匮》里的小青龙汤和大青龙汤也都与水相关，通过发汗（水）祛表寒。小青龙汤治的是内有里寒、水饮，心下有水气导致的咳嗽、小便不利等问题。大青龙汤也是通过发汗、利尿来解决内热表寒导致的咳嗽、水肿、烦躁等症状，这些方子他书会详解。另外青龙处于春天、肝的位置，属于气、温度都要上升的状态，所以小青龙汤和大青龙汤都是治表有寒即特别怕冷的症状。祛表寒即升温的过程，与春天所表达的象一致。

白虎在西方，关联秋天，气和温度都是下降的状态。一个人体内有燥热，导致大汗淋漓、口干口渴，喝水不解渴，又容易饿。这时候可以考虑用白虎汤降温，将体内的热降下来，解除亢奋状态，治疗容易饿、口干喝水不解渴、出大汗等情况。

白虎七宿的最后一宿就是参宿，觜宿、参宿对应西方天文学中的猎户座。白虎七宿应秋天，其性为肃降，所以猎户座也有肃降收敛之象。这个象在参宿图象里有表现。猎户座看起来像舞着长袖或拿着某种武器在跳舞的人，腰上系了皮带，皮带把这个人收敛住了，这个形象叫细腰窄背。

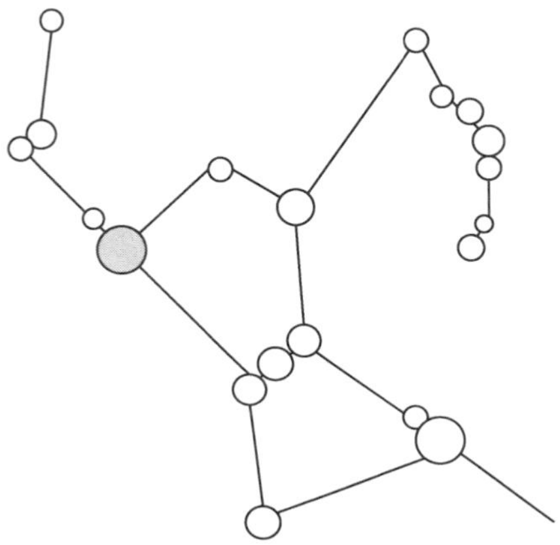

猎户座

参宿用腰带扎连起来寓意收敛，白虎本身又是敛降之象，所以带“参”字的中药都有“敛”或“降”的象。“参”在西方关联肺，肺主一身之气，所以参有补气的作用。比如“人参”的作用，第一是敛气，第二是补气。中药名字带“参”的有人参、党参、苦参、玄参、沙参、丹参等，我们后面慢慢解读。在解读“参”之前，再强调一下“敛气”的具体含义。我们对人参和党参的共识是补气或滋阴。但是如果仔细研究《伤寒》《金匮》含有人参的方子，会发现这些方子都有“敛”的功能。

《灵枢·营卫生会》云：“营卫者精气也，血者神气也，故血之与气，异名而同类焉。故夺血者无汗，夺汗者无血。”“营”是血管里面流的血，即大血管流的血；“卫”是血管外面流的血，即进入到毛细血管里流的血。《内经》里没有毛细血管的描述，只说：“营行脉内，卫行脉外”。《黄帝内经研究集成》里有学者提出“卫气”对应毛细血管，不管是用来解读其他经文，还是拿来解读药、方都非常合理。

“营卫者精气也”，血液当然属于精气。“血者神气也”，即神就藏在血里。

"故血之与气，异名而同类焉"，就是说血与气根本就是同一类东西，只不过叫法不一样。从物理学角度看，血液流动本身就是气（的运动），没有气，血液将会处于凝滞状态。身体里血液的流动离不开气和血的协同，二者是无法分开的，故气血本一，异名而同类。"夺血者无汗，夺汗者无血"，夺血是身体不正常地失血，比如外伤失血、崩漏失血、尿血、便血、衄血等，这类患者生病不能用发汗的方法治病。"夺血"的人本来血虚，再用发汗的方法，会导致精气枯竭，例如《金匮》提到："衄家不可汗，汗出必额上陷，脉紧急，直视不能眴，不得眠"。"夺汗"表现为一直大汗淋漓，这时候不能用放血的方法治病，可能会出现休克。

血与气，异名同类；汗血同源，在内为血，在外为汗，血、气、汗的关系是《伤寒》《金匮》条文的理论基础，而精准的解读则是来自《内经》，所以《内经》和《伤寒》是一脉相承的。

解读了经文，再理解敛气。如果一个人有出血状况，气血本一，要用敛气来停止血液的向外流动。同样，大汗不止，泄泻不停，流口水、眼泪等症状，都可以用"敛气"的方法收住。

人参解字

《说文解字》云："人，天地之性最贵者也。"所以人参也是天地中敛气补气最好的参。另外"人"字表现出来的"象"，是上面一个入口（一条线），下面两个出口（两条线），寓意人每天必做的一件事：饮和食然后水归膀胱、粪归大肠。把人的最基本循环建立好了，自然就是对身体最大的补，故言人参补气。

人参（《用药心得十讲》《中药学》）

性味：甘、微苦，微温。

功效：大补元气，补脾益肺，生津止渴，安神增智。

应用：

（1）用于气虚欲脱。凡大失血、大吐泻等因元气虚极出现体虚欲脱，脉微欲绝之证，可单用本品大量浓煎服，即独参汤；如兼见汗出肢冷等亡阳现象者，可加附子同用，以增强回阳作用，即人参附子汤。

(2) 用于脾气不足。配伍白术、茯苓、炙甘草等健脾胃，如四君子汤。

(3) 用于肺气亏虚。肺气亏虚则可出现呼吸短促、行动乏力、动辄气喘、脉虚自汗等症。

(4) 用于津伤口渴、消渴。津伤是有液体不停流出，如大汗。人参可止汗、生津、止渴。

(5) 用于心神不安、失眠多梦、惊悸健忘。多配伍当归、龙眼肉、酸枣仁等养血安神药同用，如归脾汤。还可用于血虚及阳痿等证。治疗血虚，可配伍熟地、当归等补血药同用，可益气生血，增强疗效；治疗阳痿，多与鹿茸等补阳药同用，可以益气壮阳。对体虚外感或里实正虚之证，可与解表药、攻里药同用，以扶正祛邪。

用量：5～10 g，宜文火另煎，将参汁兑入其他药汤内饮服。研末吞服，每次1～2 g，日服 2～3 次。如挽救虚脱，当用大量(15～30 g)煎汁分数次灌服。

注意：实证、热证而正气不虚者忌服。反藜芦，畏五灵脂，恶皂荚，均忌同用。服人参不宜喝茶和吃萝卜，以免影响药力。

人参是大补之品，一般人认为补药对身体一定是有好处的，但《内经》强调平衡才健康，如果身体本来气足，没有外泄的状态，这时候用人参，就会处于气过足状态，表现出来就是上火、烦躁、口腔溃疡等症状。

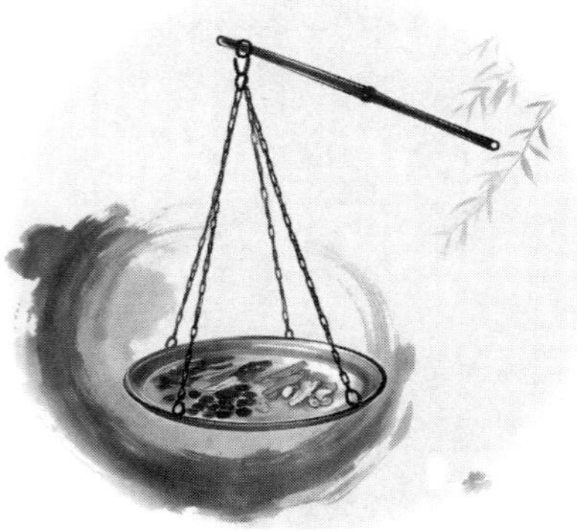

47. 有关中药的术语

1）“性味” 《本经》提到药就一定会提到“酸、苦、甘、辛、咸”五味、“寒、热、温、凉”四性。如五味子味酸性温，黄芪味甘性平。知道药的性味并不等于就知道了药的用法，但是性味却是用药的关键点之一，比如大热的药会上火，大寒的药会泄泻。

2）“归经” 指某些药物对某些经络以及该经络相对应的脏腑有特殊的亲和作用，因而对这些部位的病变起着主要的治疗作用。《本经》未提到归经，后世医家们各有自己的归经见解，使得归经变得复杂而不确定。但是如果能确定药物归属的经络，对临床用药将是一个很大的帮助。本书不会像《中药学》一样，将每一味药列入某一条经络，但药名的解读往往涵盖了该药所对应的经络和靶点，所以具体应用还是用到了入经的概念。

3）“毒性” 古代常常把毒药看作是一切药物的总称，而“毒性”是指药物的偏性。“是药三分毒”的“毒”是药性的“偏”和“僻”，不是现代含义“致死的毒”。比如大米是中正平和的，可以天天吃；但是药物的药性偏，不能没事天天吃，所以就叫有毒。而且用药要“对症下药”。而现代药物毒性的概念一般是指药物对机体产生的不良反应甚至损害身体的特性。当古人观察到有些中药一用就损伤身体时，就会用特殊的方法炮制。通过炮制可以去掉药物中对身体有害的成分，留下能治病的部分，比如附子、半夏都有自己的使用方法和炮制方法。

4）“配伍” “配伍”的原意是按照病情的需要，有选择地将两种或两种以上的药物组合在一起应用。常用的组合就叫“药对”或“对药”。《中医临证对药大全》集选了古今医家临床对药 552 对，有兴趣的读者可以自行查阅。传统中医还有一些药物配伍的禁忌，即某些药不能同时使用，叫作“十八反”“十九畏”。

5）化学成分　了解化学成分对临床用药也十分重要。但本书既不涉及中药的鉴别、鉴定，也不涉及中药有效成分的提取提纯，所以不讨论这个问题。

6）药的功效和应用　这是本书的重点，通过文字辨析和部首溯源来揭示药的功效，与《本经》和《中药学》相对照。有些药还会关联到药方，因为药性需要在药方中体现。读者不需要纠结对药方的熟悉度，学习是个循序渐进的过程。

说到功效和应用时要注意使用禁忌，比如最大用量、炮制后使用等。

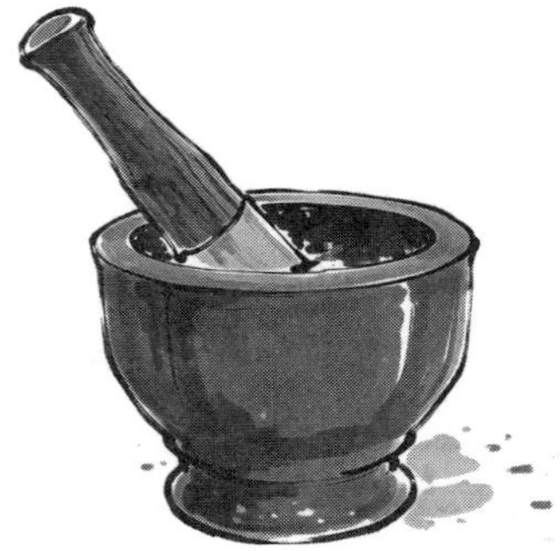

48.从归经看五味子

张廷模讲《中药学》时，认为不存在药物入经络的问题。笔者认为中药作用的相应靶点跟经络相关，也可以用“入经”这个概念来说明药的作用。以五味子为例具体说明入经问题。

《中药学》说到五味子性温味酸。在《内经》里“酸”代表着收敛，是指药到了身体以后让开和泄的状态收住，而不是单指味觉的“酸”。什么是开和泄的状态呢？举个例子，遗精——成年男性白天或夜晚睡觉时精液不受控制地流出来，同时人疲惫不堪。这就属于门不该开却开了，精液不该泄却泄了。用酸味的中药就可以改变这个格局，让它收住。温是比较平和的，不会因寒凉伤到脾胃，也不会大热而上火。

五味子这味药如何归经呢？“五味”指酸、苦、甘、辛、咸，可入五脏，“子”可以理解为入五脏的精气都集中到子处。在钟表圆盘图里，子处是下焦、肾、二阴的位置。足厥阴肝经环阴器，所以“子”与二阴关联；根据同名经，关联足厥阴肝经的药可以关联到手厥阴心包经。同理入足少阴肾经的药也可入手少阴心经，而肾主二阴。因为心、肺是紧挨着的，从中药使用的角度来看不能截然分得开，所以可以扩展到关联子处的药能关联肝、肾，进而心、肺。

明白了五味子“入经”的过程，我们再看看《本经》以及《中药学》对五味子功能的描述。

【五味子】（《本经》）：主益气、咳逆上气（肺），劳伤羸瘦、补不足（五脏），强阴、益男子精（肾）。

五味子（《中药学》）

性味：温、酸。

功效：敛肺滋肾，生津敛汗，涩精止泻，宁心安神（功效指向肺、肝、肾、心）

（1）用于久虚肺咳。五味子酸能敛肺气。故适用于肺虚久咳及肺肾不足之喘咳，有止咳平喘之效。也可用于寒气入肺导致的咳嗽，一般用细辛、干姜、五味子组合的药对，简称姜辛五味子。《伤寒》的小青龙汤、《金匮》的射干麻黄汤、《全生指迷方》的麻黄厚朴汤都用了这个药对。临床常见几个月的寒性咳嗽用小青龙汤两三天就好了。（入肺）

（2）用于津伤口渴，自汗盗汗。《内经》说：“五藏化液：心为汗。”自汗盗汗导致津液缺失自然就口渴。五味子入心，酸能敛汗，所以能治疗自汗、盗汗、口渴。（入心）

（3）用于遗精、滑精，久泻不止。五味子入肾且酸收，肾主二阴，所以能治疗滑精、久泻。《医学入门》记载了用五味子膏，即单用五味子一味药做成膏方，来治梦遗虚脱。（入肾）

（4）用于心悸、失眠、多梦。（心肾同名经，从子入心）

注意：五味子并不是什么情况都能吃。如果一个人大热、烦躁，就不宜用五味子敛热敛燥、火上浇油了。

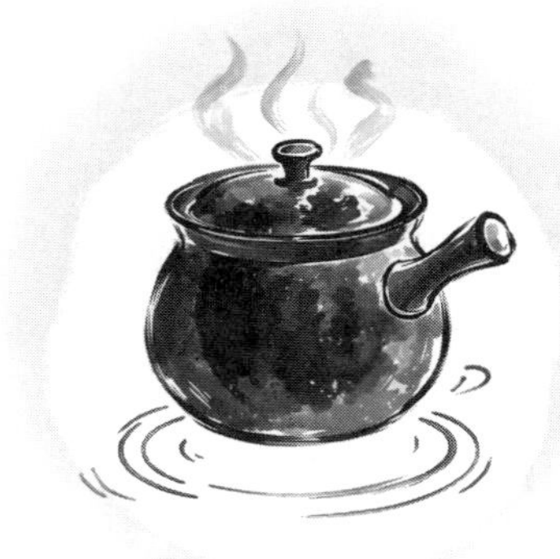

49. 应用场景和文字应用——蓖麻子

中药的使用要看场景。

有时候我们在方子里加了某味药得到了效果，但实际上这个效果不完全是由这味药带来的，而是整个方子对应了身体的症状，加了一味药有了锦上添花的功效。如果仅根据《中药学》的指引用药，有时不一定能得到想要的结果。张廷模在讲《中药学》的时候说：有一些药的作用，到底是药本身的作用，还是几个药组成的方剂的作用，有时候编委会都不能够有效地辨认出来，但这个功效还是被写进了书里，因此有些功效常常是虚的，不是这个药真正的作用。为了避免这种情形，要研究药的应用场景。

很多药虽然看似功效相同，很难区分，但是研究不同的应用场景以及药名应用的象，常常可以让临床运用达到事半功倍的效果。比如十几味清热药，如果能把药的象区分开，药就鲜活了起来，每个药都有存在的必要性与合理性。不管是药还是药方，都有自己的象或能量流动的格局。

举个例子，有一味药叫蓖麻子，简称蓖麻。蓖麻压榨的油可以作为润滑油使用。

蓖麻子解字

蓖，草字头代表草本药。中间是囟（xìn）字，囟门是婴儿左右顶骨与额骨、枕骨尚未接合时的骨间隙。有间隙说明脑袋还要长大。如果孕妇补钙过度，婴儿出生时可能出现囟门闭合，长大后常常脑袋较小。婴儿的囟门会随着呼吸上下波动。“篦”下面的“比”由两个“匕”字组成。匕在甲骨文中代表勺子，有托举象。《伤寒》里提到的“方寸匕”，是量取药末的器具，大小为古代一寸正方，有托举象。两个匕是双手托举之象。

麻：关联肺，肺主一身之气，所以能在全身起远程控制作用。

子：关联下焦、二阴。

《药性歌括四百味》中有：“蓖麻子辛，吸出滞物，涂顶肠收，涂足胎出”。意思是蓖麻子，味辛，捣烂涂在头顶上，能令脱垂的大肠、肛门往回收；涂在脚底，能使难产的胎儿顺利分娩。“涂顶肠收”正是应了蓖麻子的象：“囟”暗示了涂的位置，两个匕有托举之象，“子”关联下焦应前后阴，“麻”应远程控制之象。药物常有双向调节作用，而“远程控制”，中医里也叫上病下治、下病上治、头病医足、足病医头。

麻关联肺，肺主皮毛。如果身上长了脓疮，也可用蓖麻子捣烂敷上去，脓疮的脓很快也会被析出来，这就是“吸出滞物”。用蓖麻子、盐醋熬成三神膏，外敷能将疮疡痈肿溃烂的脓拔出来，皮肤很快痊愈。

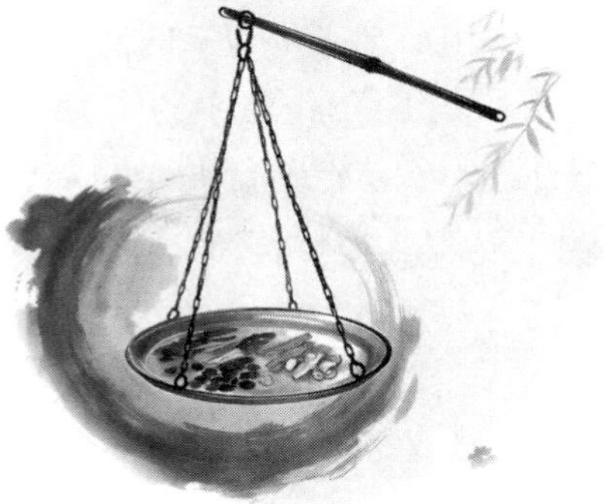

50. 药名与方剂名——白头翁

下面着重从中药名字的角度解读中药和药方的作用。

《伤寒》一共有 113 个药方，《金匮》一共有 262 个药方，除去重复和一些现代极少用的药方，实际用的约有 281 个方，这些方用了 109 味药。陈明主编的《伤寒名医验案精选》里收录了古今中外伤寒名家医案 800 余例，覆盖了《伤寒论》中的 100 个药方，使用了 68 味中药；《金匮名医验案精选》收录了名家医案 900 余例，覆盖了《金匮要略》中的 105 个药方，用药在《伤寒论》68 味的基础上增加了 41 味。这两本医案精选大约有 1 700 个案例，覆盖了 205 个药方，一共用了 109 味药。

现代中医的用药大大超过 109 味，效果见仁见智。此外，一个药方的组成从两味药到几十味药都有，如果拿 109 味药排列组合成药方，可以形成过亿的药方，记住这些药方并应用于临床是完全不可行的事。而《伤寒》和《金匮》两本书总结出了最经典的 109 味药和 281 个药方，覆盖了现代医学的绝大多数病症，效果良好，甚至覆杯而愈。这种感觉有点像武侠小说中的武林高手，掌握了上层内功后，在对决中就可以变幻多端，打败各种各样的对手；又像国学里所讲的“道”，掌握了“道”的精髓就可以灵活应用，以不变应万变。后世尊张仲景为医圣，《伤寒》和《金匮》的方称为“经典之方”，简称“经方”。陈明主编的两本医案精选就像习题集，反复研读可有效提升开方治病的能力。

医圣是如何做到用这么少的药物和组合解决人体大部分疾病的呢？

答案是没有答案，这里带着神秘色彩。作为初学者想要学习《伤寒》《金匮》，至少要知道药的作用以及药方的分类。药方以作用分类包括：①靶点：肝、心、脾、肺、肾、表里、虚实、寒热等。②运动方式：五行、升降沉浮、利小便止小便、通大便止大便。③补泄：补益或逐瘀泄浊等。④也可从疾病的角度，如咳嗽、水肿。⑤三阴三阳的角度。

更重要的还是从药的功能和天然特性入手。古人的智慧是把药的功能和特性都反映在名字当中。从甲骨文角度，看它的部首，理解它的字义，结合天文、五行、八卦、音韵、谐音，可以理解一味药的作用靶点、通还是堵、上还是下等。而当一个方剂用药名命名时，药名的象就是方剂作用主要的象，关联该方剂最典型或最广泛的应用。

我们以白头翁和白头翁汤为例，从药名切入进行解读。

"白头翁"是一味中药，《伤寒》中的"白头翁汤"，以药名命名方剂名，说明药名的象就是方剂作用的象，现在拆解一下名字，看看白头翁的作用。

"白"关联肺金，具有下降和收敛的特性，性凉。"头"这个字在战国时候才出现，之前叫"首"，"头"的繁体字"頭"，其部首"頁"代表头，而大豆入肾，肾主二阴，所以这个字与头和二阴都有关联。翁的发音从"公"，下半部"羽"是五音——宫、商、角、徵、羽的"羽"，关联肾的音，肾主二阴，所以"翁"也和二阴有关联。所以"白头翁"与头部或者二阴的不能收敛、下降有关，方剂名叫"白头翁汤"，揭示了该方与头部和二阴的不能收敛是关联的。注意，当方名用到药名"白头翁"时，不一定代表"白头翁"是组方里用量最大的药。

《伤寒》的白头翁汤有四味药：白头翁、黄柏、黄连、秦皮，条文为："热利，下重者，白头翁汤主之"。"热利"是体内有热又不停拉稀，大便很臭甚至呈泡沫状；"下重"一般指里急后重，是一种觉得拉肚子拉不干净，拉完又想再拉，控制不住的状态。临床上白头翁汤可治非常严重的、一天二三十次的、热性的拉肚子。

离开《伤寒》的定义，看看陈明的《伤寒名医验案精选》，白头翁汤的使用范围扩展了很多。

白头翁(《中药学》)

性味：苦，寒。

功效：清热，解毒，凉血。

应用：用于湿热泻痢、热毒泻痢之发热、腹痛、下痢脓血、里急后重等证。本品为治痢要药。

用量：6～15 g，煎服或入丸散。

《中药学》内容并不完整，只是提到了治痢。“翁”和“头”都关联到肾，肾主二阴，所以因为热而导致的小便不利也可以用这个方子。在《伤寒名医验案精选》中曾红钢的淋证医案得到验证：患者有热性的尿路感染（热淋），表现为小腹灼热、尿频、尿急、尿黄，甚至小便的时候尿道、阴茎有疼痛感，同时舌红苔黄。白头翁汤性寒，能缓解热性的小便不利。

本方医案中，郭安生的痿证医案和陈培儒的心悸医案，属于名字解读出的场景。另外眼睛红肿的症状也能用白头翁汤来治。因为眼为心灵之窗，神又住在心里，眼睛和心的象在八卦中都属离卦，所以能治心的方子也常常能治眼睛。王荷营的天行赤眼医案就使用了这一原则。这些医案都是几副药就痊愈了。通过药名的拆解，结合《伤寒》的条文，理解医案就不难了。

《伤寒》《金匮》中的方剂，张仲景只简单写了几个字，并没有留下说明书，如能读懂药名就能大大拓宽这些药方的应用场景。每味药都是一个“象”，这个“象”总结出来了，就找到了遣方用药的方法。

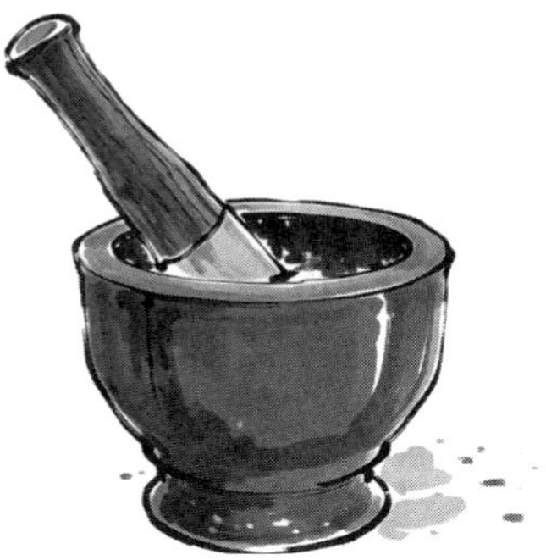

51. 甘　草

到上节为止，中医基础理论大部分讲完了，接下来进入中药部分的讲解。在讲解过程中会涉及一些关联中医的天文、历法和八卦的知识。

本节以五味中“甘缓”的代表性药物——甘草为例，讲解五味的“甘”体现出来的药效。

“甘缓”，味甘的药能让方剂的药性、患者的疼痛、肢体的痉挛等减缓。甘草是中药里最常用的药，外号“国佬”，即和事佬的意思，所以方中经常加入甘草以调和诸药。

甘草解字

“甘”，小篆，从口，中间一横代表食物，本意为吃东西。去掉中间的一横是“廿”字，表示张口的样子。“廿”的上面一横代表上牙，固定不动；下面一横代表下牙，能往下沉，这是张嘴。张嘴吃东西跟“甘”相关，世界上70%能吃的东西是甘味的。甘性缓，临床上多使用蜜炙甘草，因为蜜是甜的、味甘，增强了“缓”的作用。《素问・阴阳应象大论》曰：“甘生脾”，甘关联脾土，土能生金，肺属金，所以甘草能补脾胃之气、润肺止咳。

“草”字，关联下焦、生殖器，生甘草有利小便的功效。肝经绕生殖器，所以“草”也关联肝、肝经。肝脏能解毒，生甘草关联解毒。

解名后，看看《中药学》对甘草的描述。

甘草(《中药学》)

性味：甘、平

功效：补脾益气（关联脾土），润肺止咳（土生金），缓急止痛，缓和药性（甘缓）。

应用：

(1) 用于脾胃虚弱，中气不足，气短乏力，食少便溏。配伍人参、白术、茯苓，为四君子汤。

(2) 用于咳嗽气喘。

(3) 用于痈疽疮毒，食物或药物中毒。(关联肝脏解毒，生用)

(4) 用于脘腹或四肢的挛急作痛。比如小建中汤，有桂枝、芍药、饴糖、炙甘草等，用于治疗脾胃虚寒，脘腹挛急作痛。(脾主四肢)

(5) 缓和药性、调和百药。这是甘草最大的功效，比如与附子、干姜同用，能缓和附子、干姜之热，以防伤阴；与石膏、知母同用，能缓和石膏、知母之寒，以防伤胃；与大黄、芒硝同用，能缓和大黄、芒硝的泻下作用，使泻而不速。

日常使用甘草一般为生甘草、炙甘草，把生甘草炒成焦黄即为炒甘草，药性较生甘草偏温。生甘草去皮叫粉甘草，有清内热、解心火的功效。

张锡纯的《医学衷中参西录》记载了一个医案："又有铁岭友人魏紫绂，在通辽镇经理储蓄会，其地多甘草，紫绂日以甘草置茶壶中当茶叶冲水饮之，旬日其大小便皆较勤，遂不敢饮。后与愚卖见面，为述其事，且问甘草原有补性，何以通利二便？答曰：甘草熟用能补，生用则通，以之置茶壶中虽冲以开水，其性未熟，仍与生用相近，故能通也。"这个医案说明生甘草能通小便也能通大便。

甘草跟某一些药物如大戟、芫花、海藻等一起使用会有不良反应，中医称为"十八反"，要严格遵循配伍禁忌。长期大量服用甘草可能会引起浮肿或高血压。平衡才健康，只要是药都不能简单地长期使用。

52. 桑白皮

本节以桑白皮为例，讲解五色中“白”体现出来的药效。

《素问·五脏生成》：“白当肺、辛，赤当心、苦，青当肝、酸，黄当脾、甘，黑当肾、咸。”白色关联金，主收敛、肃降，《内经》提到“肺色白”这三个字，是表示因肺气虚或者肺病出现的没有血色、惨白的脸色。

中医的四诊——望、闻、问、切，首先望到的是脸色、身材等外表特征。五色应五脏，只是说明他们存在某种关联，并非心有问题就吃红色的东西，肺有问题就吃白色的东西。民间有吃白萝卜治咳嗽的食疗法。如果是简单的肺热型咳嗽，白萝卜确实有一定的作用；但如果肺虚寒吐白稀痰的咳嗽，白萝卜将加重肺寒进而咳嗽或更严重。药无对错，错的是使用的人。

“白”在药名的应用：

桑白皮解字

《伤寒》中的麻黄连翘赤小豆汤用到桑白皮。桑白皮的“白”关联肺、收敛和下降。肺主皮毛，关联皮肤。“桑”指的是桑树。甲骨文里“又”代表“右手”，所以“桑”的第一个含义是采桑叶；下面一个“木”，可以理解成几只手压着这个木，使木气不要上升。“桑”谐音“丧”，从音韵学角度看，可以把升起来的气散发掉，所以凡是带“桑”字的中药总有一些祛风的作用。从陈明的《伤寒名医验案精选》的麻黄连翘赤小豆医案来看，整个方子是有祛风作用的，比如刘渡舟教授的周身瘙痒医案，桑白皮的白、皮都在反复强调此药关联肺、金。

桑白皮(《中药学》)

性味：甘、寒。

功效：泻肺平喘，利尿消肿。

应用：

(1) 用于肺热咳喘、痰多之证。

(2) 用于浮肿、小便不利之水肿实证。从经络学上看，手太阴肺经和足太阳膀胱经别通，入肺的药也经常能入膀胱，能利尿消肿。《董氏奇穴治疗析要》在治痛症时，用别通关系取穴常有神奇的效果。桑白皮与地骨皮、甘草一起组成泻白散，用来治肺(白)里有热的喘、咳、痰之症。

桑白皮与生姜皮、陈皮、茯苓皮、大腹皮组成五皮饮，利尿消肿，可治疗身体浮肿。桑白皮还能降压(压住木气上升)，治疗高血压时可以在主方里加桑白皮以增强效果。

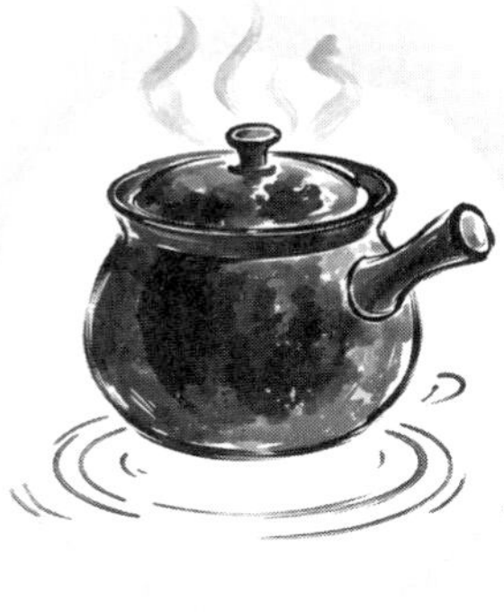

53. 栀　子

栀子解字

“栀”谐音“徵”，应心胸。“子”应下焦、二阴。徵为五音之一，应“心”。详见“22 节五音”。

栀子（《中药学》）

性味：苦、寒。

功效：泻火除烦，清热利湿，凉血解毒。

应用：

（1）用于热病心烦、郁闷、躁扰不宁。《伤寒》栀子豉汤，用于宣泄邪热、解烦，以及治疗烦热导致的失眠。

（2）用于黄疸、发热、小便短赤等证（肝胆湿热型）。黄疸表现于皮肤，心部于表，由栀子、大黄、茵陈组成的茵陈蒿汤可清热、利湿、退黄。

（3）用于血热妄行的吐血、衄血、尿血等。《内经》讲“心主身之血脉”，本品有凉血止血作用，可与茅根、生地、黄芩同用。栀子的“子”应下焦，所以热而导致的尿血问题也可以用栀子。

此外，生栀子粉用水或醋调成糊状，湿敷，对外伤性肿痛有消肿止痛作用。

用量：3～10 g。外用适量。

注意：脾虚便溏，食少者忌用。

《伤寒》中的栀子柏皮汤由栀子、黄柏组成。黄柏古时称为“黄檗”（bò），后又叫黄柏,“檗”与“柏”通假。《说文解字》:“柏,鞠也。”鞠类似现代的足球,古代踢球叫“蹴鞠”。蹴鞠用脚,所以黄柏作为祛湿热的药,作用点在腿、脚或在下焦。栀子加黄柏,能增强清热除湿的作用。“心部于表”,栀子关联皮肤,湿热型皮肤问题常可用栀子柏皮汤。“柏”字含白,应肺、皮肤。另外,方名为栀子柏皮汤而非栀子黄柏汤,也暗指该方剂关联皮肤。

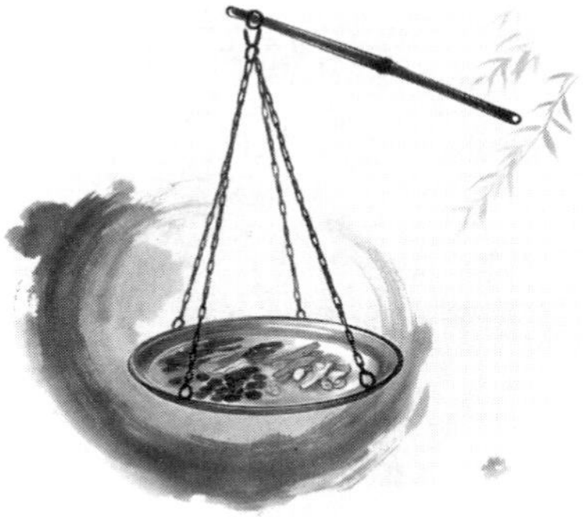

54.白芍、赤芍

白芍、赤芍都来自芍药，“芍”和“药”都与“22 节五音”篇讲解的“藥、药”两字相关。本篇以芍药为例讲解“药”字体现出来的药性。赤、白芍因为炮制方法不同，功效有所区分。

芍药解字

本药与桂枝经常配伍出现。《伤寒》第一方桂枝汤主要由桂枝和芍药组成，而配伍的生姜、大枣、甘草都是药食同源的植物。芍药的“芍”下面是“勺”字，三面包围的象。

芍药在《中药学》的定义是苦、酸的，收敛、解痉，芍药少用时能让大黄下冲的力量减缓，如《金匮》的麻仁丸。多用的时候能治疗痉挛，比如大肠因为痉挛而导致大便拉不出。痉挛就是绷住、扭住的状态，不能动而且痛，这时候用大量的芍药解痉，能重新让大肠动起来，于是疼痛消失或便秘缓解。《伤寒》中的芍药甘草汤，也叫“去杖汤”，治疗全身的痉挛疼痛。（痉挛可以理解成肌肉中阴液不足，酸敛的白芍可以减少肌肉阴液的流失，故能解痉）

白芍（《中药学》）

性味：苦、酸，微寒。

功效：养血敛阴，柔肝止痛，平抑肝阳。

应用：

（1）用于月经不调、经行腹痛、崩漏、自汗、盗汗。本品能养血调经，常用于妇科疾病。如调经的基本方——四物汤，由白芍配伍当归、川芎、熟地所组成。经行腹痛可加香附、延胡索；崩漏不止可加阿胶、艾炭。本品又能敛阴止汗，如配伍桂枝、甘草、生姜、大枣，即桂枝汤，可以调和营卫，治外感风寒、表虚自汗而恶风。

（2）用于肝气不和导致，胁肋脘腹疼痛，或四肢拘挛作痛。本品能养血柔肝，缓急止痛。如逍遥散以本品配伍当归、白术、柴胡等，治血虚肝郁，胁肋疼痛；芍药甘草汤以本品与甘草同用，治肝脾失和、脘腹挛急作痛和血虚引起的四肢拘挛作痛；痛泻要方以本品配伍防风、白术、陈皮，治腹痛泄泻；芍药汤以本品配伍木香、槟榔、黄连等治下痢腹痛。

（3）用于肝阳上亢，头痛、眩晕之症。本品能平抑肝阳。多配伍生地、牛膝、代赭石等，治肝阳上亢引起的头痛、眩晕，如建瓴汤。

《伤寒》21条："太阳病，下之后，脉促，胸满者，桂枝去芍药汤主之。"这一条的通常解读是，在有胸满的时候不能使用芍药。一些知名经方老师也是这么强调：张仲景见胸满就去芍药。给很多学生留下深刻的印象。甚至有些学生会问，是不是上焦疾病都不适合用芍药。实际上该条文是有边界条件的，原意是得了感冒，有表证，又吃了泻药，经历了比较严重的拉肚子后，脉跳得很快并且有不规律的歇止，同时患者觉得胸满胸闷。这种情况上焦的阳气都被卸掉了，胸满不用芍药可以理解为：①阳气虚了，这时用桂枝补阳，不需要芍药补阴。②胸满的状态要散，不适合芍药酸收、包裹的象，所以去芍药。由此可以推断出，并不是所有的胸闷都不能使用芍药。

一个典型的反例就是，四逆散经常用于解决四肢厥逆，胸口有热郁导致的胸闷、胸满。药方含枳实、芍药、柴胡、甘草；枳实泄胸中闷胀，芍药起反佐作用，防止消除气郁的作用太强烈而导致的心悸。另外大柴胡汤里也有白芍，目的是为了防止枳实和大黄泻的作用太强烈而导致的心悸或者过分滑肠的不良反应。

赤芍解字

“赤”代表红色，心色红，心主血脉，所以可以通血脉逐瘀。赤芍跟白芍最大的区别是能祛瘀。

赤芍(《中药学》)

性味：苦，微寒。

功效：清热凉血，祛瘀止痛。

应用：

(1) 用于温热病热在血分，身热、发斑疹，及血热所致吐血、衄血等症。本品能清血分郁热。常与丹皮同用，或配伍犀角、生地等品，如犀角地黄汤。

(2) 用于血滞经闭、痛经及跌打损伤瘀滞肿痛诸证。本品能祛瘀行滞并缓解疼痛。活血通经可与当归、丹皮、川芎等配伍，如滋血汤。

(3) 用于痈肿、目赤肿痛等证。本品凉血、祛瘀而散肿消痈，并能止痛、泻肝火。治痈肿疔毒，可配伍金银花、黄连、重楼等，如夺命丹；治肝热目赤，常与菊花、木贼、夏枯草等配伍运用。

注意：芍药反藜芦。

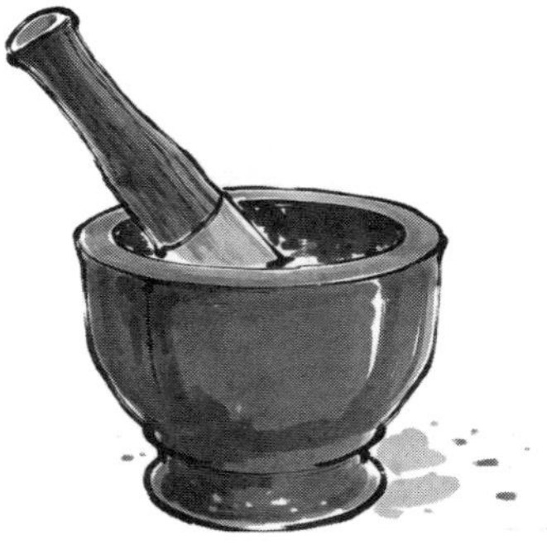

55. 乾——千年健

《周易·系辞传》云："古者包牺氏之王天下也，仰则观象于天，俯则观法于地，观鸟兽之文，与地之宜，近取诸身，远取诸物，于是始作八卦，以通神明之德，以类万物之情。"所以八卦来自生活又反过来影响着生活。清华大学的校训："自强不息，厚德载物"，就取自《易经》的乾卦和坤卦的内容："天行健，君子以自强不息""地势坤，君子以厚德载物"。

中医与八卦的关系，乾对应头部、呼吸器官、大肠；坤对应脾、腹部、肉。

乾卦代表天，三个阳爻，最亮。"健"右边的"建"是指用墙围绕起来的中庭里举行仪式、查地势看风水，原意是测量、规划城邑。"建"包含的"聿"，代表用手抓着笔或圆规写写画画。而"健"字加了单立人，表示有卫兵站岗把场地保护起来，使其不受外部干扰，卫兵往往是高大强健的。在现代医学里，连接结合骨骼和肌肉的组织叫筋腱。

了解了"健"字，再看看"天行健"。天体在运行的时候，如地球围着太阳转，似乎受到了谁的保护，让地球存在于某个半径范围内，生生不息。所以称作"天行健，君子以自强不息"。"强"字的本意是弓、有力，即拉出的弓很有力道，如"强弩之末"里的"强弩"是有力道的弓弩。弓的曲直象在中药里关联肝脏。

乾卦属金，对应人的头部，五脏当中最高的是心、肺，肺脏属金，与大肠互为表里，大肠也属金，同性相求，乾应肺与大肠。有一个现象，患有阿尔茨海默病的人常常是先有长期的便秘，是乾关联头和大肠的一种表达。正常人应该每天都有大便，长期便秘，会成为阿尔茨海默病的高危人群。另外，支撑头、"连接天地"的脊柱也属于乾卦，所以脊柱要阳气十足，不能受凉。

记住乾对应的脏腑器官，对学习《伤寒》《金匮》非常有益，很多方子的复杂用途，从卦象看是有关联的，易懂易记。

中药千年健，看名字就是“千年长久的健康”。其味辛性温无毒，主治下肢拘挛麻木（不能跳高、跳远）。药名如其药效，患者不能正常行动，可用千年健治疗。

关于乾卦，要补充一个观点：乾为阳。普遍认知阳的东西是热的，阴是冷的，事实未必如此。乾可以代表太阳但温度不一定高，因为离人太远，并不比身边的火更热。太阳光往下照，下行的运动对应金的肃降收敛。“头应乾”代表着：第一，头不能太冷，太冷容易生病。第二，不能头脑发热，发热也是一种病态。在身体当中“心”的温度是最高的，而不是肺、头等。

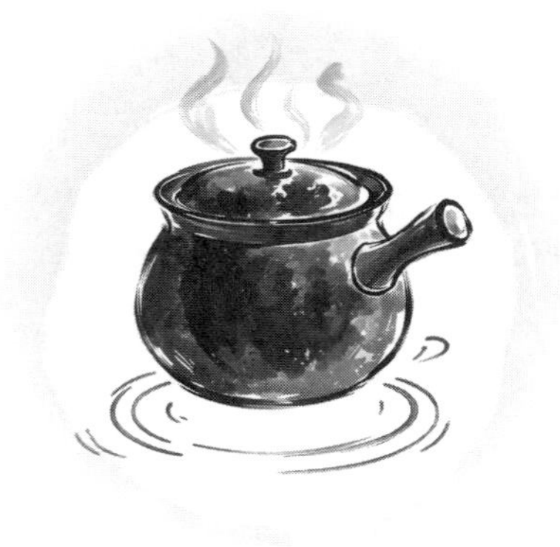

56.坤——厚朴

八卦中的坤卦代表土、大地。坤卦的卦词为:“地势坤,君子以厚德载物”。坤土像大地,能藏金矿,也能接受污秽,撒一粒种子就能发芽,这是真正的坤德——厚德载物。

土和地不同,土的象是不动,地的象是动。五行的土、地同应八卦的坤象。八卦的艮卦,代表山,也属土,取坤里的土堆之象,强调的是停止、凸起的含义。中药白芷,“白”代表肺,肺开窍于鼻,“芷”取了“艮卦”的停止之意,应鼻子的凸起之象,所以白芷能用于治疗鼻子的问题。

坤土在身体里代表消化系统,代表着包容吸纳。人体的消化系统应的坤象,包括口、胃、小肠到大肠,整个腹部。只包容不反抗,为阴中之阴,即为至阴(三个爻都是阴爻)。成语“皇天后土”,旧时认为天地总能主持公道、主宰万物,“后”跟“厚”同音,所以古汉语里“厚”跟土经常联系在一起,变成一种文化习惯。

厚朴解字

“厚”关联土代表腹部,“朴”音“魄”,关联肺金。《内经》认为肺主魄,属金,主下降收敛。人吃喝的所有东西都要下降才能健康。因声求义,“朴”也关联下降收敛功能。厚朴的功能就是让腹部的胀气降下去。厚朴花——厚朴树上没有开放的花蕾,味辛、苦、温,《中药大辞典》说:“厚朴花理气化湿,治胸膈胀闷”。性味跟厚朴相似,只是力道较弱。且花开在上边,治中焦腹部臌胀时用厚朴,治上焦臌胀时可用厚朴花。

厚朴(《中药学》)

性味：苦、辛，温。

功效：行气，燥湿，消积，平喘。

应用：

(1) 用于湿阻、食积、气滞而致脾胃不和，脘腹胀满。厚朴苦燥辛散，温能祛寒，长于行气、燥湿、消积。以治实胀为主。《斗门方》治心腹胀满，单用姜汁制厚朴为末，陈米饮送服。复方应用，可随证配伍有关药物：若湿阻中焦，可配苍术、陈皮，如平胃散；若积滞便秘，可配大黄、枳实，如大、小承气汤；至于虚寒胀满，应在人参、甘草、生姜等益气、温中方药中，佐以厚朴。

(2) 用于咳嗽气喘痰多者。厚朴能下肺气、消痰涎而平咳喘。如《伤寒论》对桂枝汤证而现喘息者，于桂枝汤中加厚朴、杏仁。

用量：3～10 g。

解读：腹胀最主要的原因是气滞，气滞的原因可能是湿阻(脾怕湿)或食积，厚朴可以行气、燥湿、消积从而解除腹胀。同时，土生金，中焦脾胃不好，肺肃降就不好。厚朴解了中焦的湿阻，肺也能得到舒缓。

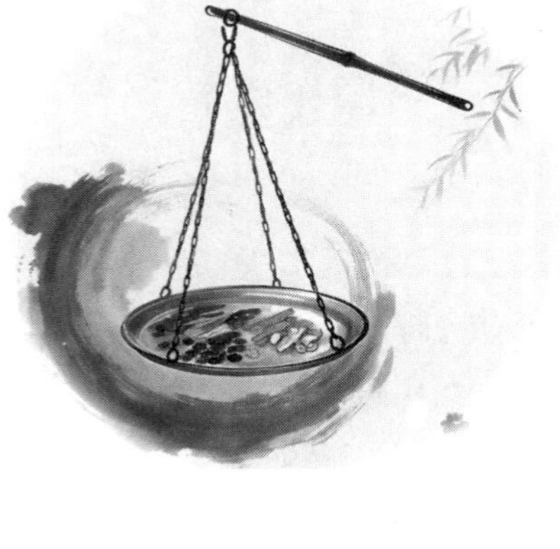

57.震、巽——风引汤

震卦，“震仰盂”，☳，下面一个阳爻，上面两个阴爻。震卦上面的两个阴爻代表着有形的土地，下面的阳爻代表强烈的运动，这是地震的象；或者上面两个阴爻代表有形的乌云，下面一个阳爻代表着强烈的运动，这是雷鸣和闪电的象。所以震代表雷、震动、闪电，关联五脏中肝发怒的象。

在中医学中，肝为木，主升发，是春天种子发芽从土里上升、钻出来的象。种子发芽的时候不是一个点而是一片一片的，具有从里向外或向各个方向同时扩展之象。以此来理解肝的象：其在体内各处的流动是不间断的、是同时往上升发。如果升发不顺利，比如过度的忍耐会形成肝郁，易导致食欲差、拉肚子等肝木克脾土的症状。如果升发之气太旺，比如过量的饮酒会导致脾气大、胆子大，控制不了自己的行为或情绪。春天升温，肝气旺的人往往更容易发怒。成语“雷霆震怒”，正是体现了震卦和肝的关系。年纪大的人震怒以后可能会晕厥甚至中风，或者失眠、抑郁、焦虑。所以大怒伤肝，不要妄动肝气。

一根弦水平往复振动，如果垂直吊一块石头，振动会停止。中医通过观察这一现象，提出“重镇安神”的观点，即用金石质重的药物治疗震颤、心中不安等症状。用石头药既可以将不安的神（极端形式可能是精神病）稳定住，也能让不断震颤的四肢安静。

巽卦，“巽下断”，☴。下面一个阴爻，上面两个阳爻。下边的阴爻可代表有形的土地，上面两个阳爻可代表运动的风，是动象。中医认为风证关联不能控制的动，或要动不能动。厥阴风木关联肝，肝胆互为表里；震关联肝，属阴；巽关联胆，属阳。震巽两卦的卦象对应身体异常的动象，相互纠缠，如果是热证则有机会用《金匮》的风引汤来治疗。

风引汤

风，大风；引，抽引、抽筋、拘挛。本方对应的症状是“风”在身体里导致身体不停地抽动、拘挛等的症状。方剂中除了桂枝、大黄、甘草、干姜，其他都是矿石类药：龙骨、牡蛎、寒水石、滑石、赤石脂、白石脂、紫石英、石膏。用于治疗“热瘫痫”，即有热象的抽搐甚至中风，如口舌不利、手脚痉挛，小儿舞蹈症，精神不安等，现代医学的高血压及其伴随的头疼、头晕、癫痫、帕金森病、中风甚至心脏不舒服，只要身体里热象重且有不安的动象都可考虑使用。

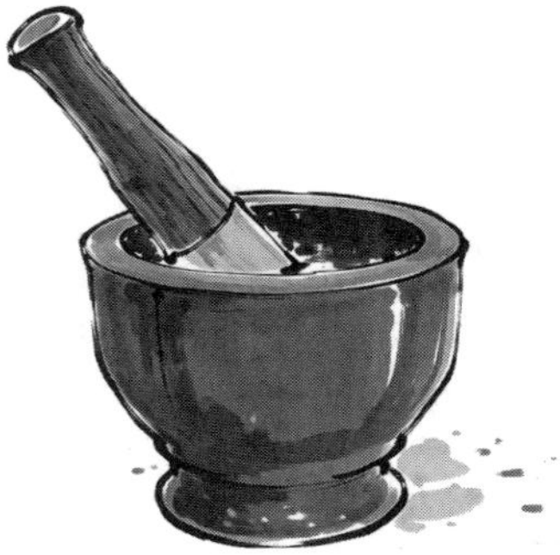

58. 艮、中央——蒲公英、紫石英

艮卦，“艮覆碗”，☶。下面两个阴爻，上面一个阳爻。碗倒扣在地上像个小山包，所以艮代表山，山是静止的，艮卦代表不动的象。艮卦为阳土，属胃；坤卦为阴土，属脾。从象上看，当人站在山顶上时与吃饱饭的象是一样的，站在山顶人要往下走，吃饱饭后食物要往下降。如果食饮不能往下降，就可能发生腹胀、恶心。如果食饮化热再往上走入肺，就可能咳嗽、喘；入心可能出现谵语、弃衣而走、登高而歌等精神症状。中医的治法就是将胃气往下降，《伤寒》中的大承气汤，由大黄、厚朴、枳实、芒硝组成，治的就是胃气不降导致的症状。

艮字加木字边为“根”，中药里带“根”字的药往往关联停止之象。比如葛根，不管是腹泻脱肛用的葛根芩连汤，还是感冒加腹泻用的葛根汤，都有需要止的象，方剂里的葛根为君药。

“中央”与艮、山关联。“中”是 center（中心点）。“央”甲骨文，上半部分代表人头上的一片天空，所以“央”不仅代表中心，还代表中心的高点。

另外，阴阳是相对的。上为阳下为阴，艮为阳坤为阴。大为阳小为阴，坤包含着艮，脾的功能包含着胃的功能。

蒲公英解字

蒲：与水有关。东西走向的水流叫作“塘”，比如钱塘江；南北走向的水流叫作“浦”，比如黄浦江。如果把一个人放在钟表圆盘里边，上南下北，中间是浦江，可以沟通上下南北。所以浦的作用点是从胸口到下焦。另外浦江通南北也隐含着通三焦、降浊。

乳房有病，在胸口，所以用蒲公英沟通南北，让浊物从大小便排出去。中药里带“蒲”字的药比较多，常用的还有石菖蒲，“石”，《金匮》云：“石水，其脉自沉，外证腹满不喘”，所以石关联水，关联下焦。“昌”代表“对着太阳说美好的话”，关联声音。太阳在上边，应人体头部，所以耳鸣可加石菖蒲。“蒲”能沟通南北，可以让导致耳鸣的邪气从大小便排出去，也可以让能量上升到头面、耳朵，有安神的效果。

公：公母经常用来区分性别，所以关联生殖器、下焦。“蒲”和“公”结合可以表示让东西从上到下排出去的象。生殖器关联肝经，“英”应乳房与肝经相关，肝的功能总是关联解毒。蒲公英能解湿热毒。

英：“央”加“艹”为“英”。带“英”字的药就可以关联身体里的最高点。可以想象人仰卧，如山包一样凸起是人的乳房，乳头是最高点。蒲公英可用来治疗乳痈（急性乳腺炎，如产后奶水不通、乳房坚硬疼痛等），可以煮水喝，也可以把新鲜的蒲公英打碎敷在患处。

蒲公英（《中药学》）

性味：苦、甘、寒。

功效：清热解毒、利湿。

应用：

（1）用于热毒、痈肿疮疡及内痈等证。痈指的是气血被邪毒壅聚而发生的化脓性疾病。表现的是如山包一样凸起的象。最常见的是乳痈。如果是痈肿疔毒，可以配伍金银花、野菊花、紫花地丁、紫背天葵子组成五味消毒饮一起治疗。如果是肺痈，可以配伍芦根、鱼腥草、冬瓜仁等。肺痈的表现是咳嗽、吐黄脓痰、胸痛等。如果咽喉肿痛可以配伍板蓝根、桔梗等治疗。中成药蒲地蓝消炎片是由这些药组成的，使用的时候要注意辨寒热。

（2）用于湿热黄疸及小便淋沥涩痛。使用时配伍茵陈、白茅根等。

紫石英解字

“紫”应胸口，“石”应肾，“英”有凸起之象，味甘性温。它能治疗胸口气鼓起来之状，如胸闷喘咳；也可治疗胸口气郁沉不下去，如心气浮躁易怒。

惊悸、怔忡，也可用紫石英。惊悸的表现是容易惊吓，易做噩梦，因害怕不敢睡觉；怔忡的表现是心脏剧烈跳动，像小兔子乱撞的感觉。这时可在主方中加入紫石英以安神、助眠。紫石英性温，子宫常年虚寒、不易怀孕的患者可以用暖宫的方子加紫石英治疗。笔者曾经读到一则医案，记载一妇人结婚十年未有孩子，医生开了艾附暖宫丸加紫石英，吃了三个月就怀孕了。

紫石英（《本经》）

味甘，温。主心腹咳逆，邪气，补不足，女子风寒在子宫，绝孕十年无子。久服温中，轻身延年。

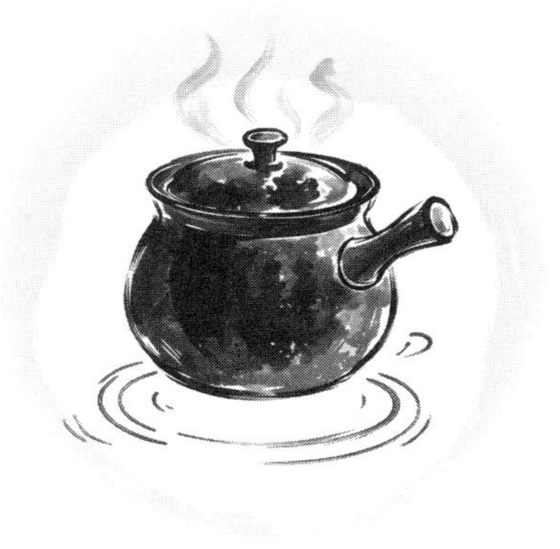

59. 离坎、坎卦——紫草、紫菀、益智仁

离卦象眼睛，☲，上下两爻为阳爻，中间为阴爻，中虚之象。上下代表眼皮，中间代表眼白和眼珠。离卦在八卦里代表火，火性上炎，处于钟表圆盘12点的位置。将离卦转90°，中间的阴爻，表示有形的物质，像蜡烛燃烧的芯；旁边的两个阳爻代表着气态、流动、无形、透明的火。离卦关联心、眼、红色、紫色。八卦（后天）关联的颜色和位置跟同位置五行关联的颜色相呼应。钟表圆盘12点的位置是离和火，应红、紫；6点的位置是坎和水，应黑；右边15点的位置是兑和肺，应白；左边9点的位置是震和肝，应绿、碧。

离卦应眼睛和心，在中医治疗上，治疗心的穴位和药，常常也能治疗眼的问题，所谓的心眼相应，眼睛是心灵的窗户。例如，足少阳胆经在小腿的外侧有一个穴位叫光明穴，能治疗心烦也能治疗眼睛不适，暗合“心明眼亮”。足少阳胆经和手少阴心经是别通关系，胆经的问题可以用心经上的穴位治疗，而心经的问题也可以用胆经的穴位治疗，两者互通。

再如《伤寒》中的炙甘草汤，治疗脉结代。脉结代多是因为心血不足导致，炙甘草汤补心血而消除脉结代，同样气血虚容易引起眼睛干涩等问题，也可以用炙甘草汤治疗，这些是治疗疾病的底层逻辑。《伤寒名医验案精选》收集了相关案例。

中药跟离卦颜色“紫”相关的有：紫草、紫菀。

紫草解字

紫关联离卦，关联心，心主血，紫草能活血凉血。《素问·刺禁论》云：“心部

于表”,“部”是领导的意思,即心能领导体表。具体来讲,心藏神,而皮肤也是神气游行出入的地方,比如用火烫一下、用冰冰一下或用针扎一下,人会本能地躲开,而且反应非常快。《内经》认为这是由心神控制的,所以叫“心部于表”,心管理表以让人能实现自我保护。紫草应心,又是凉药,能治疗皮肤因为热证而导致的紫癜、紫斑。另外“草”关联肝经生殖器,所以这个药可以泻肝火,治疗肝经有热导致的湿疹和阴痒。《本经》载紫草可“通水道。”水道关联小便,与“草”相合。

茜草与紫草功能类似。“茜”与“欠”谐音,表示该来的东西没来或者少了,如闭经;《内经》四乌鲗骨一藘茹丸,由海螵蛸(乌鲗骨)和茜草(藘茹)组成,用于治疗闭经。草关联肝,肝藏血,所以茜草也可以治疗各种出血证。中药讲究平衡,常常有双向作用。

紫草(《中药学》)

性味:甘、寒。

功效:凉血活血,解毒透疹。

应用:

(1)用于麻疹、温热病发斑疹,因热毒盛而致斑疹不畅或色紫黯等症。

(2)用于疮疡、湿疹、阴痒及烫伤、火伤等症。

紫菀解字

紫应心胸。菀在《内经》有“去宛陈莝”的说法,代表郁积,可以理解成胸闷、咳嗽、喘咳,不管郁的是痰还是气,都可以用紫菀。《本经》紫菀:“主咳逆上气,胸中寒热结气”。紫菀和款冬经常作为药对出现,治疗咳嗽。款:叩门,有声音,应咳嗽声,冬代表寒冷,所以款冬治疗寒咳。《金匮》射干麻黄汤里有紫菀、款冬,治疗“咳而上气,喉中水鸡声”。患者是因寒导致的咳嗽或者哮喘,喉咙发出水鸡(青蛙)叫的声音(应“款”),这个声音是痰堵在胸口阻碍气道而成的,应紫菀、款冬的字义。

笔者曾经用射干麻黄汤治疗过一个多年的高血压患者。患者当时感冒,自称西医检查为“心脏感冒”，表现为心律不齐，咳嗽痰多。给予三副药后，咳嗽痊愈，血压正常。自述当年得高血压也是一场感冒咳嗽引起，之后不吃降压药就头晕无力，没想到这次顺便治好了高血压。

紫菀(《中药学》)

性味：苦、甘，微温。

功效：化痰止咳。

应用：用于咳嗽气逆，咯痰不爽以及肺虚久咳，痰中带血等多种类型的咳嗽。

坎卦，坎中满，☵，上下是阴爻，中间是阳爻。坎卦在钟表圆盘的下方子处，代表水，应肾。把坎卦卦象转 90°是甲骨文的“水”字， 中间的阳爻代表流动的水，边上的阴爻代表有形的堤岸。特别注意，坎位在子午流注时辰里关联的是肝胆经，但在月份里应 12 月(腊月)关联肾。

益智仁解字

“益”字的上面是一个变形的“坎卦”，代表水；“皿”代表器皿。 意思是器皿中的水满了，溢出来。现代这个含义的字加了三点水旁——溢。因为药性辛温，它可以入中焦温脾阳，脾寒会导致口涎唾液多，一直流口水就像器皿满了水一直溢出来的样子。“智”应肾，所以患者也可能呈现的是遗尿的症状，益智仁用盐炮制(咸入肾)可以入下焦，能固精缩尿止泻。足少阴肾经和手少阴心经是同名经，入肾的药也能入心，益智仁能益气安神。

益智仁(《中药学》)

性味：辛、温。

功效：温脾开胃摄唾，暖肾固精缩尿。

应用：

(1) 用于脾肾受寒，腹痛吐泻。本品能温脾散寒。多配伍党参、白术、干姜等同用，以增强疗效。(吐泻应水溢出象)

(2) 用于中气虚寒，食少多唾(或涎)。本品既能温脾散寒，又能开胃摄唾，可配伍党参、白术、陈皮等补脾健胃药同用。

(3) 用于肾气虚寒，遗精、遗尿、尿有余沥、夜尿增多。本品有暖肾助阳、固精、缩尿的功效。常与山药、乌药同用，即缩泉丸。

缩泉丸，由乌药、山药、益智仁(盐炒)组成。“药”有约束的意思；“山”有“止”的象；乌，意黑应肾。从药名可以解读出此方为固涩剂，主要功能是补肾缩尿，治疗肾虚所致的小便频数、夜间遗尿，临床常用。

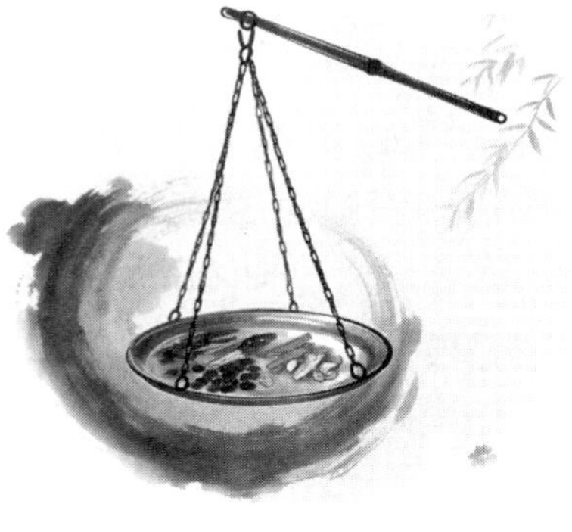

60. 兑——蝉蜕、泽漆、泽兰、泽泻

兑卦属金，主肃杀敛降，与肺、大肠属性相同。“兑上缺”，☱，在八卦里代表沼泽，也叫泽卦。其代表的象是能量向下，聚在水平面以下。阴爻可以理解成是一个水平面，水平面以下可以有水、植物、泥土等。“兑”可以衍生出一些文字，如加“讠”是“说”，而说话得有口、有气，肺主气，所以兑卦关联肺、口、气。肺气不足会“悲”，肺气足了才能“悦”，兑加“忄”是“悦”。这些关联在中药功效里得以展现。

蝉蜕解字

蝉字里的“单”也读 chán，汉代匈奴的首领叫单于，所以“单”也代表头领，关联头面。本药是“金蝉脱壳”的“壳”，也叫蝉衣。这种昆虫有个特点，其蝉衣是外骨骼，是透明的。蝉衣和目翳有相似之处，治白内障经常要用蝉蜕。兑关联肺，肺关联表证，主皮毛。

蝉蜕(《中药学》)

性味：甘、寒

功效：疏风热，透疹，明目退翳，息风止痉(肺属金，金克木)。

应用：

(1) 用于外感风热及温病初期，发热、头痛等证。本品能凉散风热，清利头目，常与菊花配伍；又对于风热郁肺，发热、咽痛、声音嘶哑之证有疏散风热，开

宣肺气之效，常与胖大海或牛蒡子、桔梗等配伍。（表对应衣服、蝉衣）

（2）用于麻疹初期，疹出不畅。可借本品宣散作用助其透发，常与葛根、牛蒡子等同用；对风疹及风热证皮肤瘙痒，亦能疏风止痒，可配伍白蒺藜、荆芥等药。（兑关联肺，肺主皮肤）

（3）用于肝经风热，目赤、目翳、多泪等证。常与菊花、木贼等配伍，如蝉花散。（金克木，肝属木，开窍于目。）

（4）用于肝经风热、小儿惊哭夜啼（蝉白天叫，晚上安静）及破伤风证。

用量：3～10 g，煎服或作丸散。

总结：蝉蜕可祛风，止痒，治疗小儿夜晚哭闹，肝经有热的目赤、目翳，破伤风。关联头面、口、舌、肺。

泽漆解字

兑卦也叫泽卦，泽漆、泽兰、泽泻与此相关。

“泽”为沼泽，有水有土。沼泽代表土里边有太多的水。脾土主一身之肉，肉里边的水含量多了，湿气就大或者浮肿。要把水、湿去掉，人才舒服。

天然漆也叫生漆，它是割伤漆树树皮自行流出的树脂，本身是半透明的红棕色，但稍一涂厚就接近黑色，黑色关联肾。所以漆关联肾和水。古代经常用“漆”来代表黑色，如形容很黑叫“漆黑”；成语“如胶似漆”有两个含义，两者有黏性，都是黑色的。另外，“漆”字右边是木＋八＋水，代表一棵树在树皮划两刀，刀口的下边有水流出。所以漆关联利水；有皮关联肺，有木关联升气，一起表意止咳化痰；有刀，关联破、散结。

泽漆（《中药学》）

性味：辛、苦，微寒；有毒

功效：利水消肿，化痰止咳、散结。

应用：

（1）用于大腹水肿、四肢面目浮肿。泽漆有较强的利水消肿作用。单用即有效，如《圣惠方》治水气肿满，即以本品熬膏，温酒送服。复方应用，可与白术、泽泻等健脾和胃药物配伍。

(2) 用于肺热咳嗽及痰饮喘咳。本品有化痰止咳平喘之效。《金匮》中的泽漆汤以本品与半夏、紫菀、桂枝、人参等同用，虽然条文只有两个字："脉沉"，但可以推测患者有浮肿、咳黄痰、虚证。身体里水比较多的人往往脉是沉的，《金匮》"石水"形容的就是水多脉沉的格局。把肺里的水排掉，气理顺了，咳嗽自然就好了。临床上泽漆汤经常用于治疗肺癌。(泽关联肺)

(3) 用于瘰疬，本品有化痰散结作用，可熬膏内服。若溃破形成瘘管者，可将药膏涂于纱布塞入疮口。(漆有黏性，对应痰饮聚集的瘰疬，瘰疬近似淋巴肿大。或者利用黏性堵住瘘管外流的现象)。

用量：5～10 g。可敷膏供内服或外用。

注意：泽漆有毒，一定要在医师指导下应用。

泽兰解字

兰：古字是"蘭"，"艹"代表草本药，"闌"是形声字，本意是门前的栅栏，引申为拦住。"門"里边的柬字由"束"加"八"构成，"束"是一束束捆扎在一起的东西(如农作物)。"八"是分别、分开的意思。所以"柬"的本意是对事物进行挑选以分别出好坏，与"拣"同音，意思也相同。"请柬"表示其活动只有被选中的人才能参加。所以"阑"就是打开门把不要的请出去，把要的留下来。如身体里有瘀血、水肿或跌打伤痛的痈肿，就要"开门"(月经或小便)将其排出去，同时好的血液要留下。妇科中，泽兰常用于闭经、经量少、经行腹痛、子宫肌瘤、产后的小便不利、身面浮肿等。

泽兰(《中药学》)

性味：苦、辛，微温。

功效：活血祛瘀，行水消肿。

应用：

（1）用于血滞经闭、经行腹痛、月经不调、腹中包块、产后瘀滞腹痛等症。泽兰辛散温通，不寒不燥，性较温和，行而不峻，舒肝气通经脉，祛瘀散结而不伤正气。治上述妇科诸证，常与当归、丹参、芍药、香附等配用。

（2）用于跌打伤痛，胸胁疼痛以及痈肿等症。治损伤疼痛血肿，可与当归、川芎、红花、桃仁等配伍；用于胸胁痛，可与丹参、郁金、白蒺藜等合用；用治疮痈肿块未消，常配当归、金银花、甘草等品同用。

（3）用于产后小便不利，身面浮肿。泽兰通利经脉之功较佳，而行水消肿之力则较弱。常与防己配伍以消水肿。

用量：10～15 g。

与“兑”相关的最常用、最重要的药是泽泻。

泽泻解字

“泽”代表沼泽，有水有土，土又关联肌肉，所以字面理解就是把身体（包括肌肉）里异常的水泄掉，也关联前阴症状。

泽泻（《中药学》）

性味：甘、淡，寒。

功效：利水渗湿，泄热。

应用：用于小便不利、水肿、泄泻、淋浊、带下、痰饮等。治泄泻及痰饮所致的眩晕，可与白术配伍，如泽泻汤。

用量：5～10 g。

“泽泻”这两字信息量满满。小便利水，容易理解。大便泄泻用泽泻，让水从小便排走，大便自然就不稀了。《伤寒》的五苓散，含泽泻，能治浊淋，即小便时有一些类似白色的黏液物流出来，方中泽泻让小便变清澈。

头晕，吐稀痰，头上像裹了湿毛巾一样不舒服。说明体内有“饮”（水停为饮），可用泽泻。《金匮》的泽泻汤，由泽泻和白术构成，重用泽泻利水，能治疗

"苦冒眩"(一直头晕)的症状。笔者曾经治过一位患者,自诉头晕、脑袋不舒服、站不住,失眠,血压高,脸浮肿。笔者问:"脑袋会不会像裹了一个湿毛巾?"患者回答:"对。"用泽泻汤三天,晕眩消失,其他不适也消失。

泽泻是块茎入药,不是根。

王辉武的《中药新用》,记录了数则有关泽泻的应用案例。

1) 中耳积液　孙佛全医案:泽泻、茯苓、菖蒲以 2∶2∶1 的比例为基本方加减,治疗中耳积液 75 例,81 只患耳中,60 只痊愈,显效的有 6 只,有效的 7 只,总有效率是 90.1%。证明非常有效。

2) 遗精　侯士林医案:泽泻 10 g 煎水治疗相火妄动遗精。相火指的是少阳相火,少阳代表着胆,肝胆为木,金克木,所以少阳相火引起的遗精可以用泽泻。治疗 14 例,全部很快痊愈。

[按语] 要注意观察,是否肾虚引起的遗精,如果肾虚引起的则不宜用泽泻治疗,因为泽泻本身是寒凉的药物,会加重肾虚。书中也提到一些患者吃了泽泻后,胃部可能出现轻度的嘈杂感,食欲减退,有肠鸣、大便变软等现象。

现代医学总结:泽泻如果超过 30 g 长期使用,会有肾损伤的可能。中医讲究的是平衡,过犹不及。要注重辨证施治,中病即止,不是一味守方。

3) 高血压　朱文玉医案:泽泻 50～100 g,配伍益母草、车前子、夏枯草、决明子、钩藤、牡丹皮等,治疗高血压病 104 例,总有效率是 98.1%。

还有报道泽泻治疗糖尿病以及降低血脂的案例。

总之取泽泻去掉土里多余的水之象,可以治疗多种疾病。

61. 附子、远志

附子解字

钟表圆盘与人体躯干图叠加，可以直观地看到，下面北、子、冬的位置是人的子处（二阴的位置）；上边南、午、夏的位置是人的心胸。

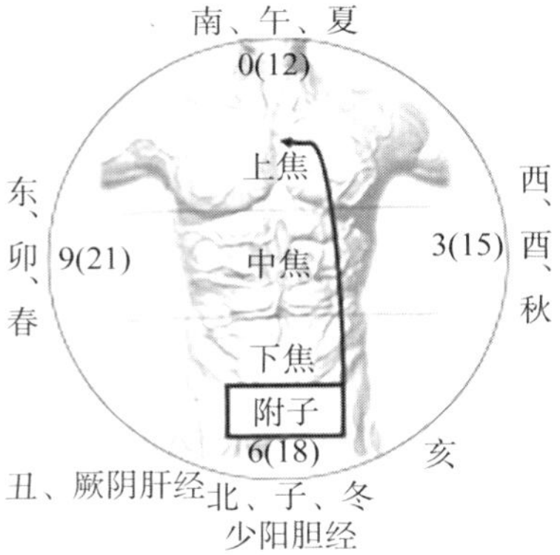

附子的“附”谐音“负”。《说文解字》中“负”的原意是抱持、凭借的意思，在中国古代进行数学计算的时候，“负”可以代表负数，“负数”并非现代概念。三国时期数学家刘徽的《九章算术注》里有句话：“今两算得失相反，要令正负以名之。”意思是一定要给数字标上正或者负才能明确计算结果，否则可能计算出相反的结果。这里明确了至少在三国时期就有“负数”这个概念了。另外当说到“负面信息”时，就表示两方面信息中相反的一面。

回到钟表圆盘，子在钟表圆盘六点处冬至的位置，它的负面（反面）是夏至、热、午、心。所以“附子”谐音成“负子”，即子处的反面。附子的作用点是正午，正午很热，附子是个大热的药。中医在起名时，有些“密码”要通过还原时代特性来揭示，进而关联中药功效。

附子（《中药学》）

性味： 辛、热。（辛代表附子在身体里可以到处散发，中医常说“辛窜”，像咬一口生姜的感觉。）

功效： 回阳救逆，补火助阳，散寒止痛。

应用：

（1）用于亡阳证。症见冷汗不止，四肢厥逆。也就是四肢冰冷，脉微弱欲绝，可能伴随泄泻不止，气若游丝。这种人体处于心阳不振格局下的极度寒象，这时可以用附子加甘草、干姜组成四逆汤，回阳救逆。附子大热，靶点是心阳。在《李可老中医急危重症疑难病经验专辑》中说到，李老一生用附子数以吨计，救回无数濒临死亡的患者，特别是有严重心力衰竭的患者。

危重患者如出现大汗淋漓，马上要气脱的状态，可以在四逆汤中加入人参，敛汗敛气、补气补津液，以增强效果。

（2）用于阳虚证。本品补火助阳，有补益作用。肾阳火不足时，可用附子补火。附子的“子”与二阴关联，所以可以治疗二阴和肾的问题。肾阳不足的表现包括：畏寒肢冷，腰酸脚软，尿频、夜尿，喝水就想小便，或者不想喝水小便少，男性可能会有阳痿，这种情况可以用《金匮》的肾气丸（包含附子）进行补火助阳。

（3）用于痹痛。《内经》说：“风寒湿三气杂至，合而为痹也。”“杂至”就是交错而来，三种邪气交错进入身体，并合在一起就叫“痹”，这句话指出了痹证的来源。痹证在身体里有多种表现，如身体疼痛、麻、浮肿，甚至会让骨骼变形等。这时候可以用附子散寒止痛，《金匮》中的甘草附子汤由附子、桂枝、白术、甘草组成，治疗风、寒、湿三邪气导致的身体骨节疼痛、不能屈伸、有物靠近会感觉疼痛加剧，以及汗出短气、怕风、喜厚衣等。

从钟表圆盘图看附子与风、寒、湿的关系。第一，子关联子处，也是子午流注的子，在每天的时间上“子时”是胆经运行的时辰，旁边的丑时是肝经运行的时间。肝胆互为表里。《内经》中提到肝与风、木关联，有“足厥阴肝经”“厥阴风木”这两个概念。胆在八卦当中为巽卦，代表风，所以子应肝胆，关联风证。第二，子处于一天或者一年中最冷的时候，附子祛寒。第三，《说文解字》："附，附娄，小土山也。"在五行里，土克水，附是小土山，土能克水，这里可以理解成赶走多余的水。所以附子能治疗风、寒、湿三者结合的痹证。《金匮》白术附子汤条文："以水三升，煮取一升，去滓，分温三服。一服觉身痹，半日许再服，三服都尽，其人如冒状，勿怪，即是术、附并走皮中，逐水气，未得除故耳。"这个条文指出附子和白术都有逐水的功能。

另外，胡希恕在其《伤寒论》的讲稿里提到；附子是很重要的能恢复功能的药。

附子如冬日暖阳。附子谐音"父子"，像伟岸的父亲，如冬日的暖阳。"杂于(茯)苓、(白)芍、(甘)草、地(黄)、泽泻中，如冬日之可爱，补虚法也"。这也符合前面提到的金匮肾气丸的格局。张锡纯说附子"冬日暖阳"的同时还说它是"夏日可畏"，所以大热之人慎用附子。

附子是一味很重要的药，同时也是一味有一定毒性的药，古人为了用好附子，同时不被其毒性所害，研究了很多炮制方法，有：水浸法、醋浸法、姜制法、盐制法。现代药理研究发现，附子毒性关联煎煮时间，煎煮时间越长毒性越小。在 2013 年《中国中药杂志》有一篇文章，叫《附子毒性研究进展》，作者为陈荣昌、孙贵波等。他们在文章中指出：生附子中有毒的成分是双酯型生物碱——乌头碱，其在水煎时极不稳定，会变成单酯型生物碱，单酯型生物碱无毒。煎煮(水开冒气泡)0.5 小时后，三种双酯型生物碱完全消失；煎煮 1 小时后，总单酯型生物碱和总生物碱均达到峰值。这个结论告诉我们，附子或者乌头(3 年生的附子)经过一定时间的煎煮就可以消除毒性。另外文章里还提到："甘草和附子配伍煎煮，甘草苷的含量会明显减少。"甘草抑制毒性的物质是甘草苷。四逆汤中乌头碱含量会随着甘草剂量的增加而减少，二者呈高度的负相关，说明甘草在四逆汤中能解附子毒，有着举足轻重的作用。只要诊断正确，不用惧怕附子的毒性而不敢使用。

虽然附子的毒性可以通过长时间煎煮解掉，但在实践应用中，还是需要特别注意。1999 年《法医学》杂志上刊登过一篇报道：一位 59 岁病患，在某一年的 6 月 13 号因为腿疼到中医院，开中药方剂三副，每副含川乌头 10 克。第二天晚上 9 点煎完药半个小时后喝药，喝药一个小时后出现口舌麻木、口吐白沫、四肢乏力、不能站立、头晕、恶心、呕吐褐色物等症状，继而口周发紧不能言语，全身阵发性抽搐，急送医院抢救。翌日凌晨两点，患者心悸，心电图显示阵发性颤动，病情急速恶化，凌晨四点多死亡。这里的川乌头就是附子，种植的年数长一点。使用附子时，煎煮的时间要足够长。所以现在医生用附子时，一般都建议患者将方剂交由医院统一煎煮。

附子有多种炮制方法。《伤寒》《金匮》里经常用到炮附子。炮附子是将河沙放在容器内，用武火加热，再加入干净的附片不断翻炒，炒至鼓起并微变色，取出，筛去砂，摊晾而成。药房里还经常提供淡附片和黑顺片。淡附片是把浸盐的附子，用清水浸漂，每日换水2～3次，至盐分漂尽。再与甘草、黑豆加水共煮至透心，切开后，口尝无麻舌时，取出，除去甘草、黑豆，切薄片，干燥而成。黑顺片是带泥的附子（生附子），洗净后浸入胆巴液中数日，然后煮沸，捞出，水漂，切成厚片，再浸入稀胆巴液中，并加入黄糖及菜油制成的调色剂，使附片染成浓茶色，用水漂洗至口尝无麻舌时，取出蒸熟，烘至半干，再晒干。从药性看，炮附子＞淡附片＞黑顺片，而毒性黑顺片＜淡附片＜炮附子。

与附子的名字解读很类似的是远志。

远志解字

《内经》讲神、魂、意、志、魄时，说肾藏志，所以志关联子处。远志就是离子处最远的地方，这个地方在钟表圆盘图的上方，作用点是心胸。心主神，远志安神。远志还有一个重要作用是解附子的毒。有意思的是，附子和远志都是关联子处跑到心，路径类似，但作用相克。

远志（《中药学》）

性味：辛、苦，微温。

功效：宁心安神，祛痰开窍，消痈肿。

应用：

（1）用于心神不安、惊悸、失眠、健忘等症。远志作用点在心胸，可以宁心安神。用于心神不安，可配伍石菖蒲。（石菖蒲的石代表肾水，关联子处，“昌”

表示对着太阳唱歌，关联喉咙上焦，“浦”是沟通南北的河流，所以石菖蒲能沟通心肾，对心肾不交的心神不安有很好的治疗作用）。用于惊悸，常与朱砂、龙齿等同用，如远志丸。用于失眠、健忘，可与人参、石菖蒲配伍，如不忘散。

（2）用于痰阻心窍所致的精神错乱、神志恍惚、惊痫等症。远志与石菖蒲、郁金、白矾等同用，可以增强祛痰开窍之力。与杏仁、桔梗、甘草等同用，可以使痰液稀释易于咳出。

（3）用于痈疽肿毒。远志能消散痈肿，用于痈疽疖毒、乳房肿痛。远志对急性乳腺炎有良效。远志还可单用为末，以酒送服或外用调敷。

用量：3～10 g，外用适量。

使用注意：有溃疡病及胃炎者慎用。

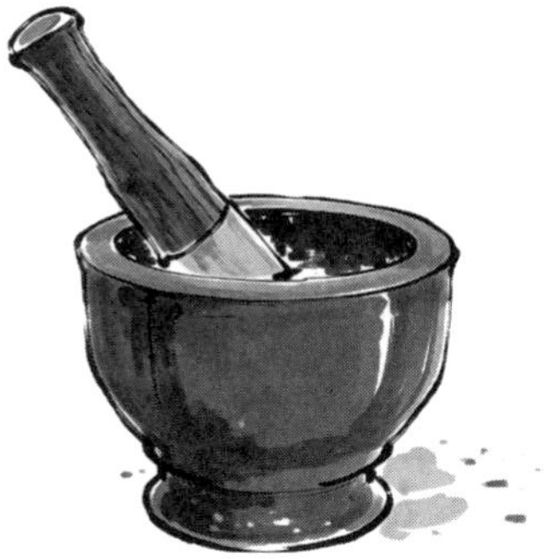

62. 附子的应用——真武汤

上节讲了附子，附子是《伤寒》《金匮》中非常重要的一味药，除了是关键时刻救命，还是止痛祛风的要药。“十八反”讲到附子与半夏、瓜蒌是反的，不能同用，其实《金匮》里的附子粳米汤就是附子和半夏同用，治疗腹中有寒气的雷鸣切痛。瓜蒌瞿麦丸是瓜蒌和附子同用，治疗苦渴、小便不利，这个方经常用来治疗肾气不足的糖尿病。

本节通过一个含附子的常用方——真武汤，来了解附子的应用及其重要性。

在古天文学有这样一个说法，当人面南背北站立时，则有前朱雀、后玄武、左青龙、右白虎，把这四个因素放到钟表圆盘图上，可以看到，上朱雀对应的是午、南，下玄武对应的是子、北，左青龙对应的是卯、东，右白虎对应的是酉、西。

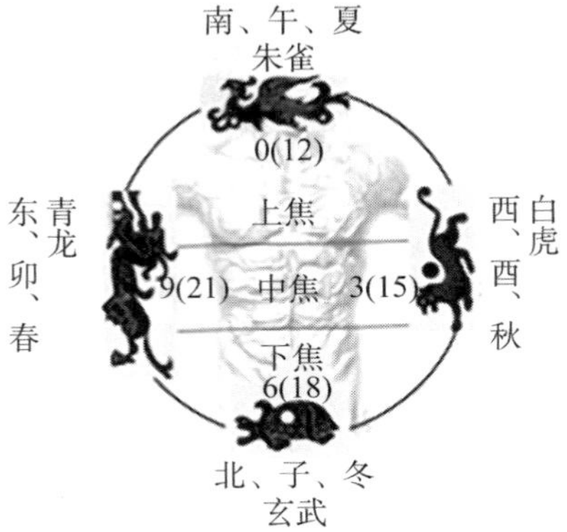

真武汤对应玄武位置，为什么没有取名玄武汤呢？《河图》中提到，北方是“天一生水，地六成之”，所以玄武与“六”是相关的。真武汤在钟表圆盘图中对应最冷的、水的地方，是一个驱寒逐水的药方。《伤寒》中出现的白虎汤处于西方金的位置,《河图》:“地四生金,天九成之”,白虎汤四味药,对应秋天的凉性。小青龙汤处于东方木的位置,“天三生木,地八成之”,小青龙汤有八味药,龙布雨,小青龙关联水气。

真武汤的组成:炮附子、生姜、茯苓、白术、芍药。附子大热驱寒、可恢复功能,生姜加热对应三焦,茯苓补脾祛湿利水,白术利水。当身体有湿、寒停滞时,需要附子、生姜加热化寒。但是仅有化寒祛湿的附子和生姜还不够,打个夸张的比方,假如身体里某个地方寒冷到这个地方的水已经变成冰了,那么只是加热,把冰化成水并不能解决问题,必须在冰化成水后排出去,才能让身体恢复。所以真武汤有茯苓、白术利水排水,有芍药止各种牵拉的痛,同时可以防止茯苓、白术利水的功效太过。真武汤关联的寒湿滞留,常表现为头晕,小便不利,四肢沉重、震颤,怕冷,腹痛等,临床上常可治疗因寒湿导致的冷酸麻痛的症状。

《伤寒》82 条:“……心下悸,头眩,身瞤动,振振欲擗地者,真武汤主之。”这里“瞤动”代表来回抖动、颤动。“振振欲擗地”代表用脚跺地,不由自主。

医案

据方义和伤寒条文,我们来看看医案,以加深理解。医案选自陈明的《伤寒名医验案精选》。

医案一:震颤

无名氏医案:郑某某,女,64 岁,六年来双下肢节律性发作震颤,久治不效。初起约半年发作一次,近来发作加剧,每半月即发作一次。颤抖时间短则数十秒,长则几分钟。就诊时患者恰好发病,身坐椅上,双腿上下震颤不已,足跟叩击地面咚咚直响,不能自制,约 1 分钟乃止。筋脉拘紧,肢体麻木,难于行步,舌胖大有齿痕。脉沉。观其所服方药,不外大小活络丸、羚角钩藤汤、地黄饮之辈。余思《伤寒》有真武汤治“振振欲擗地”之训,乃试投真武汤温阳化气、行水通络。

此案前医用祛风之方失效,患者舌胖大有齿痕、脉沉,说明体内有水,震颤的表现与《伤寒》真武汤条文描述的“振振欲擗地”符合,用真武汤,效若桴鼓。

医案二:白带

亢海荣医案：丘姓，女，42岁。素体阳虚、经常感冒，去年冬天腰酸腿困，疲乏无力，白带多，清稀无味，严重时白带会顺腿流。妇科检查：慢性盆腔炎。多方治疗无效，面色萎黄，舌质淡嫩、苔滑，脉沉缓无力。真武汤重用附片，用24 g，加炒杜仲60 g。3剂药后，白带明显减少，6剂痊愈。

此案患者是很典型的阳虚水泛之象，所以白带止不住，白带如有味道，一般是热证，此案非热证，正是真武汤对应的症状。杜仲入肾，针对腰酸腿困。《说文解字》云："棠，牡曰棠，牝曰杜；杜，甘棠也"。牝牡指代阴阳，也指代雌雄生殖器，《内经》云："肾主二阴""腰为肾之府"。杜仲补肾，关联腰酸腿困。用药后，功能恢复正常，水从小便排出体外。

医案三：肠痈

毕明义医案：邓某某，女，31岁。七年来时常小腹部疼痛，其痛隐隐不休，有时呈剧烈疼痛。近来，发作频繁，痛无休止。遇冷痛重，得温则减，面色皖白，小腹柔软。舌质正常，苔白滑，脉沉紧。病属慢性肠痈，投真武汤温阳化湿、活络通痹。3剂后，小腹痛去其大半，恶心已止，纳可。麦氏点稍有压痛，无反跳痛。守原方继服5剂而告痊愈。

此案患者为寒凝导致的腹痛，符合真武汤温阳化湿的格局。正如张锡纯所说的附子如冬日暖阳，温通经络，腹痛即止。

医案四：齿痛

杜奉志医案：钟某某，男，57岁，牙痛1月余，多方医治无效。牙齿疼痛，遇寒则甚，无红肿，呻吟，头痛，面色白，畏寒肢冷，气短，小便清长。脉沉细，舌质胖嫩，齿痕，苔白腻，为肾阳虚衰、寒湿上泛所致。拟温阳除湿，散寒止痛。予真武汤加干姜、细辛、肉桂。3剂病愈。

此案肉桂引火归原，让丹田充满热再运输到全身。细辛的"辛"字在甲骨文里的原意是用来砍头的刀。"辛"字的作用点在头部、牙齿，本案加细辛增加疗效。

医案五：水肿

吕大用医案：赵某某，女，40岁。初患病时，因头面四肢肿，恶寒发热，服西药周余，未见疗效而用中药治疗3周仍未见效，病渐加重而来就诊。刻诊：颜面苍白，舌质淡胖，苔薄白而滑润，面浮身肿，腰以下为甚，按之凹陷不起，胸闷气短，腰冷痛酸重，四肢不温，畏寒神疲，小便清白而少，口渴不欲饮，脉沉细无力。

此乃真阳衰极、土不制水所致。方用真武汤加干姜、肉桂。3剂浮肿消大半，舌体渐小，四肢微温，小便量增多，脉虽沉较前有力，此乃虚焰渐退、正气渐复之象。上方去附子、肉桂，再加干姜15 g，连服6剂而愈。

此案患者阳虚水泛之象明显，真武汤逐水，三剂见效。

上述医案都很精彩，不拘于病名，抓住了患者寒湿水邪泛滥的特征，用真武汤显效。

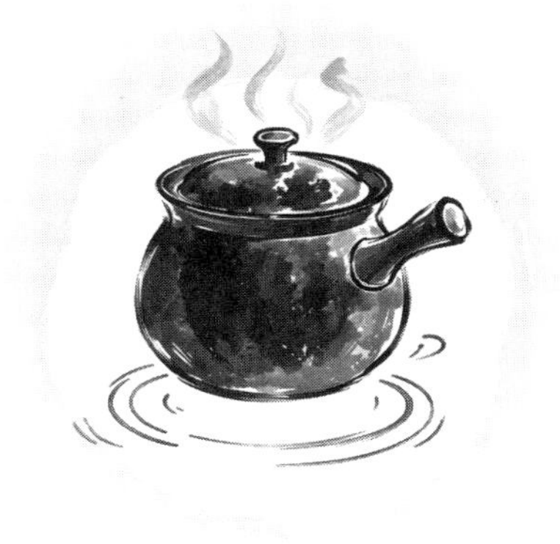

63.党参、苦参、玄参、丹参

党参解字

“党”的繁体字“黨”,下面是个“黑”字,肾色黑,所以党参应肾,滋肾水,能滋阴、生津、止渴,用于气津两伤的口渴。

党参(《中药学》)

性味:甘,平。

功效:补中益气,生津养血。

应用:

(1) 用于中气不足。本品为常用的补中益气药,适用于中气不足产生的食少便溏、四肢倦怠等症。多与白术、茯苓、炙甘草同用。

(2) 用于肺气亏虚。本品有益肺气的功效,故适用于肺气亏虚引起的气短咳喘、言语无力、声音低弱等症。可配伍黄芪、五味子等药同用,以增强疗效,如补肺汤。

(3) 用于热病伤津,气短口渴。本品能益气生津,如配伍麦冬、五味子同用,可治气津两伤之证。

(4) 用于血虚萎黄、头晕心慌。本品有补气养血的功效。当配伍熟地、当归等药同用,如八珍汤。此外,也可与解表药、泻下药同用,治体虚外感或里实正虚之证,可以扶正祛邪。

用量:10～30 g。

注意:本品对虚寒证最为适用,如若属热证,则不宜单独应用。本品反藜芦。

《伤寒》《金匮》里五味药以下的方剂占一半以上，改变一味药往往治疗的病症就完全不同。前几节讲过真武汤由五味药构成：附子、白芍、生姜、白术、茯苓，治疗的病症是身体有寒湿导致的头晕、浮肿、震颤、小便不利等症状。当把生姜换成党参，真武汤就变成了附子汤。《伤寒》第 305 条：“少阴病，身体痛，手足寒，骨节痛，脉沉者，附子汤主之。”这个条文可以看出，变了一味药，主治的方向倾向于寒痛了。从上篇对参的解读可以得知，附子汤的患者比真武汤的患者有更多的虚象，可能还会出现一些滑脱、泄露之象，需要加入参以敛气补气。

医　案

摘自《伤寒名医验案精选》。

阴挺（子宫脱垂）。

权依经医案：朱某某，女，32 岁。患者自感小腹下坠，白带多，质稀薄，无臭味，已一年余，活动后病情往往加重。伴有小腹冰凉，腰酸，疲乏无力。西医诊断为子宫脱垂Ⅲ度、宫颈柱状上皮异位Ⅱ度，舌体胖，质淡白，苔薄白，脉沉迟。辨证为脾肾阳虚。方用附子汤治疗，9 剂痊愈。

从医案的描述可以看出，患者是虚寒之象，且有白带多无法收住、子宫脱垂等滑脱之象，所以需要用含有收敛之象的党参，效果显著。

苦参解字

《说文解字》：“苦，大苦，苓也。”“苦”有两层含义，一是大苦，即苦味道；二是苓，意思是猪大便。在古代马粪叫“通”，词语“苓通”常代指贱价的东西。《内经 · 脏气法时论》云：“脾苦湿，急食苦以燥之”，说明苦能燥湿。参是敛气的，五味中的苦也代表收敛，能使软的东西变坚，性寒入心则能敛心火。所以苦参主收敛、主降、燥湿、敛心火。

苦参(《中药学》)

性味：苦、寒。

功效：清热燥湿，祛风杀虫，利尿。清热燥湿已从苦参的名字中解读出来。参在西方属金，金克木，所以能祛风。性敛降，能解湿热型的小便不利。苦参杀虫，可以这样理解(不是所有苦寒祛湿热的药都有这种功能)，虫子容易在湿热环境下生长，一旦湿热环境改变，则不利于虫子生存，以达到杀虫目的。

应用：

(1) 用于湿热所致的黄疸、泻痢、带下、阴痒等症。

(2) 用于皮肤瘙痒、脓包疮、疥癣等。心部于表，肺主皮毛，苦参降心火，让肺气下降，故解皮肤上的疥癣等问题，常外用。

(3) 用于湿热蕴结，小便不利、灼热涩痛之症。

以上三个应用场景都跟清热燥湿、祛风杀虫、利尿相关。

苦参是苦寒的药，脾胃虚寒、虚弱的人使用要当心，避免胃痛、腹泻等情况的出现。苦参与藜芦相反。

《金匮》的苦参汤由苦参单味药组成。《百合狐惑阴阳毒病脉证治第三》："蚀于下部则咽干，苦参汤洗之。"苦参 30 g，水煎取汁，熏洗下部，每日 3 次。本方主治狐惑病前阴蚀烂之证。

古人认为阴部被虫子侵蚀，会阴痒溃烂。用苦参汤洗阴部并服用苦参汤治疗，是苦参杀虫的典型应用。"蚀于阴部则咽干"，是因为足厥阴肝经绕阴器并上行通于咽喉，所以在阴部的热毒也会循经而上到达咽部，出现咽干的情形。如果女子有白带黄臭、滴虫，男子有阴囊湿疹，且诊断为湿热，都可以用苦参汤。

玄参解字

玄：古隶书玄，下端是单绞的丝(糸)，上端是丝绞上的系带(染丝时用的丝结)。染坊中工人整理横杆上挂的染丝，丝上端系带，系带的高度应喉咙、胸部等身体高处。

参：为星宿名，在西方白虎的位置，主收敛或肃降。“玄参”两个字代表将物质从喉咙一路降下去。玄参性寒，对应的是喉咙和胸口的热。另外玄跟“系结”相关，故玄参能散结消痈。比如有热积聚在喉咙部位导致的喉咙肿痛或甲状腺结节都可用玄参。

玄参(《中药学》)

性味：苦、甘、咸，寒。

功效：清热，解毒，养阴。

应用：

(1) 用于咽喉肿痛、痈肿疮毒、瘰疬痰核等证。《医学心悟》消瘰丸由玄参、牡蛎、贝母组成，是治甲状腺结节的特效方。玄参将喉咙的痰热结节往下消导，牡蛎味咸软坚散结，贝母化痰散结降浊。

(2) 用于温热病热入营分，伤阴劫液，身热、口干、舌绛等症。

(3) 用于女子乳汁淤积。玄参微寒，作用点在上焦且性微寒能去火，可治乳汁淤积之症。

(4) 滋阴。“玄”是黑的意思，且玄参色黑多汁，应肾色黑，能补肾气，所以劳瘵阴虚者可用玄参。劳瘵相当于现代医学所讲的如肺结核状的病症。《温病条辨》的增液汤由玄参、生地、麦冬组成。玄参滋阴降气；麦冬滋肺阴祛肺热，肺与大肠相表里，所以也能作用到大肠，治便秘；生地补血，且地有延展之象，生地有疏通全身之象。三者合用能使肠燥得润，既补又通，对舌干阴津亏燥之人的便秘尤为有效。

丹参解字

丹：甲骨文为  ，外壳是一个“井”字，中间一点表示从井里面挖出来的丹砂。丹砂是红色的，“丹”字应红、心。心主血脉，丹亦应血脉。“参”是降气的。丹参的象是把身体最深处的、有形的淤堵取出来并排出去，所以丹参能活血化瘀、通经止痛。

丹参(《中药学》)

性味：苦，微寒。

功效：活血祛瘀，凉血消痈，养血安神。

中成药丹参片的功效就是活血化瘀，治心绞痛、冠心病，与“丹”的解读一致。在治疗痛经、闭经、胸痹心痛时，方剂中都可以加入丹参以增强疗效。

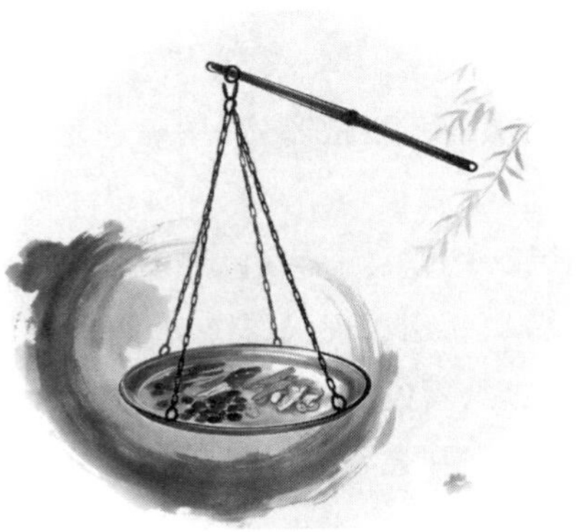

64. 西洋参、太子参、沙参、紫参

西洋参解字

洋：有三点水，水能灭火，火对应心脏。《内经》说心："其畜羊"。故羊关联心。洋的总体含义是关联心、能祛心火。"西"和"参"都应西方，能肃降、敛气补气。故西洋参敛气降火，对应阴虚火旺。

西洋参（《中药学》）

性味：苦、微甘，寒。

功效：补气养阴，清火生津。

应用：

（1）用于阴虚火旺，喘咳痰血。阴虚火旺，肺失清肃，则可出现喘咳痰血之症。多与麦冬、阿胶、知母、贝母等养阴清肺化痰药同用。

（2）用于热病气阴两伤，烦倦口渴。可配伍鲜生地、鲜石斛、麦冬等。

（3）用于津液不足，口干舌燥。本品有良好的养阴生津作用。单用水煎服即有效。此外，可治肠热便血，如《类聚要方》用本品蒸龙眼肉服，有清肠止血之效。

用量：3～6 g，另煎和服。

注意：本品性寒，能伤阳助湿，故中阳衰微，胃有寒湿者忌服。忌铁器火炒，反藜芦。

太子参解字

参，关联肺、金。胃为阳明燥金，故也关联胃。太子参，也叫孩儿参，药性温和，可以给体质娇嫩的小孩使用。太子参应对肠胃有热、阴虚口渴或者肺虚咳嗽之症。

太子参（《中药学》）

性味：甘、微苦，平。

功效：补气生津。

应用：用于脾虚食少、倦怠乏力、心悸自汗、肺虚咳嗽、津亏口渴等症。本品有近似人参的益气生津、补益脾肺的作用，但药力较弱，是补气药中的一味清补之品。常配伍其他补气生津药增加疗效，如配伍山药、扁豆、谷芽等治脾虚倦怠食少；配伍五味子、酸枣仁治多汗心悸失眠；配伍沙参、麦冬治肺虚燥咳；配伍石斛、天花粉治津亏口渴等。

用量：10～30 g。

还有一味药——阿胶，“阿”中的“可”是对着神架唱歌的样子，关联肺。治疗咳嗽伴随阴虚的症状。阿胶黏稠，可治疗阴虚。阿胶与太子参有类似功能。用猪苓汤（含阿胶）治疗阴虚咳嗽的时候，如果气虚得厉害，可加太子参。

沙参解字

沙，《说文》曰：“水中散石也。”水关联肾，石也关联肾。故沙参能滋肾水。参关联肺、金，故沙参又养阴清肺、益胃生津。比如肺燥、肺热阴虚引起的咳嗽，热病伤津导致的舌干口渴都可用沙参。

沙参(《中药学》)

性味：甘，微寒。

功效：清肺养阴，益胃生津。

应用：

(1) 用于肺热阴虚引起的燥咳或劳嗽咯血。本品能清肺热，补肺阴。如沙参麦冬汤，以本品与麦冬、玉竹、冬桑叶等同用，治燥热伤阴，干咳少痰、咽干口渴；《卫生简易方》以本品与知母、贝母、麦冬、鳖甲等同用，治阴虚劳热、咳嗽咯血。

(2) 用于热病伤津，舌干口渴、食欲不振。本品有益胃生津的功效。如益胃汤，即以本品配伍麦冬、生地、玉竹等，治上述病症；如热病伤津较重，咽干口渴、舌绛少津，常以鲜者与鲜生地、鲜石斛同用。

用量：10～15 g；鲜者 15～30 g。

注意：虚寒证忌服。反藜芦。

沙参分为北沙参和南沙参。当阴虚肺热且有便秘象时，多用北沙参，北在钟表圆盘下方，关联下焦，下焦有问题可考虑北沙参。南沙参用于燥咳有痰的病症。

紫参解字

紫：对应离卦，与心、胸口相应，应火。“参”对应西方属金，应肺、大肠，应收敛。

紫参(《中药学》)

性味：苦、凉。

功效：清热解毒，祛湿，散痈肿。

应用：用于湿热泻痢，泻脓血、里急后重等症。本品有清热除湿和解毒功效。多单用。又用于热毒痈疡，口舌生疮之症。能解毒散肿，清热消疮。内服和外用均有疗效。此外，还能利湿以消退水肿。

用量：3～12 g，煎服或入丸散。外用研敷或煎水含漱、洗疮。

《金匮》的紫参汤（紫参配甘草）："下利、肺痛，紫参汤主之。"从条文可看出两个应用靶点，肺（胸口）和大肠。

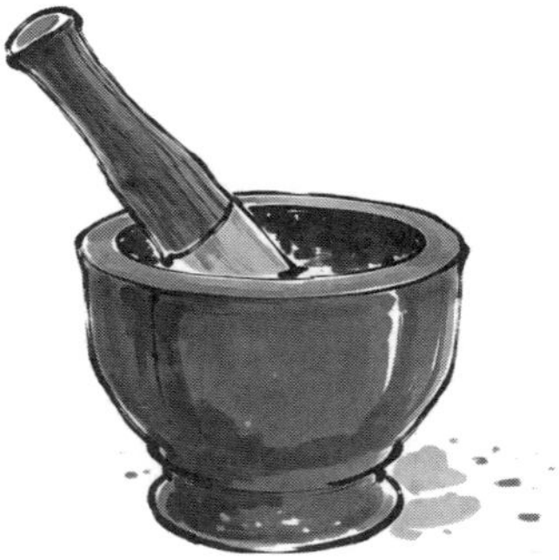

65. 瓜（栝）蒌、天花粉（瓜蒌根）、山药

二十八星宿中，西方白虎七宿包括奎、娄、胃、昴、毕、觜、参，都带有西方金的收敛、下降的特性。如五脏六腑中与胃宿同名的胃，经络中的足阳明胃经，五运六气中的阳明燥金，都带有下降（阳明）的特性。下降功能正常，人体才能正常。同样“娄”，也有下降之象。

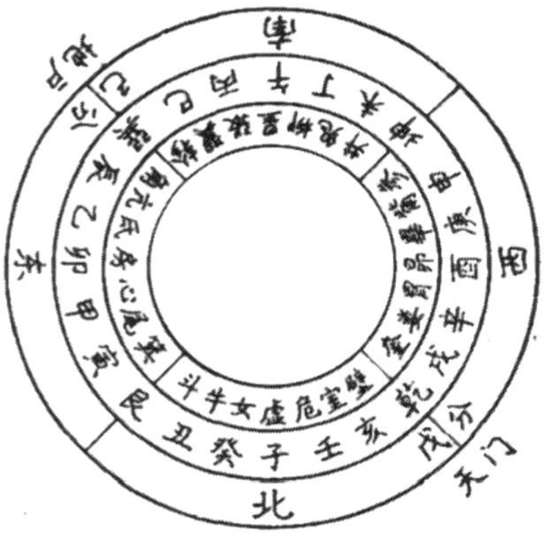

娄，繁体字为“婁”，《说文解字》：“娄，空也”。加草字头为“蒌”。蒌是盛东西的器具，用竹或荆条等编成。能盛东西（木金），不能盛南北（火水），装水要往下漏，有下降、流出之象。“娄”加病字头为“瘘”。瘘管是因外伤、脓肿在内脏与体表或脏器之间形成的管道，病灶的液体由此管流出。由此可知现代的“娄”字还是延续了古代的流出、下降的象。

瓜蒌实（栝蒌实）解字

瓜蒌，最早用的是“栝蒌”，两个字写法不同但读音一样。

栝（guā），本意为箭末扣弦处。其读音与“刮”相同，关联用力去掉物体表面的东西或榨取、搜求之意。

蒌，草字头代表植物来源，“娄”则应使中空并下降之象。

实，代表治疗实证，也是果实，本药属葫芦科。

瓜蒌实（全瓜蒌）所表述的象为“打开通道让实证下去”。

瓜蒌（《中药学》）

性味：甘，寒。

功效：瓜蒌皮清肺化痰，利气宽胸（皮关联肺）；瓜蒌仁润肺化痰，滑肠通便（仁为种子，应子处）；全瓜蒌兼具以上功效。

应用：

（1）用于肺热咳嗽、痰稠不易咯出之症。若痰热内结、咳痰黄稠、胸闷而大便不畅者，常以瓜蒌仁配黄连、半夏，如小陷胸汤。

（2）用于胸痹、结胸、胸膈痞闷或作痛等症。治胸痹不得卧，如瓜蒌薤白半夏汤。

（3）用于肠燥便秘。以瓜蒌仁或瓜蒌仁霜配火麻仁、郁李仁、枳壳等。

此外，全瓜蒌还可用于乳痈肿痛，常与蒲公英、乳香、没药合用。

用量：全瓜蒌 10～20 g；瓜蒌皮 6～12 g；瓜蒌仁 10～15 g。注意：反乌头。

医 案

曹颖甫医案：病者言胸背痛，脉之，沉而涩，尺至关上紧，虽无喘息咳吐，其为胸痹，则确然无疑。问其病因，则为寒夜伛偻制裘，裘成稍觉胸闷，久乃作痛。

予即书栝蒌薤白白酒汤授之。方用：栝蒌 15 g，薤白 9 g，高粱酒 1 小杯。2 剂而痛止。

天花粉解字

天花粉，又叫瓜蒌根。天，乾卦，通脊柱，通上下。

天花粉（《中药学》）

性味：苦、微甘，寒。

功效：清热生津，消肿排脓。

应用：

（1）用于热病热邪伤津，口干舌燥、烦渴。天花粉能清胃热，降心火，生津止渴。配伍芦根、茅根、麦冬等用于热病烦渴。

（2）用于肺热咳嗽或燥咳痰稠，以及咳血等症。

（3）用于痈肿疮疡，热毒炽盛，赤肿焮痛。

此外，用于中期妊娠引产。以天花粉针剂肌注，能使胎盘绒毛膜滋养细胞变性坏死而引起流产。试用于恶性葡萄胎及绒毛膜上皮癌，也有疗效。

用量：10～15 g，煎服或入丸散。外用研末，水或醋调敷。

注意：脾胃虚寒、大便滑泄者忌用。

山药解字

山：关联艮卦，停止。关联足阳明胃经、手阳明大肠经。

药：下边的“约”，代表收敛、由多变少的状态。本品能补脾气，益脾阴，能止泻，有积滞者忌服。

山药平和（山应艮，和坤一起构成脾土）、健脾。健脾可以实现土生金，也可以实现土克水。

山药(《中药学》)

性味：甘，平。

功效：益气养阴，补脾、肺、肾。

应用：

(1) 用于脾虚气弱，食少便溏或泄泻。常与人参、白术、茯苓等同用，如参苓白术散。(补脾，克水)

(2) 用于肺虚喘咳。适用于肺虚久咳或虚喘。可配伍党参、麦冬、五味子等药同用。(土生金)

(3) 用于肾虚遗精、尿频、妇女白带过多。配伍熟地、山萸肉同用，可治肾虚遗精，如六味地黄丸；与益智仁、乌药同用，可治肾虚尿频，如缩泉丸。妇女白带过多，配伍党参、白术、车前子等；如白带发黄而有湿热者，当加黄柏；如肾虚不固者，多配伍熟地、山萸肉、菟丝子等补肾收摄药同用。(土克水)

此外，用治消渴有效。可因补气养阴而止渴。多以本品大量(一日250 g)水煎代茶饮；也可配伍黄芪、葛根、知母、天花粉等同用，如玉液汤。(土克水)

用量：煎服 10～30 g，大量 60～250 g。研末吞服，每次 6～10 g。补阴宜生用，健脾止泻宜炒黄用。

注意：本品养阴能助湿，故湿盛中满或有积滞者忌服。

66. 麻黄、麻黄根

现代医学认为大部分感冒不用治，用化学药物减轻症状，同时多喝水，一个星期就痊愈了。而中医的麻黄、桂枝被束之高阁。但是正气弱的个体感冒后用西药治疗或者等待自愈，可能留下诸多后遗症，如鼻炎、反复感冒、肺炎等。善用麻黄、桂枝等药对症治疗，往往能取得很好的疗效，更不会有后遗症。

麻黄、桂枝的这个功能叫解表，而它们的作用远非如此。中药传统的分类中，麻黄、桂枝都属于解表药，但这种分类低估了它们的作用。

归功于《伤寒》《金匮》留下的重要药方及使用说明，以及历代大医的灵活使用医案，让我们可以探究“麻黄”药名，学习其基本使用，并能推广到多种临床病症中。

麻黄解字

麻：上面的“广”字代表房子，可以指代人的躯壳。“林”（与肺同音）是削制的麻皮。代表麻皮的“林”，和双木的“林”，在甲骨文中的写法和读音都是不一样的。

“麻”原意是在家里劈麻、剥制麻皮，与“肺”同音，音声求义，与肺、皮有关。《内经》云：“肺主皮毛”“诸气者，皆属于肺”。音、义都与肺、皮相关。

黄：①代表肉（脾肉应黄）。②指蝗虫。它的甲骨文就是蝗虫的样子。在《内经》里“虫”代表动。成语“蠢蠢欲动”，指春天时虫子要往外爬。“动”在中医里关联风。

归纳一下，“麻黄”的功效是将能量（气）从胃推到肺及全身皮肤腠理，让全身充满能量或发表解汗、宣肺平喘。《伤寒》和《金匮》中含麻黄的方子可看出麻黄的功效，一些老中医也会在方子里加入少量麻黄以推动能量。

《说文解字注》云："麻"代表牡麻。牡，关联生殖器，关联小便，同时麻黄入肺，手太阴肺经与足太阳膀胱经别通，所以麻黄有利尿、排湿邪、消肿的作用。《伤寒》的麻黄连翘赤小豆汤，《金匮》的麻杏苡甘汤，都是通过从小便排湿热以解决皮肤或者身体痛、风的问题，《金匮》的麻黄加术汤可以打开毛孔排湿邪、消肿。

麻黄入肺，肺主气，主治节。"治节"的"治"是治理和调节，"节"在《灵枢·九针十二原》里有定义，大致等同于经络里的穴位。"肺主治节"，指肺管理一身的能量，并将其带到每一个穴位。

麻黄（《中药学》）

性味：辛、微苦，温。

功效：发汗，平喘，利水。

应用：

（1）用于外感风寒，恶寒发热，头、身疼痛，鼻塞，无汗，脉浮等表实证。本品能发汗，宣肺气，开腠理，散风寒。如果感冒症状表现为怕冷，发热，头身疼痛，不出汗，脉浮，可用麻黄汤。

（2）用于风寒外来，肺气壅遏所致的喘证。如果肺气壅遏导致的咳喘，用麻黄宣降肺气，配杏仁、甘草，组成三拗汤。如果肺里有寒饮的咳喘，可以加干姜、细辛、五味子。如果有热郁于肺的咳喘，加杏仁、石膏、甘草，组成麻杏石甘汤。

（3）用于水肿而兼有表证。小便不利往往会导致脚肿或者脸肿，可用越婢汤治疗，因为手太阴肺经与足太阳膀胱经别通。全身浮肿或者是肾炎引起的浮肿，可用越婢加术汤。胡希恕把越婢加术汤称作是"治疗肾炎的第一方"。麻黄在这里起的作用主要是"动"，让能量动起来，具有利水消肿的作用，而非解表。《金匮》中的桂枝芍药知母汤治疗的是痛风（脚、手关节肿），麻黄的作用还是利水消肿。

67. 升麻、天麻、火麻仁

升麻解字

《小尔雅》云："两匊谓之升"。"匊"是两只手合拢捧水的容量，一匊大约100 ml，一升代表两匊，大约200 ml。《伤寒》《金匮》时代的书里出现的容量词"升"，基本相当于现在的200 ml。

升：甲骨文为。①上面的"曰"表示太阳，高高在上。所以升麻具有上升的作用。②升关联匊，"匊"与"菊"同部首、谐音，菊花在中药里关联去肝火、清热解毒、明目，所以"升麻"具有升发之象和清热解毒去肝火的作用。《神农本草经》言升麻解百毒。

麻："广"字是房子，代表人的躯壳，林(fèi)关联皮肤、肺，主一身之气，主治节，管理全身能量。升麻能到全身各个地方。

李东垣《脾胃论》中创立很多使用升麻的药方，通过对方、药、医案的分析，发现麻黄和升麻的功效有相近之处，都能让身体能量动起来，都关联肺及皮肤。其区别是麻黄有"黄"，动的能量比升麻大；升麻有"升"，偏重于提升能量和解毒。在《伤寒》《金匮》中升麻应用的场合不及麻黄多，但《脾胃论》发挥了升麻的应用。升麻将食饮入胃的能量提升到心肺，心肺关联皮肤，所以升麻可以解决热毒导致的皮肤问题，如水痘、湿疹等。另外阳明胃火上行的各种头疼、牙龈肿痛、口舌生疮等症，在方子里加入升麻，可以将整个方子的能量或作用靶点提升到头部。

《金匮》中的升麻鳖甲汤可治疗阳毒，症见"面赤斑，斑如锦文，咽喉痛，唾脓血"。从条文看，病症体现在皮肤问题、咽喉痛及咳唾脓血，病位在人体的头部、咽部和肺部，升麻将整个方子的作用点带到喉咙和上焦。

升麻(《中药学》)

性味：辛、甘，微寒。

功效：发表透疹，清热解毒，升阳举陷。

应用：

(1) 用于外感风热所致的头痛，以及麻疹初期，疹发不畅诸症。治疗头痛上，升麻与麻黄解表功能类似。用于麻疹初期透疹时，常与葛根汤配伍，组成升麻葛根汤。如果热毒盛，可加紫草、牛蒡子、大青叶等寒凉的药。虽然升麻和麻黄同有解表功能，但升麻的力量弱于麻黄，安全度大于麻黄。

(2) 用于热毒所致的多种病症，升麻能清热解毒。

(3) 用于中气下陷导致的短气倦乏、子宫下垂、胃下垂等。李东垣的补中益气汤是临床中提升中气最常用、最有代表性的方子，其中用了升麻。很多人听到补中益气汤，感觉只要是身体发虚了就可以吃，其实不然。方中的升麻主要是升阳举陷的功能，治疗的是由胸口气虚(中气下陷)，导致的短气倦乏。中气下陷常表现为脱肛、子宫下垂、泄泻、胃下垂、崩漏等。方中除升麻有托举之象，黄芪、柴胡也都有升举之象，所以如果不是中气下陷导致的气虚，服用了补中益气汤，就会感觉有气往上顶，或出现口腔溃疡。

天麻解字

天：关联乾卦，关联头，属金，金克木，天麻的主要作用是息风止痉、平肝潜阳。

麻：关联肺，主皮毛、一身之气。金克木，关联风证，可治疗手麻、脚麻、脸麻等。

天麻(《中药学》)

性味：甘，平。

功效：息风止痉，平肝潜阳。

应用：

（1）用于肝风内动，惊痫抽搐等症。本品功能息风止痉，为治肝风内动常用之药。“痉”是指不自觉的抽动或痉挛，由肝风内动引起，可在方子里加入天麻以增加疗效。

（2）用于肝阳上亢所致的眩晕、头痛等症。天麻常用于治疗肝阳上亢的头晕，比如伴随易怒的头晕，或容易一惊一乍、疑心过重，单用天麻打粉，一次 4～5 g，一天两次。

（3）用于风湿痹痛及肢体麻木、手足不遂等症。治疗风湿痹痛的方子中常常用到。

火麻仁解字

火：关联热，用于热邪伤阴、素体火旺的格局。

麻：关联肺，肺与膀胱别通，火麻仁能关联小便。

仁：是植物种子，“子”关联二阴。

本药又叫麻子仁。

火麻仁（《中药学》）

性味：甘，平。

功效：润肠通便。

应用：用于老人、产妇、体弱者由津枯血少所致的肠燥便秘。这类人常常阴血枯竭、津液不足、阴虚火旺，需适当补血补阴，以补足阴液降低浮火，减少脏燥便秘。

《金匮》的麻子仁丸，用于治疗小便次数多（甚至遗尿）、大便硬、便秘的“脾约”病。表现为舌质偏红，有热证，烦躁腹胀等。麻子仁丸利大便，将水液从小便转到大便，于是大便不干，小便次数减少。

临床中麻子仁丸有中成药卖，可用的机会较多，对应的病症是便秘的同时伴有小便次数多，或有火热之象的便秘。如果一个老人没有火热之象，完全是虚性的便秘，不能用麻子仁丸来治疗。

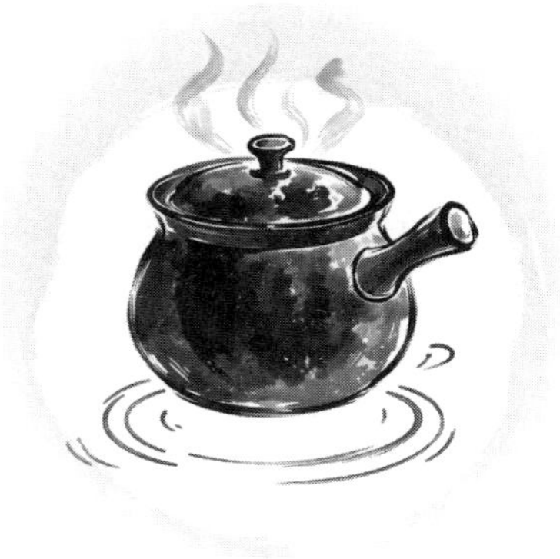

68. 苦杏仁、酸枣仁、砂仁

苦杏仁解字

苦:《说文解字》云:“苦,大苦,苓也。”“苓”的定义是猪粪,苦杏仁关联大便。

杏:《说文解字》云:“杏,果也。从木。可省声。”意思是杏是果子,上面是木,原来下面是可,后来省略为口。

先看“可”字的意思。可,从口从丂(kǎo,供神的架子),表示对着供奉神像的架子歌唱。歌唱会用到喉咙、肺气;对着神像唱歌是一种祈祷,所以歌唱可通神。总结其含义为:①歌唱要出声,关联到人生病的时候一直出声的状态——咳嗽。②丂谐音尻(kāo),指尾椎,关联子处,关联大小便。

“杏”字的上半部的木字关联肝,主升发,杏有让上行的气降下去的作用。

仁:一般指种子,关联子处及大小便。

苦杏仁(《中药学》)

性味:苦,微温,有小毒。

功效:止咳平喘,润肠通便。

应用:

(1)用于咳嗽气喘。风热咳嗽,症见咽喉肿痛,舌红、苔偏黄,有黄痰、黄涕等,可用杏仁与桑叶、菊花、连翘等配伍,组成《温病条辨》中的桑菊饮。如果咳嗽带喘可以与麻黄、甘草、石膏配伍,组成《金匮要略》中的麻杏石甘汤。杏仁配麻黄，可减少麻黄“加速心跳”的不良反应。

（2）用于肠燥便秘。与火麻仁、枳实等一起组成麻子仁丸，可润肠泻热，行气通便。

酸枣仁解字

酸：收肝气。

枣：可以利水。

仁：关联子处，通手少阴心经。

酸枣仁可以益肝血、安心神。《金匮》中酸枣仁汤，用酸枣仁这味药作为方名，说明酸枣仁在这个方子里起主导作用。酸枣仁汤除了能治疗失眠以外，还能治疗肝气横逆克脾土导致的情志问题，如梦游、幻听、精神分裂的恐惧等。

砂仁解字

砂仁常用于安胎（安胎就是救人），同时健脾祛湿。如果怀孕的人一直呕吐、腹胀、不思饮食，同时还有胎动不安，可以在方子里加入砂仁。

“仁”字及相关药物

“仁”是果核里面的种子部分，比如杏子肉里面是杏核，把杏核再撬开是杏仁。核桃仁是剥开绿色外皮再破开硬壳后里面的仁。所以“仁”一般就是种子，关联子处及大小便，如火麻仁润肠通便，郁李仁润肠通便、消肿利尿，柏子仁通便。种子关联肾，足少阴肾经与手少阴心经别通。“仁”还能安心神，如松子仁通便、安心神。

69. 薏苡仁、赤小豆

薏苡仁解字

薏：含“意”，《内经》云：“脾主意”，脾恶湿，所以关联脾、祛湿。

“苡”：含“以”，《说文解字》：“以，用也，从反巳”。一方面，“以”和“巳”的写法相反（见下图）；另一方面，在钟表圆盘上，巳的反面是亥。从十二地支的子午流注中可知亥应少阳三焦经，少阳关联风痹证，“反巳”即是“反湿”，本药关联祛湿和祛风湿。

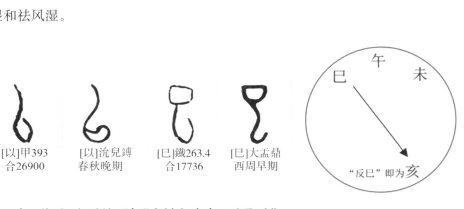

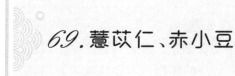

[以]甲393 合26900　[以]沇兒鎛 春秋晚期　[巳]鐵263.4 合17736　[巳]大盂鼎 西周早期

仁：种子，应子处，“仁”有被包裹象，可通下焦。

薏苡仁（《中药学》）

性味：甘、淡，微寒。

功效：利水渗湿，健脾，除痹，清热排脓。

应用：

（1）用于小便不利、水肿、脚气及脾虚泄泻等。薏苡仁淡渗利湿，兼能健脾，功似茯苓。凡水湿滞留，尤以脾虚湿胜者为适用。脾虚湿胜之食少泄泻、水肿腹胀、脚气浮肿，皆可用本品配伍利湿、健脾的药物。本品性偏微寒，适用于湿热淋证，如《杨氏经验方》单用薏苡仁煎服，治疗沙石热淋。

（2）用于风湿痹痛，筋脉挛急。本品渗湿、舒筋脉，缓和挛急。如麻杏苡甘汤，治风湿患者一身尽疼，发热日晡所剧者。

（3）用于肺痈、肠痈。本品清热排脓，治疗内痈。治肺痈咳吐脓痰，可与苇茎、冬瓜仁、桃仁配伍，即苇茎汤；治肠痈，可与败酱草、附子配伍，如薏苡附子败酱散。

用量用法：10～30 g。本品力缓，用量须大，宜久服。健脾炒用，其余生用。除入汤剂、丸散外，亦可作羹或与粳米煮粥、饭食用，为食疗佳品。

赤小豆解字

赤：火上有土。赤之红色原意为烧红的土。带颜色的药名常常关联皮肤与颜色有关的症状，本药关联体表有疾患，因为脾土有湿热。

小：本义是细碎的沙尘微粒。沙，少少的水，关联肾和小便。

豆：原意高脚盘。《尔雅》云："木豆谓之豆"，即木头做的高脚盘称作"豆"，所以豆关联木、肝经，能解毒。

赤小豆（《中药学》）

性味：甘、酸，平。

功效：利水消肿，解毒排脓。

应用：

（1）用于水肿腹满、脚气浮肿。本品性善下行，能通利水道，使水湿下泄而消肿。水肿病可单用本品煎服，或配伍白茅根、桑白皮等利水药。《食疗本草》记载，用赤小豆"和鲤鱼煮烂食之，甚治脚气及大腹水肿"。现代用此法治疗肾炎水肿、肝硬化腹水及营养不良性水肿，有一定疗效。本品亦可外用。如韦宙《独行方》治脚气水肿，单用赤小豆煎汁温渍脚膝以下。

（2）用于热毒痈疮。本品能解毒排脓。痄腮、乳痈、丹毒、烂疮等症均可取其外用。痈肿未溃者，取赤小豆末，用鸡蛋清、蜂蜜或醋等调敷患处，干则换药。如配以苎麻根末，可以加强清热解毒作用，并可避免质黏难揭之弊。对丹毒、烂疮等皮肤病，可用本品煎汤外洗。

（3）利湿退黄，用于湿热黄疸。

用量：一般 10～30 g。外用适量。

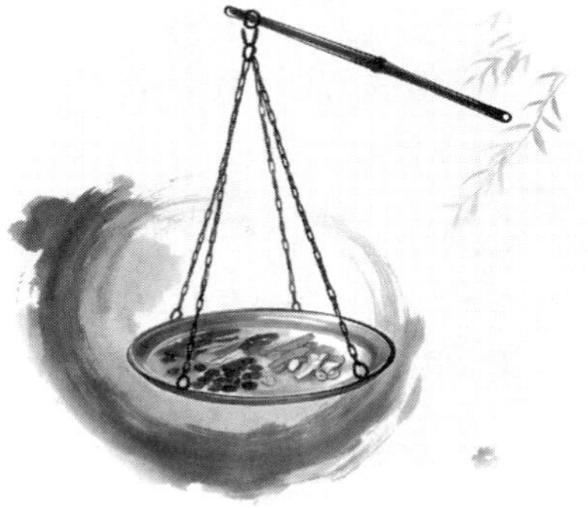

70. 桂　枝

桂枝是《伤寒》第一药，桂枝汤是《伤寒》第一方。《伤寒》《金匮》中有很多方是在桂枝汤基础上加减化裁而来的。通常对桂枝的认知是解表药，有时会说桂枝解肌(定义并不清晰)。

要了解"解表"首先要明白什么是表证。表证类似于现代医学的感冒症状，比如怕冷、发热、头疼、流鼻涕、喉咙痛、项背不舒服，脉浮等。解表就是解决这些不适。事实上桂枝的作用远大于这些。解读桂枝的医书汗牛充栋，比如1989年四川科学技术出版社出版的《桂枝汤类方证应用研究》。这本书大概有18万字，讲解了30多个《伤寒》《金匮》里跟桂枝有关的药方，包括方证思维、临床应用等。但是作者未能在书中展示出桂枝的作用，也没解释为什么这些方子都要加入桂枝。书中未总结出桂枝使用准则，甚至读后对桂枝的作用仍然模糊。

举个例子，桂枝加附子汤，根据条文用于过汗伤阳、阳虚欲脱证。其场景是：感冒患者吃了过量的桂枝汤或者其他发汗的药，就会不停流汗，导致津液缺失，小便变少、难出，甚至四肢难于屈伸，极端的可能出现虚脱将死状。但书里还说："后世医家除将本方用于治阳虚漏汗证以外，还广泛用于治疗阳虚所致的寒疝腹痛、风寒湿痹，小儿风痉、鼻衄、产后发热、乙型肝炎、小儿心肌炎等。"这个应用非常宽广，跟流汗不止、津液缺失(解表)并没有关系。但是有医案记录，就说明有这些作用，却没有给出底层逻辑的解释。要灵活运用，首先要对方、药理解透彻。《伤寒》《金匮》只是从一个或几个场景提出了药方的使用条件，其他的使用场景，其逻辑有待发掘。

学《伤寒》常常有这个现象，即使条文背得滚瓜烂熟，但到临床中遇到千奇百怪的病，完全不知道怎么用方。感觉条文与临床之间横亘着一座大山，其描述的使用条件与实际患者症状多不相吻合。但是历史上的大医，有其独特的理解角度，留下了很多精彩的医案，简简单单的几味药就解决重病，令人叹为观止。而有些医生则通过不断增加药的味数，来弥补用方的不确定，失去了张仲景只用几味药就能解决大病、重病的经典思路。

圭：在桂的右边。圭、琮、璜、璧、琥、璋，是六种祭天礼地的玉器。六种玉器对应六合，包括四方上下。甲骨文“圭”，写作：

“圭”本义是古玉器名，上端作三角形，下端正方。玉圭是用来祭祀东方。东方关联春天、木。故桂枝也能带着阳气充实心脏（木生火）。正常人服用桂枝汤很容易心慌、上火。桂枝汤性温，适合体寒或上焦虚寒的人。

“圭”也代表圭表，是古代一种用于测日影的器具，即现在的日晷。日晷的指针指示着时间的流逝，能够覆盖四面八方。这个象恰好应了《内经》中所说的脾主四维，即东、南、西、北四个方向。《素问・玉机真脏论》云：“脾为孤脏，中央以灌四傍。”《素问・宣明五气》云：“脾主肉”，所以“桂”的含义即是能入四维入肌肉。恰好《伤寒论》中提到，桂枝能入肌肉，具有解肌的功效。解肌做进一步的解读：从现代医学来看，从大血管到毛细血管，从毛细血管又回到大血管的局部血液循环当中，如果毛细血管中的血液，在渗透压作用下变成体液，不能够有效地回到血管，有一部分体液就会变成不正常的汗，从皮肤溢出体外，桂枝解决这个问题的过程就叫解肌。《伤寒论》说桂枝汤调和营卫，也是以这个过程为基础的。营卫不和的外在表现是患者一直出汗。营是多义字，其中一个含义是指血液循环，即“营绕”“周营”，所以桂枝也能祛淤滞。

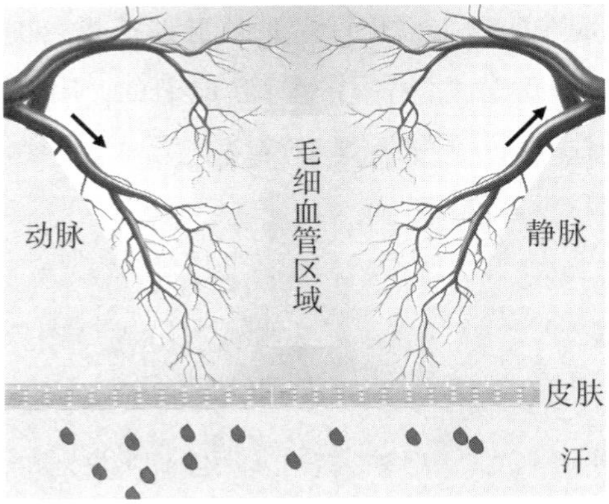

枝：右半部“支”，小篆字形支，上面是竹字头的一半，下面的“又”代表右手。《说文解字》：“支，去竹之枝也。从手持半竹。”有支撑的含义。竹子分半，有“分支”的含义，如十二地支。“分支”的含义也是古代姓和氏之间的关系，比如轩辕黄帝姓姬，如果姬姓大家族分家，分出去的家可能会有另外的名号，这个名号就叫“氏”。“支”和“氏”两个字古代通用。

《素问·灵兰秘典论》云：“肾者……伎巧出焉。”《素问·金匮真言论》云：“肾开窍于二阴。”“伎巧”两字跟生殖器有关系，关联传宗接代。“支”的象是手持竹枝，关联雄性生殖器，定位治疗前阴病症；因为足厥阴肝经绕阴器，所以也关联着肝木。从肝或肝经治疗前阴病症是一种临床思路。只要一个药名里面有“支”，都可以关联到厥阴风木或生殖器。

功效：

（1）上翘的指向，入胃以后会上行入心。所以（正常人）吃桂枝气会往上走。

（2）关联肾，进而少阴经，即足少阴肾经、手少阴心经。桂枝有两个靶点，一在心胸，二在下焦二阴。桂枝有通行上下的功能。

（3）关联到厥阴风木、生殖器。

（4）解肌。全身所有的地方都有肌肉，桂枝能去身体的每一个角落，所以成为《伤寒》《金匮》第一药。治病加桂枝，使方剂的作用范围变得非常广泛和有力。

清代医家陈修园对桂枝的认识：“上能保少阴之火脏，下能温少阴之水脏，一物而两扼其要也。”

（5）桂枝谐音“贵在四肢”。国医大师唐祖宣认为：四肢发凉要加桂枝，脊柱的问题也可加桂枝。正常人的脊柱永远是向上的，所以强直性脊柱炎可以用桂枝汤加真武汤，效佳，当然具体还是要辨证。

下面是《中药学》对桂枝的描述。

桂枝（《中药学》）

性味：辛、甘，温。

功效：发汗解表，温经通阳。

应用：

(1) 用于外感风寒，头疼、发热、有汗等症。(应了"桂"，木带着土到肌肉，解肌的功能。)

(2) 用于风寒湿痹，肩背肢节酸痛。("枝"关联厥阴风木和肢体)。

(3) 用于胸痛，胸痹或心悸、脉结代之症。胸中有寒气，需要温通胸阳，要用桂枝。比如枳实薤白桂枝汤(瓜蒌、薤白、枳实祛胸口痰，桂枝温暖心脏，也把瓜蒌、薤白、枳实能量带到心脏)。治疗脉结代的炙甘草汤里也有桂枝。

(4) 用于心脾阳虚，阳气不行，水湿内停而致的痰饮证。本品能温通膀胱，利水。("枝"关联二阴。比如五苓散是很著名的利水方，可以把全身肌肉里的水湿送到膀胱经小便排出去。)

(5) 用于经寒淤滞，经闭、痛经及癥瘕等症(关联二阴)。治疗闭经的方剂，比如当归四逆汤、温经汤里都有桂枝。痛经癥瘕(类似现代的子宫肌瘤、卵巢囊肿)也加桂枝，比如《金匮要略》的桂枝茯苓丸。

使用桂枝也有禁忌。桂枝性温，如果患者本来体热就应慎加桂枝。阴虚阳盛或是有出血症状的患者也不宜多用桂枝，临床需辨证。

《伤寒》《金匮》中多次出现气上冲用桂枝类方子的条文，如苓桂术甘汤、桂枝汤、桂枝加桂汤。心阳受损，上焦虚空，导致中焦和下焦之气上冲到上焦占位。此时，桂枝治疗气上冲的本质还是因为桂枝能补心阳，使上下力量均衡，停止中、下焦之气上冲占位，并非桂枝直接降气。《金匮》中的奔豚汤治疗气上冲，方中无桂枝，所以并非气上冲都可用桂枝降气，须加以区别。

71. 桑枝、荔枝核、肉桂、肉苁蓉

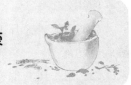

上节讲了桂枝，解了“桂”和“枝”，本节再看几味含有相同字的药，联系起来理解古代药名、文字的蕴意。

桑枝解字

“枝”关联二阴、厥阴风木。“桑”上面三个“又”代表三只右手，代表在树上采桑叶。“桑”与“丧”谐音，下面有木，带有消散肝风的意思。

桑枝(《中药学》)

性味：苦，平。

功效：祛风通络。

“祛风通络”表达不全面，因为“枝”字能关联下焦，跟二阴相关。桑枝用得最多的场合是风湿痹痛、四肢拘挛，与“厥阴风木”相关。

《普济本事方》提到桑枝单用可治疗风热痹痛。还能利水，治疗水肿，这与二阴相关(枝)。“桑枝”的谐音“上肢”，所以肩周炎、手臂痛都可用到桑枝。《景岳全书》的桑枝膏，单用一味桑枝煎膏，可治疗筋骨酸痛、四肢麻木。

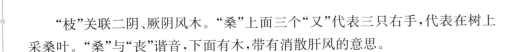

荔枝核解字

“核”字里有“亥”。在钟表圆盘图里，亥、子、丑都在下焦，关联二阴，“枝”关联肝经。荔枝核，法相睾丸，可治疗疝气、睾丸肿痛。

荔枝核（《中药学》）

性味：甘、涩，温。

功效：理气止痛，祛寒散滞。

应用：

（1）用于厥阴肝经寒凝气滞导致的疝痛、睾丸肿痛等症，常与小茴香、吴茱萸、橘核配伍使用。

（2）用于肝气郁滞，胃脘久痛、妇人气滞血瘀所致的经前腹痛或产后腹痛等症。胃脘久痛一般与木香配伍使用。

气滞血瘀导致的经前、产后腹痛等症可以配伍香附使用。香附是妇科圣药，是“带香气的妇人”的谐音，所以肝郁引起的妇科问题都可以加香附。

讲完带“枝”的药，再看“桂”字相关的药。

肉桂解字

“桂”能通胸阳，而肉桂走向相反。之前讲过“内”，它像一个布袋倒过来，东西往下落的样子。“肉”比“内”下落的象更加明显，所以“肉”将“桂”的通胸阳的力量导向了下焦。肉桂可引火归原。

肉桂（《中药学》）

性味：辛、甘，热。

功效：补火助阳，散寒止痛，温通经脉。

应用：

（1）用于肾阳不足，命门火衰。症见畏寒肢冷、腰膝酸软、阳痿、尿频、脘腹冷痛、大便溏泻。肉桂“引火归元”，“元”是指下焦关元（丹田）的位置，有生命之根本的含义，肉桂将热带到关元的位置，能治虚寒。“桂”带着能量到全身肌肉，所以它在驱寒的同时能通血脉。

(2) 用于阴疽及气血虚寒导致的脓肿、痈肿脓成不溃，或者溃后久不收敛（肉桂通血脉）。

桂枝为“贵在四肢”，所以四肢有痹或痛可加桂枝。还有个带“支”的药——半枝莲，也关联肝。它可治疗肝大、肝炎、肝癌。

讲到肉字，再讲一个带“肉”的药。

肉苁蓉解字

名字中隐含了该药的功能。“苁蓉”两字去掉草字头，是两个人相容，两个人相包容的最高形式是夫妻，所以关联下焦、阴器，关联补肾助阳；“肉”又代表着下降，把能量下降到二阴的位置（润肠通便）。

肉苁蓉（《中药学》）

性味：甘、咸，温。

功效：补肾助阳，润肠通便。

应用：

(1) 用于治疗阳痿、不孕、腰膝冷痛或筋骨无力。肉苁蓉补肾阳、益精血。

(2) 用于肠燥津枯之大便秘结。正常人肉苁蓉吃多了会腹泻。但肾虚且便秘的老年人非常适合将肉苁蓉单用煮水或者泡酒，或者将其加在药方里。该药切开以后，横截面特别像收紧的肛门，故可关联肛门的开与合。

72. 桑寄生、桑叶

桑：桑树。甲骨文里“又”代表“右手”，所以“桑”的含义：①采桑叶；②下面一个木，可以理解成好几只手压着这个木，使木气不要上升，关联肝；③谐音“丧”，从音韵学角度看，可以把升起来的气散发掉，所以凡是带“桑”字的中药总有一些祛风的作用。

桑寄生解字

身体中寄生的状态，一种是寄生虫，另一种就是怀胎。桑寄生关联的是后一种。所以本药能安胎。另外，肾主生殖，主骨，主水。所以本药补肝肾，强筋骨。

桑寄生(《中药学》)

性味：苦，平。

功效：祛风湿，补肝肾，强筋骨，安胎。

应用：

(1) 用于风湿痹痛、腰膝酸痛等。桑寄生能祛风湿，舒筋络，治疗风湿痹痛；而尤长于补肝肾，强筋骨。故肝肾不足，腰膝酸痛者尤为适宜。常与独活、牛膝、杜仲、当归等同用，如独活寄生汤。

(2) 用于胎漏下血、胎动不安。本品补肝肾，养血而安胎，可治肝肾虚损，冲任不固之胎漏、胎动不安，常与艾叶、阿胶、杜仲、川续断等配伍。

用量：10～20 g。

桑叶解字

叶：代表上部、外部。树冠为树的外轮廓，由叶组成。人体上部为肺，外部轮廓为皮，本药关联表证。桑，关联厥阴风木。

桑叶（《中药学》）

性味：苦、甘，寒。

功效：疏风清热，清肝明目。

应用：

（1）用于外感风热，发热、头昏头痛、咳嗽及咽喉肿痛等症。本品轻清凉散，能清疏肺经及在表的风热。常与菊花、连翘、桔梗等配伍，如桑菊饮；对于燥热伤肺，咳嗽痰稠，鼻、咽干燥之证，可用蜜炙桑叶，有清肺热和润肺燥功效，多与杏仁、贝母、麦冬等配伍，如桑杏汤、清燥救肺汤。

（2）用于肝经实热或风热所致的目赤、涩痛、多泪等症；本品能清肝明目。常配伍菊花、决明子、车前子，亦可煎汤外洗；若肝阴不足，目暗昏花，可同黑芝麻配伍，作蜜丸服，即桑麻丸。

（3）略有凉血止血作用，可用于血热吐血之轻证，单用或入复方。（肝主藏血）

用法：5～10 g，煎服或入丸散。外用煎水洗眼。

73.大　枣

大枣首先是家喻户晓的食物，然后才是中药。

大枣解字

大：甲骨文，象征人的正面形象。阳光照在人体的正面，展示出来的就是“大”字的形象。“大”字应全身，大枣可以健脾胃，将能量输送到全身肌肉。同样含“大”字的大黄也作用于全身，前面提到“黄”同“蝗”，代表运动，所以酒大黄可以去到全身的肌肉，解身体的瘀堵，能通便、排全身的热、瘀。胡希恕老师特别提到，如果一条腿活动不便，可在方剂中加点酒大黄作为辅助药，药效加倍。

“枣”的繁体字“棗”，甲骨文为。中文书写有一个习惯，同样的两个字，后面一个字用双点表示，古代竖着行文，所以“棗”字简写成“枣”了，下面变成了两点水。胡希恕老师认为大枣兼有利水的功效，刚好和两点水相应。

《伤寒》中很多方子里加了大枣，既能改善药的口感，又能缓和方剂的药力，还能利水、补脾，一举多得。比如小柴胡汤有七味药，如果省去了大枣，喝起来就会不柔和、犀利，让人本能有一种抗拒感，感觉少了亲和力。

大枣（《中药学》）

性味：甘、温。

功效：补中益气，养血安神，缓和药性。

应用：

（1）用于中气不足，脾胃虚弱，体倦乏力，食少便溏。味甘能补脾胃、中气，利水能改善消化系统的循环功能，使“水归膀胱，粪归大肠”，从而改善便溏。

（2）用于血虚萎黄、妇女脏躁。

《本经》说大枣具有治疗身中不足、大惊的功效。用于血虚所致的面黄肌瘦时，多与熟地、当归同用；用于妇女血虚脏躁，精神不安时，与甘草、小麦同用，如甘麦大枣汤。

（3）缓和药性。本药味甘，主缓。大枣配伍药性剧烈的中药使用，可以缓和方剂峻猛之力。如《金匮》的葶苈大枣泻肺汤，用大枣配伍葶苈子能泻肺平喘、利尿而不伤肺气。胡希恕用这个方子的经验：将很多大枣放到大锅里煮到汤黏稠，再把葶苈子放进去一起煮。如此，可有效解决患者的喘症，而不伤身。《伤寒》的十枣汤，大枣在其中也起着缓和药性的作用。

总之，大枣能调方剂的味道，还能补脾。但中药都有双向作用，大枣吃多了可能会助湿生热而脘腹胀满。食用大枣也要适可而止。大枣可反复蒸，每天吃3～5颗蒸熟的大枣，补益效果最好。

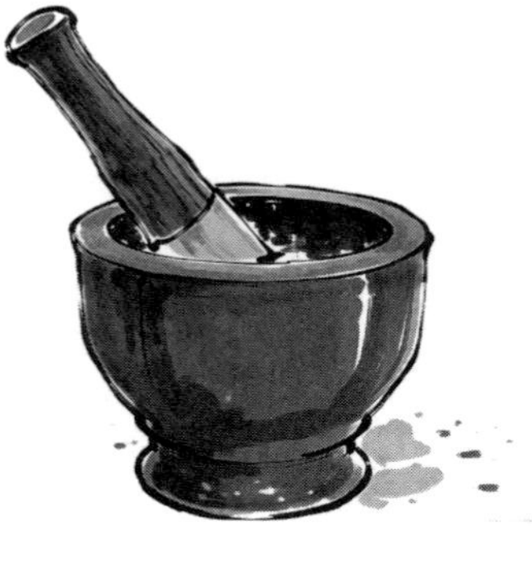

74.生姜、干姜、炮姜

生姜解字

生:代表生、升起,新生。

“姜”的本意是一条河的名字,叫姜水。姜作为植物在《说文解字》的写法为“薑”,从土,畺声,关联疆土、边疆。可以把身体想象成一个有边界的、能够自洽的容器,里边装了五脏,也装了灵魂,边疆应全身的疆土,也应身体的边界,即皮肤。脾者土也,姜也关联脾土。所以带“姜”字的药关联身体时表示既可以到达边界,也可在身体里到处流淌,还关联脾胃。

“姜”字上“羊”下“女”,《素问·金匮真言论》:“南方赤色,入通于心”“其类火”“其畜羊”。《素问·脏气法时论》:“肺色白,宜食苦。麦、羊肉、杏、薤皆苦”。所以“羊”应心、肺,关联上焦,即钟表圆盘图中心胸的位置。“女”字来自二十八星宿的北方玄武——斗、牛、女、虚、危、室、壁。古代星宿的名字常会出现在药名或者某个字的部首中来表达其含义。从钟表圆盘图上看“北方”,即下焦,所以“女”关联下焦。

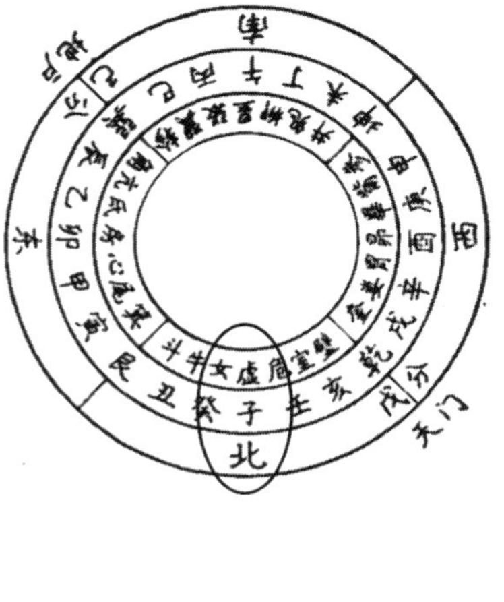

因此姜除了可以到达全身，还有两个特别重要的靶点：上焦和下焦。生姜用途广泛，《伤寒》《金匮》中用到生姜的方子有90个。

生姜(《中药学》)

性味：辛，微温。

功效：发汗解表(应边界——疆)，温中止呕，温肺止咳。

应用：

(1) 用于外感风寒，恶寒发热、头痛、鼻塞等症。当外感风寒初起时，可用姜加点红糖或者小葱的葱须、葱白煮水喝。

(2) 用于胃寒呕吐。能温胃和中，降逆止呕。姜关联脾，脾胃受寒时容易呕吐，可用生姜煮水喝。情况复杂一点的呕吐，常可配伍半夏降逆止呕。

(3) 用于风寒客肺的咳嗽。姜关联肺，所以肺部受寒，可用生姜配伍其他药物以祛风寒止咳。(应上焦的靶点)

民间流传一个说法：早晨吃姜等于吃人参，晚上吃姜等于吃砒霜。其实这是不全面的。姜性温，适合体质偏寒的人。若体质偏热的人喝姜茶，容易上火，反而出现健康问题。平衡才健康，这是《内经》的精髓。

干姜解字

干：无水为干。

干姜(《中药学》)

性味：辛、热。

功效：温中，回阳，温肺化饮。

应用：

(1) 用于脾胃寒证，症见脘腹冷痛、呕吐、泄泻(与生姜解读类似)。

(2) 亡阳证(与性味辛、热关联)。

先从文字看“死”和“亡”的区别。“亡”，从乚（yǐ），表示进入到一个地方，一拐弯，跑到隐蔽处，不见了。所以“亡”的本意是逃离、出走，不是“死”。“死”的反义词是“生”，“亡”的反义词是“存”。生、死、存、亡是有第次分别的。中医讲“亡阳”，代表阳气消失了、不见了，但是人没有死。《伤寒》用附子、干姜、甘草组成的四逆汤，是一个很重要的方子，李可当年用这个方子的加减挽回了许多心衰将死之人的生命。心阳衰了，身体的核心温度没了，也就是阳气没了，四肢冰冷到膝盖手肘，可能伴随着泄泻，是一个非常危险的状况。这个症状用附子回阳，干姜通心助阳，可增强回阳救逆的功效。

（3）用于寒饮伏肺，症见咳嗽气喘、形寒背冷、痰多清稀。痰多清稀代表着肺寒，《伤寒》的小青龙汤里含干姜，是温肺化饮的典型方剂，这时干姜一般与五味子、细辛搭配使用，号称“止咳铁三角”。

最后，我们一起来看下干姜和生姜的区别。

从陶弘景开始就认为干姜不是单纯由生姜晒干而得，他们虽是同一植物的同一部位，但在种植方法上是有区别的。生姜在栽培过程中要不断往上培土以掩埋根茎。因为植物的茎都有趋光性，培土后生姜的茎为了见到阳光就会不断往上长，这种姜很嫩、很脆，植物纤维少，不是很辣，可以直接用来炒菜。干姜在栽培过程中，直接把根茎暴露在土表，不培土，所以干姜长得慢，质地丰厚，晒干后体积也不会变化很大。质地不同导致生姜和干姜最大的区别是生姜性温，干姜性热。

炮姜解字

炮：①火包着，代表内有过量的热；②有包裹象，包裹住身体外流的东西，比如出血。所以炮姜的一个重要作用是止血。另外一个带“炮”字的常用药是炮附子，炮制之后降低了附子的烈性和毒性，增加了热性。

炮姜的制作方法是取姜块放在锅内，用武火急炒至姜的外皮微黑、发泡鼓起，内呈棕黄色。炮制后，其性味由辛散变成了苦涩，即从原来的发散变成了收敛，对于血虚、体寒并出血的人，止血作用很好。

炮姜(《中药学》)

性味：苦、涩，温。

应用：

(1) 可用于治疗脾胃虚寒、阳虚失血、腹痛、吐泻等症状。具有温经止血、温中止痛的功效。

(2) 用于虚寒性出血，如吐血、便血。

两个作用与名字的解读吻合。

在实践中，对于寒性出血，常常用炮姜代替干姜使用。如陈明主编的《伤寒名医验案精选》中岳美中的鼻衄医案，用炮姜代替干姜，以甘草干姜汤治疗鼻衄，效若桴鼓：

一男子，21 岁，鼻子出血，五个小时都没停住。家属惊慌失措，深夜叩门来请岳美中。岳先生到现场时血已经流了半铜盆了还没止住。该男子面如白纸、神志不清，脉若有若无。岳先生用甘草 9 g、炮姜 9 g 煎汤药嘱其服用。两个小时后，患者手足转温，神志恢复，鼻血也止住了。第二天再加阿胶 12 g，患者的病就完全好了，也没复发。

本医案应了炮姜的药解：上焦、出血、虚寒。肺开窍于鼻，鼻出血与肺有关。另外阿胶也是可以用来止血的。

《伤寒名医验案精选》里关于甘草干姜汤这个方子，一共有 9 个医案，其中关联上焦的医案包括鼻衄、吐血、肺痿，有 4 个；关联下焦的医案包括遗尿、泄泻有 3 个；跟脾胃相关的有 2 个。如果只从条文理解方剂，可能无法理解这些医案的用方逻辑，加入药性分析，则易懂、易用，能扩展经方的应用场景。

75. 姜黄、片姜黄、高良姜

姜黄解字

前面讲过“姜”关联上焦、下焦；“黄”在《内经》中代表中央、土，在甲骨文中代表蝗虫，其甲骨文字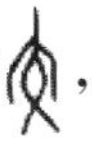，像一只虫子。“虫”在《内经》里代表动物、运动，比如倮（luǒ）虫、羽虫、介虫等。姜黄具有通经络的作用，通则不痛，所以姜黄能止痛。

姜黄（《中药学》）

性味：辛、苦，温。

功效：破血行气，通经止痛。

“辛”是发散之象，“苦”是收敛之象，应虫子带着能量在身体里窜动，用于气滞血瘀导致的胸胁疼痛、闭经腹痛等，常与白芍、红花、延胡索等配伍。姜黄还可散风寒、行气血，常与海桐皮、当归、芍药等配伍。用麻油或菜籽油将姜黄末调成膏，可外敷止痛。

片姜黄解字

片姜黄并非姜黄切片而来，而是植物郁金的块茎。而郁金（中药饮片）是根茎下的根须上长出的块状膨大物——块根。有趣的是，郁金不仅是一种植物的名字，还是好几种植物的块根。郁金、姜黄、广西莪术、蓬莪术的块根都叫郁金。

这说明中药取名关联的是“象”(同样的象表达同样的功能),不是简单对应西方的植物分类法。片姜黄的“片”字,应了身体背部肩胛骨的形状——片状(便于记忆),所以肩胛骨到肩膀臂处的疼痛可用片姜黄。

高良姜解字

高良姜有“良”,在甲骨文和《说文解字》里从畗,亡声。“从畗”代表着满,满则溢;“亡”代表逃离,所以“从畗,从亡”表达的象是因为满而逃逸,使其不满,不满则良。高良姜是热药、辛散,可用于寒性的腹痛、腹胀。脘腹冷痛伴随着满逸的动作,如呕、吐、泄泻,就可以用高良姜。寒凝肝气郁滞,可以高良姜和香附组成良附丸使用。香附可理解为“带着香味的妇人”,妇人最易肝郁气滞,香附最大的作用是理气,常用于妇科。香附加高良姜能很好地解决气滞腹胀的问题,良附丸谐音凉腹丸。

高良姜与生姜均属于姜科植物,但其实是两种植物。高良姜的植株很高,生姜的植株很小;高良姜的辣味比生姜要冲、急,偏性很大,热性更大。寒性重,需快速见效就用高良姜。生姜炒菜可以用,或者天冷的时候用来煮水喝暖胃。但高良姜不能每天吃,吃多了会伤胃。

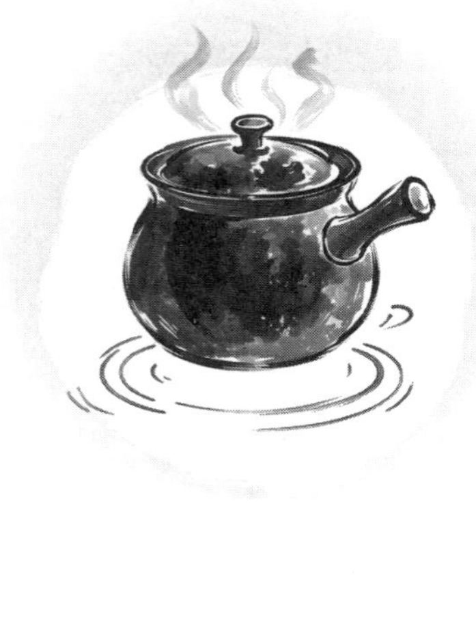

76. 半　夏

半夏是天南星科植物，有毒，以块茎入药。生半夏有毒，对中枢神经及周围神经有抑制作用，大剂量使用可致人麻痹、呼吸停止。天南星科植物都有类似的毒性，只是轻重不同。生活中最熟悉的天南星科植物是芋头，刮芋头皮的时候常会手发痒、发麻，吃了没有煮熟的芋头常会口腔发麻，严重时舌头会肿胀，这些都是有毒性的表现。但总体来讲芋头的毒性很弱，即使有发麻现象，吃点生姜马上就缓解了。如果不慎误食半夏，出现中毒症状，也可以紧急吃些生姜以解毒。因为半夏有毒，平时药方中使用的大部分都是炮制过的半夏，如清半夏、姜半夏、法半夏。

清半夏是用 8%的明矾水浸泡生半夏。明矾是通经络化痰的一味药，用它炮制过的半夏不仅能降低半夏毒性，还能增强半夏通经化痰的效果。生活中用明矾净化水质，将水中的污浊物沉到底部。中药用明矾疏通血管，可以将血管中的淤堵物分离出来，配伍其他药将淤堵排出体外。

姜半夏是用生姜、白矾、生半夏共煮煎制而成，增强了降逆止呕、温化寒痰的功效。

法半夏是将生半夏先用水浸泡，再取适量甘草加水煎煮，最后倒入石灰液搅拌浸泡而成。法半夏擅长燥湿，毒性减弱，同时药性也弱，但具有调和脾胃的功效。

清半夏、姜半夏、法半夏各自的功能可以从字面辅助理解。“清”可理解为清除血管堵塞物，清除肺里的痰，所以清半夏温通经络、化痰功能最强。生姜有温化寒饮、止呕的功能，所以姜半夏可以化痰止呕。法半夏的“法”含有“去”字，可以理解为去了半夏的毒性和药性，所以药性、毒性皆弱，有三点水，则擅长燥湿。化痰基础方——二陈汤，就是由半夏、陈皮、茯苓、甘草组成，可以燥湿化痰、理气和中。

前面讲了半夏的制法和用法，接下来从文字角度理解一下半夏的功能。

半夏解字

《礼记》云："五月半夏生。"按照农历，正、二、三月是春天，四、五、六三月是夏天，五月刚好是夏天走到一半，就是半夏(关联时间)。钟表圆盘图中，五月以及"五"的谐音"午"在钟表圆盘上方，也是中午，位置对应人的心胸、喉咙。"夏"谐音"下"，所以半夏又可以理解为"留一半，下一半"，留下的是正气，去掉的是多余的、壅塞的气，或者说留下的是气血，去掉的是痰饮。结合半夏对应的位置，可以得知半夏是将胸口部位一些不要的东西降下去。

半夏(《中药学》)

性味：辛、温，有毒。

功效：燥湿化痰，降逆止呕，消痞散结。

应用：

(1) 用于胃气上逆，恶心呕吐。半夏降气，所以能止呕。

(2) 用于脾不化湿、痰涎壅滞所致的痰多咳嗽气逆等症。本品燥湿化痰。脾不化湿，湿生痰，痰涎壅滞的一种表现就是痰多。半夏排痰，使之下降是化痰的一种方式。

(3) 用于胸脘痞闷，梅核气，以及瘿瘤痰核、痈疽肿毒等。本品消痞散结。胸脘痞闷多数是气不能降造成的，很多结节是痰涎壅塞于经络而形成，所以降气降痰就能达到消痞散结的目的。

半夏是味很重要的药物，《伤寒》《金匮》中用到半夏的方子有 60 个左右，其中有小半夏汤和大半夏汤。

《金匮要略·痰饮咳嗽病脉证并治第十二》："呕家本渴，渴者为欲解，今反不渴，心下有支饮故也，小半夏汤主之。"小半夏汤由半夏、生姜组成。根据条文得出：一，小半夏汤是治呕的；二，这种呕的状态跟心下(即心胸到胃部的地方)

有支饮有关。支饮就是在体内类似痰的一种东西，会导致气逆不降，可伴有痰涎，所以小半夏汤体现了半夏降气降痰的作用。

《金匮要略·呕吐哕下利病脉证治第十七》："胃反呕吐者，大半夏汤主之。"《千金方》补充大半夏汤可"治胃反不受食，食入即吐。"大半夏汤由半夏、白蜜、人参组成。从条文可以看出，大半夏汤也是以治呕为主，有大半夏汤证的人由于长期处于食入即吐的状态，人已出现虚象，阴虚为主，所以加人参、白蜜以滋阴补虚。

现代人常说梅核气，症状表现为喉咙像卡了杨梅核一样，欲吞吞不下、欲吐吐不出。刚好杨梅成熟的时节又处于梅雨季，湿气最重、易生痰的时候。卡在喉咙的其实就是痰郁，可以用半夏厚朴汤。《金匮要略·妇人杂病脉证并治第二十二》："妇人咽中如有炙脔，半夏厚朴汤主之。""炙脔"就是烤的小块肉。咽喉像卡着一小块黏腻厚重的肉，与现代梅核气的症状类似。半夏将喉咙口的痰和气降下去，就能消除梅核气。

医案

黄煌医案（食即吐）：患者，80 多岁，胰腺炎发作住院后发现有胆管结石，手术取石失败，于是装了支架。术后患者食欲全无，吃东西就吐，日渐枯槁。刻诊：神情默默，声音低，腹扁平无弹性，舌光无苔如猪肝，脉弱无力。辨为胃反病，肠内枯燥，胃虚失降，用大半夏汤：姜半夏 15 g、生晒参 10 g，加蜂蜜 250 g，煎煮后少量慢慢吞咽。患者第一次吃了 60 ml，过一会儿又喝了 150 ml，当夜好眠。第二天吃东西竟然没有吐，后来渐渐就能喝粥、吃面条，后痊愈。

另外，《内经》中用半夏治疗失眠。

《灵枢·邪客》中，黄帝问到："邪气之客人（客人并非现代意义的做客的人，而是客居于人，即暂时停留体内之意）也，或令人目不瞑（失眠）者，不卧出者，何气使然？"伯高解释说，当有邪气导致卫气晚上不能归于五脏，阳不入于阴，则不得眠。同时伯高提出："补其不足，泻其有余，调其虚实，以通其道而去其邪，饮以半夏汤一剂，阴阳以通，其卧立至。"半夏汤方由半夏、秫米组成。秫的右半边"术"在之前的篇章讲过，城中道，正是岐伯说的"以通其道"的意思。半夏"泻其有余"，将上焦多余的气、痰往下降，于是心脉邪气解除，失眠就解决了。

77. 柴　胡

柴胡解字

柴：①“木”在“此”下，木主生发，有托举象。②此：会意字。甲骨文中，从止、从人。其中“止”代表脚，表示一只脚踩在人身上，本义为踩，踏，有下压之象。“柴”字在中药里有生发及下降之意。

胡：形声字，从肉，古声，本义为牛脖子下的垂肉。中医含义：①垂肉，下降之象，关联肉。②作用的靶点在脖颈、胸口。

柴胡药象：①靶点在脖颈、胸口，应上焦、中焦。②生发的木气带着能量进入肉。③使下垂的肉升起来。④使上冲的气下降。⑤上下交替循环。

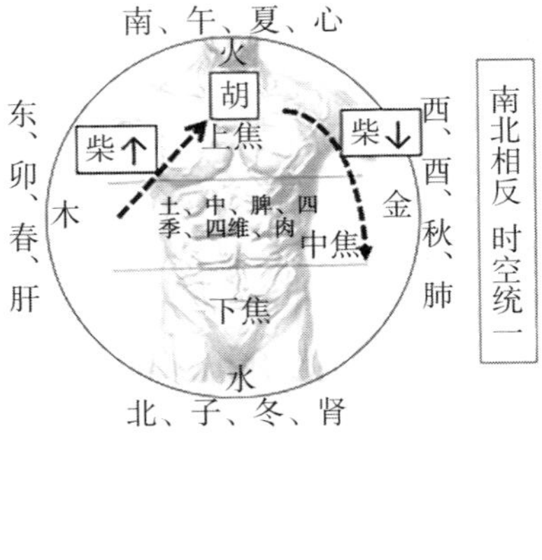

柴胡（《中药学》）

性味： 苦、辛，微寒。

功效： 解表退热，疏肝解郁，升阳举陷。

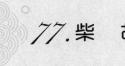

应用：

(1) 用于伤寒邪在少阳，寒热往来胸胁苦满、口苦、咽干、目眩等证(木关联肝胆，胆为少阳)。本品解表退热(胡子高度在胸口、肺的位置，肺主皮毛，应表)。治疗少阳证的往来寒热、口苦。常用方剂为小柴胡汤。

(2) 用于肝气郁结，胸胁胀痛、头痛、月经不调、痛经等症。本品疏肝解郁(图中右边的柴，下降)：①解除肝木克脾土的格局，使胃口恢复。②可散掉郁结在心的肝气，不让木过度生火而成烦热之证，也因此而能安神、治疗失眠等。③解除腿外侧、胁肋(肝胆经循行处)的酸、痛，如小柴胡汤。

(3) 用于气虚下陷所致的脱肛、子宫脱垂、短气、倦怠等症。本品升阳举陷(图中左边的柴，生发之象)，如补中益气丸。

用量：高热时一般要用到 30～45 g，柴胡有南北之分，北柴胡药效较高。

禁忌：肾功能不全或血压过高者，应避免长期大量使用柴胡。

小柴胡汤

本方很多人知道，它由柴胡、半夏、人参、黄芩、生姜、大枣、甘草组成。药店有售各厂商生产的小柴胡颗粒，一般人家里也都备有小柴胡颗粒，常被用于治疗感冒，其他很多重要功效反而被忽视。小柴胡汤以柴胡作为方名，说明“柴胡”描述了本方剂的象。

小柴胡汤是《伤寒》少阳证的主方。从《伤寒》《金匮》与小柴胡汤相关的条文中，可总结出小柴胡汤主治的疾病有几个重要的症状：①寒热往来；②胸胁苦满；③心烦喜呕；④默默不欲饮食；⑤脉弦，口苦、咽干、目眩等肝、胆、三焦位置出现的问题。

不管是感冒还是癌症，只要出现上述提到的症状，就可以使用小柴胡汤治疗。这是中医的辨证论治——不以病名而是以表现出的证为基准来开方治病。我们摘取《伤寒名医验案精选》里的医案来加深对小柴胡汤的认识。

医案

医案一:感冒

张子惠医案:徐某某,女,34 岁。恶寒发热二天,体温在 38.5～39.5℃。住院作发热待查,对症治疗三日,西药曾用过安乃近,青霉素、氯霉素和激素等,寒热未解。中医会诊时,患者寒热交作,口苦恶心,欲吐不出,不思纳谷,心烦,舌苔白,脉弦而数。此乃外感邪郁少阳之候。

柴胡 20 g,黄芩、半夏、党参、生姜各 10 g,甘草 6 g,大枣 10 枚。服 2 帖,痊愈。

医案二:低热

李克绍医案:张某某,男,50 岁。初夏,发低烧。西医检查,找不出病因、病灶,每日只注射盐水、激素等。治疗两月,仍无效。刻诊:患者饮食、二便均较正常,只是脉象稍显弦细,兼微觉头痛。《伤寒》云:"伤寒,脉弦细,头痛发热者,属少阳。"

与小柴胡汤原方,其中柴胡每剂用 24 g,共 2 剂,低热全退,患者自觉全身舒适。该院有的医师还不相信。结果过了三天,患者病愈,已能上班工作。

医案三:心悸怔忡

朱进忠医案:雷某某,男,48 岁。冠心病,心律失常三年多。反复以中药活血化瘀剂及西药治疗无效。审其症见胸满胸痛,气短心悸,头晕失眠,口干口苦,舌苔白,脉弦滑而结涩时见。证脉合参,诊为肝郁气结,痰湿不化,为拟疏肝理气、化痰清热,与小柴胡汤加味。服药 4 剂,诸症好转,续服 10 剂,心悸消失。

上述三个医案描述的症状,都涉及小柴胡汤主治的症状特点,效佳。在《伤寒名医验案精选》里所列的医案中,可总结出小柴胡汤治疗的疾病还包括胁肋疼痛、冠心病、失眠、梅尼埃病、浮肿、面瘫、月经不调等。从病名看千变万化,从症状看却逃不出以上所列的几点。把握住关键点,事半功倍。

柴胡分为北柴胡、春柴胡、银柴胡。北柴胡是药房里使用最多的。春柴胡与北柴胡效果几乎一样,医生习惯不同而选择不同。银柴胡与柴胡在植物种类上不属于同一科目,因此有些《中药学》的作者认为银柴胡不属于柴胡。笔者认为中药名字相似，象就相似，所起到的功效也类似，与植物学是否属于同一个科目没有关系。银属金，应西方，有日落西山之象，所以银柴胡通常是在北柴胡的基础上多了清凉之性，多用来治疗虚热、烦躁。

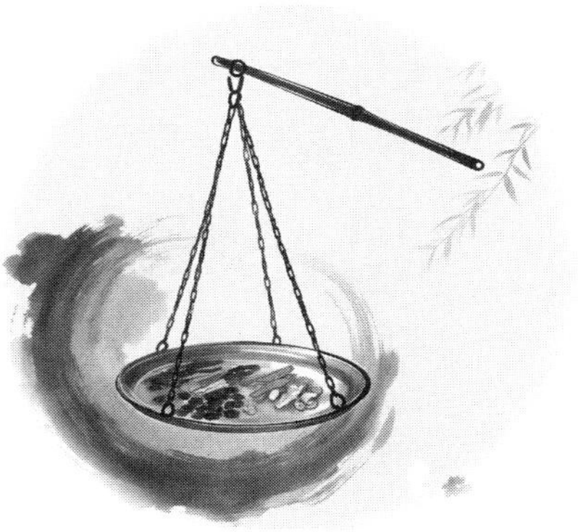

78.黄 芩

黄芩解字

黄:《内经》云:“脾色黄”,黄关联脾。脾怕湿,本药寒凉祛热、祛湿热。《内经》中“黄”同“蝗”,蝗虫主“动象”,可以去到全身。

芩:含“今”谐音“金”。在五运六气中阳明燥金并提,阳明包括手阳明大肠经和足阳明胃经,故金关联胃和大肠,有下降特性。在五行中肺属金,特性为下降收敛。本药从肺开始使能量下降。

黄芩(《中药学》)

性味:苦,寒。

功效:清热燥湿(寒、土克水),泻火解毒,止血,安胎。

应用:

(1) 用于肺热咳嗽。单用即为黄芩散;湿热咳嗽痰壅可配伍半夏、天南星。(关联金)

(2) 用于湿热所致的多种病症。治湿温发热、胸闷、苔腻之证,可配滑石、通草、白蔻仁。治湿热发黄,可配栀子、茵陈。治痈肿疮毒,可配天花粉、白芷、连翘。湿热泻痢,可配黄连。(关联金)

(3) 用于寒热往来,心肺热烦。本品具有清解少附热邪作用,配柴胡,如小柴胡汤。(上焦热)

(4) 用于胎热不安,以及内热壅盛、迫热妄行等证。清热多用生黄芩,安胎多用炒制品;清上焦热可用酒芩;止血多炒炭用。(清热)

用量：3～10 g。煎服或入丸散。

注意：本品苦寒伐生气，脾胃虚寒、少食、便溏者忌用。

芩与苓

“芩”与“苓”区别在于下面有无一点，有一点的“苓”代表猪的大便。那一点代表拉出来的东西；反之，下面没有一点的“芩”代表没有东西从身体出来，所以能止泻、止血、安胎。黄芩治疗胎热不安，常与白芍、白术、当归等配伍，如当归散。热性的先兆流产出血可以使用黄连阿胶汤，其中黄芩和阿胶都有止血安胎的作用。

黄芩汤由黄芩、芍药、甘草、大枣 4 味药组成，《伤寒论》第 172 条：“太阳与少阳合病，自下利者，与黄芩汤。”黄煌教授曾说，黄芩汤是发热性疾病出现腹泻的经方，后来成为历代治疗热性腹泻的基本方。黄芩汤在恶性（大肠）肿瘤上的应用更值得关注。

黄芩汤可治疗以下病证：①湿热小便涩痛。可配生地、木通等。②内热亢盛，迫血妄行而便血、血崩，还可治疗吐血、咳血、衄血等证。可配生地、白茅根、三七等。③湿热泻痢，可配黄连。

医　案

医案一：痢疾（选自《伤寒名医验案精选》陈明）

倪少恒医案：王某某，男，30 岁。患者病初恶寒，后则壮热不退，目赤舌绛，烦躁不安，便下赤痢，微带紫黯，腹中急痛，欲便不得，脉象洪实。先投以黄芩汤：黄芩、白芍各 12 g，甘草 3 g，红枣 3 枚。服药 2 剂，热退神安痛减，于第 3 日改用红痢枣花汤，连服 3 剂获安。

［按语］汪昂《医方集解》称黄芩汤为“万世治利之祖方。”

医案二：呕利（选自《伤寒名医验案精选》陈明）

刘渡舟医案：王某某，男，28 岁。初夏迎风取爽，而头痛身热，医用发汗解表药，热退身凉，头痛不发，以为病已愈。又三日，口中甚苦，且有呕意，而大便下利黏秽，日四五次，腹中作痛，且有下坠感。切其脉弦数而滑，舌苔黄白相杂。黄芩汤加味：黄芩 10g，白芍 10g，半夏 10g，生姜 10g，大枣 7 枚，甘草 6g。服 3 剂痊愈。

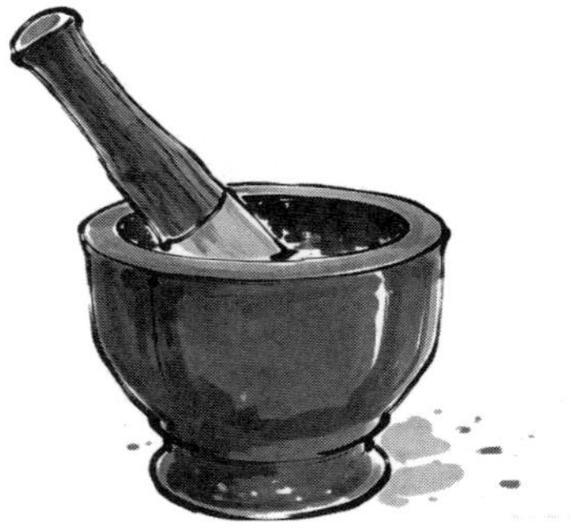

79.黄　芪

黄芪解字

芪：古文有两种写法，“耆”和“芪”。这两个字在《说文解字》里都能查到，读音一样。流传到现在，习惯上使用后一个字，从简避繁，这里就从后一个字来解读。

黄芪，味甘，性微温，比较平和。“芪”像是专为中药而制造的字，因为从音韵学角度看，跟“芪”相近的发音是气、起，而黄芪让大家熟知的功能就是补气。“芪”的草字头表示它是草木药。下半部“氏”，其甲骨文含义：①“支持”的“支”，读音也是 zhī。②将歪了的东西扶正。“支”的小篆是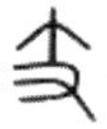，上面是半个竹子简化成“十”字，下面的“又”代表手，表示用手拿着竹子，支的状态可关联一个东西要倒了把它扶正。所以黄芪的药气是往上走的，有托举之象，与谐音“起”相应。

《内经》也赋予了“支”字另外的含义。《素问・灵兰秘典论》提到肾脏时说“伎巧出焉”。“伎”跟性有关，又《内经》说肾主二阴，即跟生殖器、性相关，所以“支”以及含“支”字的“芪”能关联肾、生殖器。

这里我们参考《中药学》对黄芪功效的讲解。

黄芪（《中药学》）

性味：甘，微温。

功效：补气升阳，益卫固表，托毒生肌，利水退肿。

应用：

（1）用于脾肺气虚或中气下陷之证。这里应了黄芪的托起、补气之象。中气下陷的表现是说话无力，声音小，人看起来也病恹恹的。严重的中气下陷容易久泄脱肛、子宫下垂、胃下垂、崩漏便血、月经淋漓不尽。这些都可以用到黄芪。常用方是李东垣《脾胃论》的补中益气丸。

（2）用于卫气虚所致的表虚自汗。黄芪关联肾，足少阴肾经和手少阴心经同名，中医认为能入肾经的药也能入心经，“汗为心之液”，心气虚可能会汗多。黄芪性甘，乃补虚之品，所以能敛汗固表。相应的方剂是黄芪桂枝五物汤和玉屏风散。

（3）用于气血不足所致的痈疽不溃或溃久不敛。痈疽不溃一般是气不足造成，黄芪补气助力让痈疽成熟溃散变好。溃久不敛是痈疽溃散之后流脓不止，这也是气不足的表现，这时可用黄芪来止溃，相应的方剂是托里消脓散，并加大其中黄芪的用量，让脓从大小便排出去，问题就解决了。

（4）用于浮肿。黄芪关联二阴能利尿退肿。《金匮》的防己黄芪汤，方名含有药名，说明这个方剂的作用与该药名的象关联很大。防己黄芪汤用于治疗汗多，自觉身重，下半身肿甚的浮肿症状。

中风左右偏瘫、走路不稳或不能起床的患者，可以大量用黄芪扶正托举，相应的方子是清代名医王清任的补阳还五汤。该方黄芪用到 120 g，同时配伍一些化瘀通络的药，效果很好。

注意：黄芪也有使用边界。如果有表实证，邪气在里且盛，食积内停或阴虚阳亢等实证就不能用黄芪。生活中会发现有些人用黄芪补气，不管身体是什么格局都吃，结果气一直往上升顶在胸口而胸闷。

平衡就健康，补的药不对证是有害的。

80.黄　柏

黄柏解字

黄：脾色黄，关联脾土。脾土怕湿。本药寒凉，故针对湿热。

柏：《金匮》用"檗"，与"柏"通用。《说文解字》云："柏，鞠也。""鞠"是古代的一种皮球，踢足球古时称"蹴鞠"。本药配合栀子治疗下焦尤其是腿脚部的湿热，如《伤寒》中的栀子柏皮汤。

黄柏(《中药学》)

性味：苦，寒。

功效：清热燥湿，泻火解毒，退虚热。

应用：

(1) 用于湿热泻痢、黄疸、白带、足膝肿痛及热淋等症。黄柏清热燥湿与解毒的作用与黄连类似。治痢疾，常配黄连、白头翁同用，如白头翁汤；治黄疸，可与栀子、甘草同用，即栀子柏皮汤；治带下黄稠，多配白果、车前子等，如易黄汤；治足膝肿痛，常配苍术、牛膝，即三妙丸；治热淋，可与竹叶、木通等清热利尿通淋药同用。

(2) 用于疮疡肿毒、湿疹等。本品亦可泻火毒，去湿热。治疮疡肿毒，内服多与黄连、栀子等同用，外用以本品细末调猪胆汁外涂；治湿疹，可与荆芥、苦参等同用，煎服，并以之同滑石、甘草为末撒敷，或煎汁洗患处。

(3) 用于阴虚发热、骨蒸盗汗及遗精等症。黄柏有退虚热、制相火功效。常与知母相须为用，并配以地黄、龟板之类养阴药以滋肾阴，泻相火，如知柏地黄丸、大补阴丸。

用量：3～10 g，煎服或入丸散。外用适量。

注意：本品大苦大寒，易损胃气，脾胃虚寒者忌用。

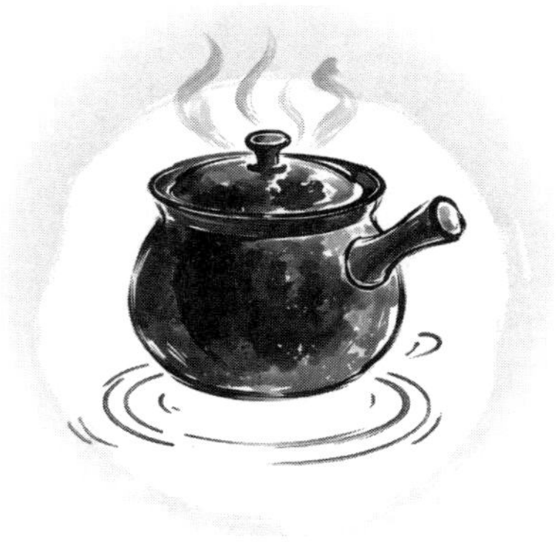

81. 当归、地黄

当归解字

归：歸。从止，从婦，自声。自同堆，小土山。为停止象。“止”，趾本字。《说文解字》：“止，下基也。象艸木出有址，故以止为足。”钟表圆盘图的下方代表下焦，为基。“足”，有动象。“帚”，扫除尘土、垃圾的用具。如，扫帚。为身体打扫，有逐瘀象。“歸”本义：女子出嫁。本药关联女子及妇科用药。女子以阴血为本，月经正常是身体健康的前提。同时嫁女有动象，本药关联阴血之动。二十八星宿中，女宿属于北方七宿之一，钟表圆盘图中北方应下焦。

当：當。《说文解字》：“當。田相值也。”本意为两块田相等、相当。“田”属于坤土。八卦中坤土属阴，关联母亲、女性。另外，当加“衣”字旁变成服装用词“襠”，简化字“裆”，对应下焦。

当归（《中药学》）

性味：甘、辛，温。

功效：补血，活血，止痛（不通则痛，血行则不痛），润肠（血虚肠燥，补血而润燥）。

应用：

（1）用于血虚诸证。本品为良好的补血药，故适用于血虚引起的各种证候。常配伍补气药同用，如当归补血汤，即由当归、黄芪二药所组成，用治血虚证有效。（阴血不足）

（2）用于月经不调、经闭、痛经。本品既能补血活血，又善止痛。如四物汤，即由当归、川芎、熟地、白芍所组成，为妇科调经的基本方剂；经闭不通，可加桃仁、红花等祛瘀通经药；经行腹痛，可加香附、延胡索等行气止痛药。（妇科）

（3）用于虚寒腹痛、瘀血作痛、跌打损伤、痹痛麻木。本品补血活血，善止血虚血瘀之痛，且有散寒功效。如当归建中汤、当归生姜羊肉汤，治虚寒腹痛。配伍丹参、没药、乳香，治肢体瘀血作痛，如活络效灵丹；配伍大黄、桃仁、红花等治跌打损伤，如复元活血汤；配伍羌活、桂枝、秦艽等，治关节痹痛或肌肤麻木，如蠲痹汤。（归的“出嫁”动象，能通）

（4）用于痈疽疮疡。本品补血活血，能起到消肿止痛、排脓生肌的功效，故也为外科所常用。配伍金银花、赤芍、没药等，可以消肿止痛，如仙方活命饮；配伍黄芪、人参、熟地、肉桂等，可以排脓生肌，如十全大补汤。

（5）用于血虚肠燥便秘。本品有补血润肠的功效。多配伍肉苁蓉、生首乌、火麻仁等润肠药。

用量用法：5～15 g。补血用当归身，破血用当归尾，和血（即补血活血）用全当归。酒制能加强活血的功效。

注意：湿盛中满、大便泄泻者忌服。

地黄解字

地：土的原意为土堆、土山，为停止不动之象。右边的“也”代表蛇，有舒展伸展之象，“地”是土堆的延展、伸展之意，静中有动。含“也”部首的文字多有施展之意，如：拖拉、逶迤、驰骋等。土和地的一个用法区别，家乡是不变的，叫故土，如故土难离。曾经去过的地方叫故地，如故地重游。土地在八卦中关联坤卦，坤卦在中医里关联脾土、肉。另外，钟表圆盘图中天、人、地相应，上焦应天，中焦应人，下焦应地，肾处下焦，地也关联下焦。

黄：甲骨文含义代表蝗虫，虫在《内经》中为“动”象，运动或者躁动。同时黄作为颜色在《内经》中关联脾土、中焦。

明代大医张景岳，因善用熟地，人称“张熟地”。所以在此引用张景岳对地黄的解读：

“熟地黄，味甘微苦，味厚气薄，沉也，阴中有阳。本草言其入手足厥、少阴经，大补血衰，滋培肾水，填骨髓，益真阴，专补肾中元气，兼疗藏血之经，此虽泛得其概，亦岂足以尽是之妙。”

“凡诸真阴亏损者，有为发热，为头疼，为焦渴，为喉痹，为嗽痰，为喘气；或脾肾寒逆为呕吐，或虚火载血于口鼻，或水泛于皮肤，或阴虚而泄利，或阳浮而狂躁，或阴脱而仆地。阴虚而神散者，非熟地之守不足以聚之；阴虚而火升者，非熟地之重不足以降之；阴虚而躁动者，非熟地静不足以镇之；阴虚而刚急者，非熟地之甘不足以缓之。”

张景岳认为熟地大补血之不足。脾胃不足者要慎用生地，熟地则无妨。熟地是至阴之物，能补真阴。

补血以熟地为主，而川芎、当归为辅。特别是真阴亏损者。张景岳还认为熟地既不滋腻也不滑泽，必须多用才能起效。作者曾经单用 200 g 熟地小火煎煮一个小时当茶饮，煮出来的水有栗子的香味，很好喝，喝完体内没有任何不舒服，当晚困得很早，睡得很深。

凌一揆的《中药学》指出了熟地的两个典型应用，一是补血，二是补真阴，虽然没有张景岳讲得详尽，但也能管中窥豹。

熟地黄（《中药学》）

性味：甘，微温。

功效：养血滋阴，补精益髓。

应用：

(1) 用于血虚萎黄、眩晕、心悸、失眠、月经不调、崩漏等症。本品为补血要药，常用于血虚诸证及妇女月经不调、崩漏等证。如四物汤，即以本品与当归、川芎、白芍同用，为补血调经的基本方剂，用治上述证候，都可随证加减应用。

(2) 用于肾阴不足，潮热、盗汗、遗精、消渴等症。本品又为滋阴的主药。如六味地黄丸，即以本品配伍山药、山萸肉等组成，可治肾阴不足引起的各种证候。

此外，如腰酸脚软、头晕眼花、耳鸣耳聋、须发早白等一切精血亏虚之证均可应用。因本品不仅能养血滋阴，而且有补精益髓的功效。

生地黄(《中药学》)

性味：甘、苦，寒。

功效：清热凉血，养阴生津。

应用：

(1) 用于温热病热入营血，身热口干、舌绛或红等症。本品具有清热凉血和养阴的作用。常与犀角、玄参等配伍，以增强清营养阴功效，如清营汤。这种作用又适用于温热病后期，余热未尽，阴津已伤，而致发热、夜热早凉，以及慢性病由于阴虚内热所致的潮热证。常与知母、青蒿、鳖甲等配伍，如青蒿鳖甲汤。

(2) 用于热在血分，迫血妄行的吐血、衄血、尿血、崩漏下血等症。本品又能凉血、止血。常与侧柏叶、生荷叶、艾叶等同用，如四生丸。又用于血热毒盛，发疹发斑而斑疹紫黑之证，亦常与犀角、丹皮、赤芍等配伍以凉血消斑，即犀角地黄汤。

(3) 用于热病伤阴，舌红口干，或口渴多饮，以及消渴烦渴多饮等症。本品能养阴生津。常与麦冬、沙参、玉竹等配伍以养胃阴，生津液，如益胃汤。治消渴证多与葛根、天花粉、五味子等配伍，如玉泉散。

此外，用于热甚伤阴劫液而致肠燥便秘。多与麦冬、玄参同用，即增液汤。

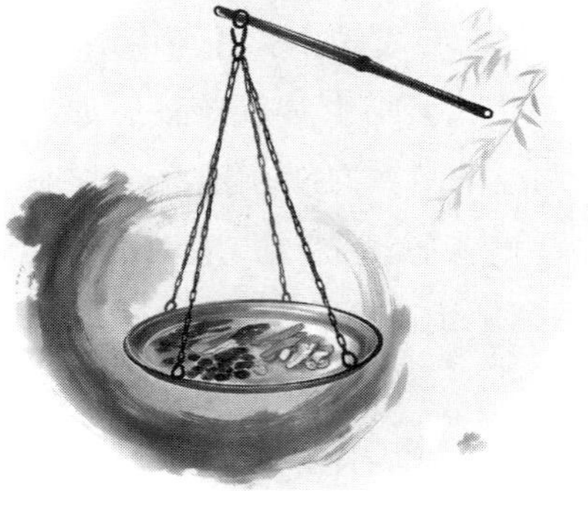

82.阿胶、鹿角胶

阿胶是药食同源的中药材，大众对阿胶的通识是补血，常用阿胶做成各种糕点。实际上作为一味药材，阿胶的主要功能并不是直接补血。阿胶的“阿”虽代表原产地山东东阿，但也蕴含着中医赋予药名的意义。“胶”并非简化字，它在《康熙字典》里已经存在。《内经》中用的是“膠”字。这两个都算古字，本书重点分析“胶”。

阿胶解字

阿：左耳刀，原意是阜，代表土山。关联土克水。可，从口，从丂（供神之架），表示在神架前歌唱，关联上焦。另外，“屙”表排泄，同音“阿”（ē），其象为液体或固体从下焦孔窍下行，关联下焦。

胶：月肉旁代表这个药来自动物。交：象人两腿交叉形，本义交叉。

小孩子想撒尿憋不住的时候，会有这种姿势。中医关联憋住、不让气血下行流失的象，用来治疗孔窍有“不该流出但又流出去的”疾病，例如月经淋漓、崩漏、蛋白尿、大便带血等，或者阴虚咳嗽、盗汗（两者亦有“流”出象）等。

阿胶（《中药学》）

性味：甘，平。

功效：补血止血，滋阴润肺。

应用：

（1）用于血虚眩晕、心悸等症。本品为良好的补血药。多与党参、黄芪、当归、熟地等补气养血药同用。

（2）用于吐血、衄血、便血、崩漏。本品为止血要药。如《千金翼方》以本品配伍蒲黄、生地治吐血不止。黄土汤以本品与灶心土、生地、黄芩、附子等同用，治吐血、衄血、便血、血崩；胶艾汤以本品配伍生地、白芍、艾叶炭等，治妇女崩漏、月经过多、妊娠下血、小产后下血不止等。

（3）用于阴虚心烦、失眠等症。本品黏腻，可滋阴。如黄连阿胶汤，以本品配伍黄连、白芍、鸡子黄，治热病伤阴，心烦失眠。

（4）用于虚劳喘咳或阴虚燥咳。如补肺阿胶汤以本品与马兜铃、牛蒡子、杏仁等同用，治肺虚火盛，喘咳咽干痰少或痰中带血；清燥救肺汤以本品与生石膏、杏仁、桑叶、麦冬等同用，治燥热伤肺，干咳无痰、气喘、心烦口渴、鼻燥咽干等证。

用量：5～10 g。用开水或黄酒化服；入汤剂应烊化冲服。止血宜蒲黄炒，润肺宜蛤粉炒。

注意：本品性质黏腻，有碍消化。如脾胃薄弱、不思饮食或纳食不消者均忌服。

鹿角胶解字

鹿角有个特点，砍掉之后再生能力很强，并在督脉之巅顶。故跌打损伤用它可提高再造能力。老年人再造能力差，跌扑伤损的后期可以用，可帮助阳生阴长。

鹿角胶

性味：甘、咸，温。

功效：补肝肾，益精血，止血。

应用：

（1）用于治疗吐衄虚羸。熬胶的鹿角胶、龟板胶，可滋阴。

（2）用于治疗皮下出血。皮下出血紫癜的患者，人虚乏无力，阳不够，阴血又缺。鹿角胶与阿胶一起，烊化服用，可治皮下出血。

（3）用于治疗跌扑损伤。

（4）用于治疗崩带安胎。崩漏带下、胎元不固可用。

阳和汤含鹿角胶，最主要的作用是去阴疽、烂疮。

常用的含阿胶的有补血、止血象的方子有黄连阿胶汤、胶艾汤、黄土汤、温经汤。其中黄连阿胶汤可参考下面医案。

医　案

医案一：崩漏

刘渡舟医案：唐某某，女，30 岁。月经淋漓半年，心烦不得卧，惊惕不安，自汗沾衣。前方多参、芪温补与涩血固经之药，效差。脉萦萦如丝，数而薄疾（一息六至有余），舌光红无苔，舌尖红艳如杨梅。

黄连 10 g，阿胶 12 g，黄芩 5 g，白芍 12 g，鸡子黄 2 枚。5 剂，夜间不烦乱，能安然入睡。再 5 剂，漏血止。

[按语] 心烦不得卧应条文“少阴病……心中烦，不得卧，黄连阿胶汤主之。”且心烦应阿胶滋阴，月经淋漓应“胶”的止象。

医案二：便血

万寿医案：王某，男，8 岁。起病数天，腹痛烦躁，唇红而焦，大便下血日数次，每次出血量 10～20 ml。脉数，舌边尖红，舌中苔微黑。大便化验：未发现痢疾杆菌及原虫。黄连阿胶汤 1 剂，下血停止，腹痛大减。再剂，诸症消失。

[按语] 烦躁应阿胶滋阴，“便血”应“胶”的止血象。

医案三：尿血

刘渡舟医案：高某某，男，40 岁。因体检发现：尿潜血（＋＋＋），尿蛋白（＋）。西医认为“肾小球肾炎”可能性大，给予激素及双嘧达莫（潘生丁）等西药，兼服中药，罔效。刻诊：心烦不寐，口干，五心烦热，腰痛，下肢痿软无力，小便频数，量少色黄。舌红绛而苔薄黄，脉细数薄急。方用：黄连 10 g，黄芩 6 g，阿胶 12 g(烊化)，白芍 15 g，鸡子黄 2 枚，当归 15 g，生地 15 g。7 剂，心烦与不寐均减，仍多梦，小便黄赤，带有泡沫颇多。舌质仍红，脉来弦滑。继上方加减出入，约 1 月，痊愈。

医案四：双目失明

权依经医案：贺某，女，34 岁。3 年前高烧住院，半月后体温降至正常，但双目失明，经眼科会诊，眼底正常。继发阴道流血不止，呼吸摇肩，手足冰凉，神志不清，心中痛热，脉若有若无，危在旦夕。经治，诸症好转，双目失明仍在。刻诊：其症如上，脉细无力。先辨为肝血不濡，但用补肝血之药罔效。患者表现为双目失明而烦躁，改黄连阿胶汤：黄连 12 g，黄芩 3 g，白芍 6 g，阿胶 9 g，鸡子黄 1 枚。服上药后，患者当晚疼痛难忍，直到夜半才入睡，于次晨即能看见大的物体，不再烦躁。改用六味地黄汤加生牡蛎(生地 24 g，山药 12 g，山萸肉 12 g，丹皮 9 g，泽泻 9 g，茯苓 9 g，生牡蛎 12 g)。3 剂而愈。

[按语] 心眼同为离卦，黄连入肝、心，肝开窍于目；阿胶解阴虚。

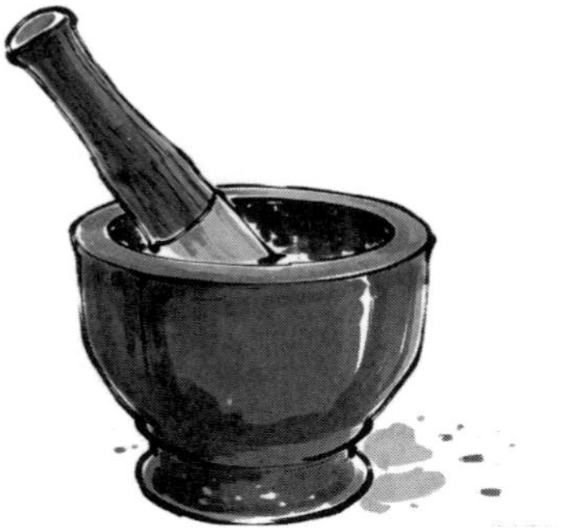

83. 葛　根

葛根解字

葛：下半部分的“曷”（hé），同“何”，含“可”，“可”从口，从丂（kǎo，供神之架），表示在神前歌唱。“可”似为“歌”字的古文。甲骨文到篆字“可”的演变如下：

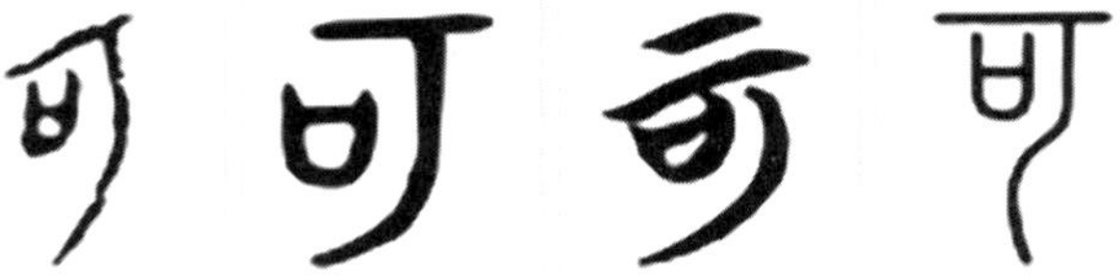

从“葛”“可”的解字中可推出，这两字用在中药名中时，以唱歌为线索，可关联如下靶点或部位：①喉；②颈项；③头面；④肺（皮毛、大肠）；⑤通神向上应心；⑥歌（开合象应少阳、风证）。

根：含“艮”，艮卦关联胃、停止，关联足阳明胃经，进而关联手阳明大肠经。

葛根（《中药学》）

性味：甘、辛，凉。

功效：发表解肌，升阳透疹，解热生津。

应用：

（1）用于外感发热，头痛、无汗、项背强痛等症。对风寒表证常与桂枝、麻黄、白芍等同用，如葛根汤；若风热表证兼有内热则宜配伍黄芩、石膏、柴胡等药

以解肌清热，如柴葛解肌汤。（外感关联肺）

（2）用于麻疹初起，发热、恶寒、疹出不畅之症。常与升麻同用，如升麻葛根汤。（肺主皮毛）

（3）用于湿热泻痢及脾虚腹泻等症。湿热泻痢多与黄芩、黄连等配伍，如葛根芩连汤。（“根”关联停止）

（4）用于热病烦渴及消渴口渴多饮。本品有生津功效。可单用或配伍麦冬、天花粉、地黄等药，如玉泉散。（消渴多饮关联口）

葛根分为柴葛根和粉葛根。粉葛根偏于生津、解肌、升阳止泻。柴葛根偏于活血化瘀，适用于痹症。脾虚泄泻时宜用煨葛根止泻。

“解肌”在《伤寒》中只用来描述桂枝的功效，后世发挥：“葛根也有解肌之效”，但与桂枝的功能不在一个层面。例如，四肢肌肉酸痛可加桂枝，一般不加葛根。

葛根汤

葛根汤是生活中常用的方子，应用极广。以葛根命名，说明葛根的象为选方与辨证的重要根据。现结合《伤寒》《金匮》的条文和《伤寒名医验案精选》的医案来解读使用场景，关联“葛根”两字所体现的靶点，让三者（解字、条文、验案）结合，开拓葛根汤的应用思路。

《伤寒》条文：“太阳病，项背强几几，无汗，恶风，葛根汤主之。”

“太阳与阳明合病者，必自下利。葛根汤主之。”

《金匮要略·痉湿暍脉证第二》：“口噤不得语，欲作刚痉，葛根汤主之。”口噤，面部肌肉痉挛不能说话或吞咽。刚痉，不出汗的痉挛。

从条文可以看出葛根汤的使用场景：①恶寒恶风，发病当下无汗，从脖子到背部容易僵硬不舒服。②下利，一直拉肚子。③嘴巴张不开，可能伴随疼痛，严重到不能说话、吃饭。④刚痉，浑身抽搐痉挛，同时无汗。

下利与“根”的停止象关联。僵硬、痉挛症状属于风证，艮卦应阳明胃和大肠，别通从阳明燥金治疗厥阴风木的疾病。嘴巴张不开、不能说话跟“葛”（可）关联。“可”关联肺，肺主皮毛，应出汗和表证。

医案

下面11则典型医案，选自陈明的《伤寒名医验案精选》。

应用葛根汤时，患者当下的身体不能显示出明显的热证。这时就需参考脉象和舌象。首先，舌象不是血红、绛红，代表没有大热在胸口聚集；舌苔不是黄厚，代表不是消化停滞而导致上焦和中焦气结。其次，脉不是洪大，应该是比较中和，如果有表证会有浮脉出现。最后，心跳不能过快。

医案一：偏头痛

刘渡舟医案：李某，男，38岁。患顽固性偏头痛2年。右侧痛连及前额、眉棱骨。无汗恶寒，流清涕，心烦，面赤，头目眩晕，寐差。颈项及后背经常有拘急感，头痛甚时拘紧更重。舌淡苔白，脉浮略数。

麻黄4 g，葛根18 g，桂枝12 g，白芍12 g，炙甘草6 g，生姜12 g，大枣12枚。服药后覆取微汗，避风寒。3剂药后，脊背有热感，继而身有小汗出，头痛、项急随之而减。原方再服，至15剂，头痛、项急诸症皆愈。

[按语]“颈项及后背拘急感”符合《伤寒》条文，“葛”应头面，足阳明胃经“循发际，至额颅”，应前额、眉棱骨。

医案二：口眼歪斜

毕明义医案：于某某，男，82岁。时值隆冬大寒，患者早晨醒后，右上眼睑及右口唇不自主地抽动。家人发现其右侧口角偏向左侧，右上眼睑下垂，与之问答，口齿不清。刻诊：右侧前额皱纹消失，眉毛下垂，睑裂扩大，鼻唇沟消失，右侧口角歪向左下方，右侧鼻孔缩小，同时右侧鼻翼变小，鼻准偏向左侧。苔薄白，脉浮紧。脉证合参，属中风口眼歪斜。治当解肌疏风散寒。疏葛根汤。

葛根、麻黄、白芍、炙甘草、生姜、大枣(去核)各10 g。药后取汗，温热绵物敷右侧整个面部，以使局部汗出。1剂后，头痛、项强、鼻塞即除，言语较前清楚，口歪减其半。又继服1剂，痊愈。

[按语]面瘫因寒而起(现代多数的面瘫因空调冷风、冷饮等寒凉因素导致)，脉浮紧与《伤寒》条文相应，“葛”对应面部问题。葛根汤是治疗面瘫的首选方。

医案三：口噤

杨德明医案：刘某某，女，45 岁。口噤不语 20 余天，某医院诊为咀嚼肌痉挛，用西药治疗 5 天，症情依旧。诊见：右颞颌关节僵硬，疼痛，不能咬嚼食物，张口约 0.5 厘米，舌淡，苔薄白，脉紧。

处方：葛根、白芍各 60 g，甘草 30 g，桂枝 12 g，麻黄 4 g，生姜、大枣各 10 g，水煎温服。同时用药渣热敷患处（每日 3 次，每次大约 30 分钟）。

5 剂后，口噤不语减轻，颞颌关节僵硬、疼痛明显缓解，张口约 1.7 厘米。守方续服 4 剂，即张口自如，诸症消失。

［按语］阳明燥金别通，治疗厥阴风木。

医案四：痤疮

胡学曾医案：冯某某，男，21 岁。患者于 2 年前面部患痤疮，时多时少，多则由两颊波及耳后及颈部，痒痛难忍，抓破则有脓液溢出，数日或十几日不能愈合，且常有黄水渗出。曾在某医院用散风清热、解毒凉血、泻热利湿、清泻阳明郁热等法医治，服药近百剂均未获效。诊见患者面部痤疮以两颊部为多，有已破溃者结痂，有新生者红肿，痒痛难忍，夜卧不宁，甚则难于入睡，口苦，心悸，得厚味痤疮即生，大便干燥，舌红苔白而糙，脉来滑数。综观脉证，处葛根汤加味：

葛根 24 g，麻黄 4 g，桂枝 8 g，杭芍 8 g，生姜 3 片，大枣 5 枚，生石膏 30 g，丹参 30 g，通草 2 g。

前方服用 4 剂，痤疮已有部分愈合，无新生者。舌红苔白，脉滑数，继以前方服用 30 余剂，面颊仅留有愈合之瘢痕，其余无不适而告痊愈。

［按语］“葛”应肺主皮肤、头面，痤疮是葛根汤的一个重要治疗方向，可以与桂枝茯苓丸一起使用，加大黄、川芎等。

医案五：眩晕

李玉海医案：阎某，女，38 岁。患者罹患眩晕年余，多方求治罔效，症见头晕目眩，不能抬头，呕恶厌食，恶风畏寒，头项强痛，背部酸楚，舌淡苔白，脉弦紧，此次卧床已达 10 余天。治拟疏通经气，升举清阳，方用葛根汤。处方：

葛根 30 g，麻黄 6 g，桂枝 6 g，白芍 12 g，生姜 6 g，大枣 12 枚，甘草 6 g。迭进 4 剂，病苦若失，随访至今，眩晕未再复发。

［按语］“恶风畏寒，头项强痛，背部酸楚”符合《伤寒》条文，眩晕可看作风证，头面应“葛”。

医案六:痉病

方承康医案:章某某,男性,74 岁。患者于同年 7 月底行“前列腺摘除术”后外感发热,经用中西药后寒热退,同时出现双下肢萎软酸痛,行走需人搀扶,双侧颈项牵强疼痛,在外院用中西药两月余,下肢症渐好转,颈项诸症却有增无减。症见,体瘦,头项左倾,两侧颈项和后枕部僵硬麻木,牵强疼痛,转侧时疼痛益剧,头似不在脖子上,二便自调。舌质淡红,苔薄白,脉细弦。观前医处方多为羌防一类祛风湿止痛或夹通络养血之品。遂处以葛根汤原方:

葛根 40g,生麻黄 10g,桂枝 10g,赤白芍各 30g,生甘草 10g,生姜 3g,大枣 12 枚。2 剂。嘱药后稍加被覆以取小汗。

二诊:患者头颈已复端正,精神振奋,谓当日药后略有汗出,颈项部隐感热辣,诸症明显减轻,颈项大松,如释重负。次日药后并无汗出,颈项症豁然若失,转侧裕如,稍感头晕,病既愈,未再处方。一月后门诊遇之,谓一切良好。

[按语]“项背不舒”符合《伤寒》条文,“葛”应项背。

医案七:气喘

叶桂亭医案:一商妇,一至秋间,则常大苦喘息,动作不自由,有如废人,求治于余。往诊之,支臂于炉架而坐,已数十日不动,亦不能睡。若将此坐形稍倚侧之,则立即喘悸。食仅碗许。问其发时,自脊至颈如板状,回顾亦痛。以一医之劝,用八味丸数百两,喘少减云,与葛根汤 5 剂许,得以起步,再服痊愈。

[按语]项背僵硬符合《伤寒》条文,“葛”应肺。

医案八:失音

李笔怡医案:芮某某,女,45 岁。患者 1 月前受寒后,发热咳嗽,喉痛咽燥,经治疗后热退而咳嗽未止。继服肃肺化痰,止咳宁嗽之药后,突然咳嗽止,但声哑,发音不扬,口渴不欲饮。他医再投养阴清热利咽之剂,后至完全失音。就诊时只能用文字诉述病情。自感畏寒,吞咽微觉喉间气阻,纳差便溏。舌淡、苔薄白,脉浮紧。此乃感冒失治,过用寒凉,气机失宣。当予调和营卫,宣肺透邪。用葛根汤加味:

麻黄、桂枝、炙甘草各 3g,芍药 10g,葛根 15g,京蝉衣 5g,大枣(擘)4 枚,生姜 3 片。

嘱服药后喝小碗热稀粥。1 剂后,身体微微汗出;服毕 3 剂,音哑好转。自觉咽部气爽。再进 3 剂,诸症消失。

［按语］方中麻黄、桂枝祛寒，失音与“葛”（歌）相应，蝉蜕应声音。

医案九：胃脘痛

刘景祺医案：杜某某，男，69 岁。胃痛已 30 多年，近七八年加剧，经常隐隐作痛，项背强，上肢有时发麻，全身发紧，易感冒。曾善饮酒，但近七八年来已戒除。三年前曾行 X 线钡餐透视，诊断为慢性胃炎。苔薄白，脉浮紧。中医诊断：胃痛。辨证：表邪不解，内迫阳明。治则：表里双解。

葛根 15 g，麻黄 9 g，桂枝 6 g，白芍 6 g，生姜 6 g，甘草 6 g，大枣 3 枚，6 剂，水煎服。

服药后诸症消失，春节期间曾多次饮酒，也未出现胃痛。

［按语］“项背强硬”符合《伤寒》条文，胃痛与“根（艮）”相应。

医案十：小儿腹泻

石宜明医案：刘某，男，4 岁。患儿前日汗后受凉，昨日起发生肠鸣腹泻，大便清稀带泡沫，日数次，伴见恶寒发热，无汗，鼻塞流涕，纳呆，舌淡红，苔薄白，脉浮数。证属外感风寒腹泻，拟解表散寒为治。用葛根汤原方：

葛根 12 g，麻黄 5 g，桂枝 6 g，白芍 10 g，大枣 3 枚，生姜 2 片，炙甘草 3 g。

药进 1 剂腹泻减，表证除，再剂则泻止而痊。

［按语］“恶寒、无汗、发热”符合《伤寒》条文，方中麻黄、桂枝祛寒治感冒，腹泻用“根（艮）”的肠胃和止象。

医案十一：小儿遗尿

林家坤医案：李某，男，8 岁。每在睡中遗尿 3 年余，一夜尿床一至二次，醒后方觉。曾服健脾益肾、固涩缩尿之品及针灸治疗，效果欠佳。患儿饮食尚可，发育正常，舌质淡，边有齿印，苔薄白，脉缓。处方：

葛根 10 g，麻黄 4 g，桂枝、炙甘草、白芍各 6 g，生姜 2 g，大枣 7 枚。

连服 9 剂，痊愈。随访至今，未再发生遗尿。

［按语］“葛”应太阴肺，别通太阳膀胱。

葛根汤禁忌：心慌失眠或心跳本快者应慎用。心动过缓者合适。患者脸可黄暗，但不惨白，惨白者去麻黄。应用本方，患者一般不便秘。

84. 败酱草

败酱草解字

败：使聚集的邪气消减下去。

酱：谐音“将”，关联肝（将军之官），解毒。对照“将”，“酱”下面用“酉”（酒坛）代替了“寸”，酉时是下午五点到七点，是太阳下山的阳明时间段，关联下沉。“寸”的原意是手，在“将”里代表托举。脓已成，本药不托举，而下沉，推动像酒坛一样的痈脓，向下散掉，排出体外。

草：关联下焦、肝经。

败酱草针对热聚成病的情况，能消痈（化脓）、排毒，逐瘀、止痛。

败酱草（《中药学》）

性味：辛、苦，微寒。

功效：清热解毒，消痈排脓，祛瘀止痛。

应用：

（1）用于热毒痈肿，多用于肠痈症。本品配薏苡仁、附子，即薏苡附子败酱散，可治肠痈脓已成者；亦可治疗肠痈脓未成者，多与金银花、牡丹皮等配伍；亦可治肺痈发热，咳唾脓血，以之配鱼腥草、芦根、桔梗等同用。治热毒疮疖，内服并以鲜品捣敷患处，均有一定疗效。

（2）用于血滞之胸腹疼痛。本品能祛瘀止痛，可单用煎服，或与五灵脂、香附、当归同用。（肝主藏血，收藏太过）

用量：6～10 g。外用适量。

医 案

《金匮要略·疮痈肠痈浸淫病脉证并治第十八》云："肠痈之为病，其身甲错，腹皮急，按之濡，如肿状，腹无积聚，身无热，脉数，此为腹内有痈脓，薏苡附子败酱散主之。"从条文可知腹内有脓肿（如阑尾炎）都可用薏苡附子败酱散治疗。本方包括薏苡仁、附子、败酱草三味药。

肠痈（急性化脓性阑尾炎）（选自《金匮名医验案精选》）

周连三医案：张某某，男，23岁，腹痛一天，发热呕吐，继则腹痛转入右下腹，诊断为急性化脓性阑尾炎。先后用抗生素等药物治疗无效，患者不愿手术。症见面色青黄，神色困惫，右少腹持续疼痛，阵发性加剧，有明显压痛、反跳痛及肌紧张，包块如掌大，畏寒发热，剧痛，四肢冰冷，舌黄有津，脉滑数，体温38.7℃。血中白细胞 $20\times10^9/L$。

薏苡仁90 g，炮附子30 g，败酱草30 g，浓煎顿服，4剂后疼痛大减，呕吐止，体温正常。白细胞下降为 $13\times10^9/L$。续服6剂，继续好转，再服20余剂，痊愈。

[按语] 三味药4剂后，急性症状就停止了，患者自然有信心。

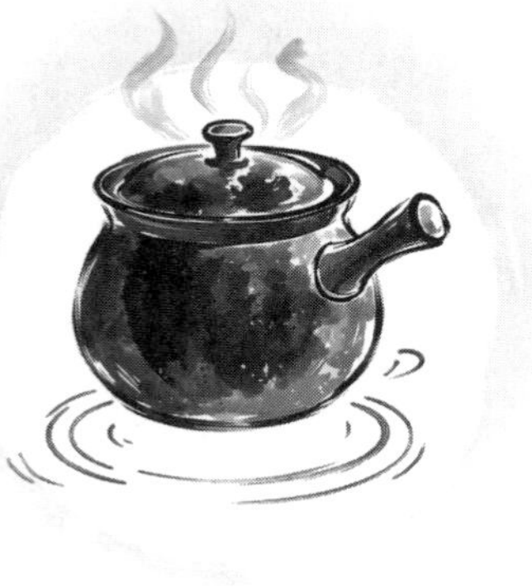

85. 黄连、连翘

黄连解字

黄：《内经》脾色黄，黄关联脾、太阴湿土。本品寒，可燥湿清热。带有“黄”字且性寒的药如黄柏、黄连、黄芩都有燥湿的作用。

连：会意字，从辵(chuò)，从车。本义为人拉的车。辵，代表行走；车，关联肝脏。

黄连可理解成一辆车随肝气上行，沿途收走多余的肝火、水湿，以泄肝气解热毒。五行木生火，肝木过旺会导致心火太盛而烦躁，黄连泻肝火进而祛心火。

黄连(《中药学》)

性味：苦，寒。

功效：清热燥湿，泻火解毒。

应用：

(1) 用于肠胃湿热所致的腹泻、痢疾、呕吐等症。与木香同用，即香连丸，可调气行滞而除里急后重；若治痢疾、泄泻而身热者，常配伍葛根、黄芩等，如葛根芩连汤。若肝火或胃热呕吐，配吴茱萸，即左金丸。(金克木，使恢复平衡)

(2) 用于热盛火炽、壮热、烦躁，甚至神昏谵语等症。可配黄芩、黄柏、栀子等，如黄连解毒汤。

(3) 用于痈肿疮毒、疔毒内攻、耳目肿痛诸症。可配黄芩、栀子、连翘等。

用量：2～10 g，煎服或入丸散。外用适量。

注意：本品大苦大寒，过量或服用较久，易致败胃。凡胃寒呕吐，脾虚泄泻之证均忌用。

连翘解字

连：有“车”。

翘：从羽、尧声。《说文解字》云：“翘，尾长毛也”，qiào 音，有举起、向上之意。《内经》：“南方生热，热生火”“其应夏，其虫羽”，羽关联心。《素问·阴阳应象大论》：“北方生寒，寒生水……，在音为羽”，羽也关联肾。从经络上看，羽关联少阴经（手少阴心经和足少阴肾经）。

“连”和“翘”都有上行之象，能到心肺。连翘性微寒，能去肝、心、肾、肺的热。可以理解成此药随着肝气一起上行，沿途泻火，解热毒肿胀。

连翘（《中药学》）

性味：苦，微寒。

功效：清热解毒，消痈散结。

应用：

（1）用于外感风热或温病初起，发热、头痛、口渴等症。连翘能清热解毒透邪，并善清心而散上焦之热。常与金银花相须为用，配伍牛蒡子、薄荷等药同用，如银翘散。

（2）用于热毒蕴结所致的各种疮毒痈肿，或瘰疬结核等症（从皮肤上翘起来了）。本品泻火解毒，能消痈散结，前人称为“疮家圣药”。疗痈肿疮疖，可与野菊花、金银花、天花粉等解毒消肿之品同用；治瘰疬结核，多和夏枯草、玄参、贝母等配伍，以增强解毒消肿散结的作用。

用量：6～15 g。

医　案

医案：不寐

刘渡舟医案：李某某，男，49 岁。失眠两年，安眠药罔效。入夜心烦神乱，辗转反侧，不成寐。烦甚时须跑到空旷之地大声喊叫，方觉舒畅。素喜深夜工作，疲劳至极时，为提神醒脑起见，常饮浓厚咖啡，习惯成自然，入夜兴奋不寐，昼则头目昏沉，萎靡不振。刻诊：舌光红无苔，舌尖宛如草莓之状红艳，脉弦细而数。此乃火旺水亏，心肾不交所致。黄连 12 g，黄芩 6 g，阿胶 10 g（烊化），白芍 12 g，鸡子黄 2 枚。3 剂，能安然入睡，心神烦乱不发，续 3 剂，痊愈。

［按语］黄连去心火，阿胶滋阴。

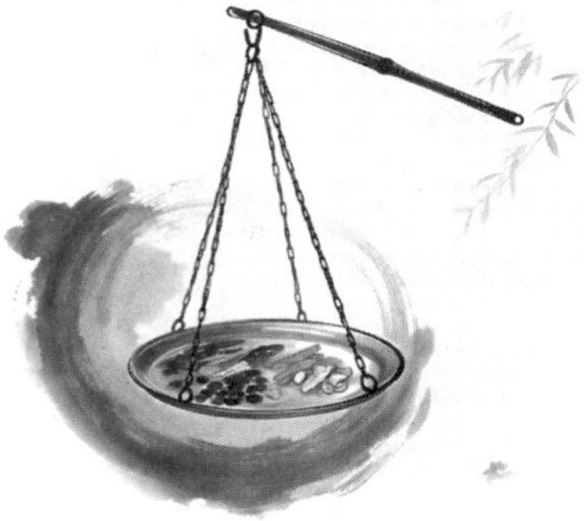

86.白前、前胡、地榆、车前子

白前解字

白:肺色白,关联肺、西方,有收敛、下降之象。

前:《说文解字》:“不行而进谓之歬,从止在舟上。”“前”的原意是船在水中前行。“月”,代表舟;“刂”,代表水的波纹。取“舟行水上”的象,利水。

本药与痰饮有关,能祛饮化痰。

桔梗,在习惯上被称为“舟车之剂”,桔梗能带着其他药物一起上行,如王清任的血府逐瘀汤中牛膝配桔梗让气、血、药物在全身循环起来,两个“舟”的含义并不相同。

白前(《中药学》)

性味:辛、甘,平。

功效:祛痰,降气止咳。

应用:

(1) 用于肺气壅实,痰多、咳嗽不爽或气逆喘促。偏寒,可配紫菀、半夏等;偏热,可配桑白皮、地骨皮等。

(2) 用于外感风寒咳嗽,可配荆芥、桔梗、陈皮,如止嗽散;咳喘浮肿,喉中痰鸣,属于实证,可配紫菀、大戟等,如白前汤。

用量:3～10 g。

注意:肺虚者忌用。

前胡解字

前：关联船在水中前行，逐水祛痰。

胡：关联下颏、颈部、胸口（胡子的部位）。

前胡（《中药学》）

性味：苦、辛，微寒。

功效：降气祛痰，宣散风热。

应用：

（1）用于肺气不降，喘咳、痰稠。前胡具降气化痰作用。常与桑白皮、贝母、杏仁等同用，治喘咳、痰黏、胸痞等症，如前胡散。

（2）用于外感风热。由于本品辛散苦降，具有宣散风热的功效，故对外感风热，尤以风热郁肺而致咳嗽用之最佳。常与薄荷、牛蒡子、桔梗同用。

用量：6～10 g。

注意：外寒甚，及内因致咳者，不宜。

地榆解字

地：土地，土克水，治疗“水异常流出”之象。

榆：“木”代表植物药；“俞”，会意。从亼（jí），从舟，从刂。“刂”，水也。本义指古代挖空树木制作成船。地榆关联水流的走与停止。

地榆（《中药学》）

性味：苦、酸，微寒。

功效：凉血止血，解毒敛疮。

应用：

(1) 用于咯血、衄血、吐血、尿血、便血、痔血及崩漏等症。地榆性寒苦降，味酸收敛，有凉血泄热、收敛止血之功。尤适宜于下焦血热所致的便血、痔血、血痢及崩漏等证。治便血、痔血，可加槐花；治血热崩漏，可加生地、黄芩、炒蒲黄、莲房等；治血痢久不愈，可与黄连、木香、乌梅、诃子肉等同用，如地榆丸。(水流停止)

(2) 用于烫伤、湿疹、皮肤溃烂等症。本品能泻火解毒，并有收敛作用，为治疗烫伤的要药。取生地榆研末，麻油调敷，可使渗出液减少，疼痛减轻，愈合加速。对于湿疹、皮肤溃烂等症，可用生地榆煎浓液，纱布浸湿外敷；亦可用地榆粉，加煅石膏粉、枯矾，研匀，撒于患处，或加适量麻油调敷。

用量：10～15 g。外用适量。

注意：对于大面积烧伤，不宜使用地榆制剂外涂，以防它所含水解型鞣质被身体大量吸收而引起中毒性肝炎。

车前子解字

车：关联肝或肝经，肝经绕阴器(前阴)，肝开窍于目。

前：舟行水上的象，利水。

子：子处关联二阴。

车前子(《中药学》)

性味：甘，寒。

功效：利水通淋，止泻，清肝明目，清肺化痰。

应用：

(1) 用于小便不利、水肿、淋病。若湿热下注，热结膀胱而致小便淋漓涩痛者，可与木通、栀子、滑石等清利湿热的药物同用，如八正散。

(2) 用于暑湿泄泻。利小便以实大便，治湿盛引起的水泻。可单用本品研末，米饮送服。或与白术、茯苓、泽泻等同用。

(3) 用于目赤、内障、视物昏暗。本品能清肝明目。若肝热目赤肿痛，可配菊花、龙胆草、黄芩等；若久患内障，肝肾阴虚，可配生地、麦冬、枸杞子等。

(4) 用于肺热咳嗽痰多。（肝气上行，木火刑金）

用量：5～10 g。布包入汤剂。

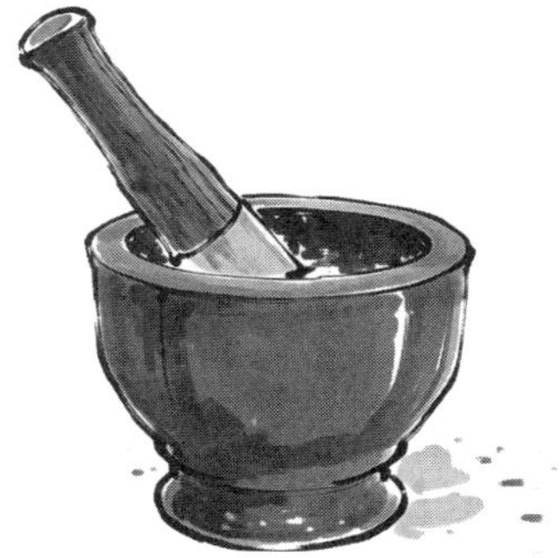

87. 紫河车、诃子

紫河车解字

紫河车为人的胎盘，是为胎儿提供营养的重要器官。肾主生殖，本药关联肾，进而能大补全身营养。

紫：紫色关联八卦的离卦，应心脏、眼睛、胸口。

河：河中的“可”，从口从丂（供神之架），表示在神前歌唱。关联肺、气息、面部肌肉等。

车：作为部首在药名中使用时关联肝、胆。

紫河车（《中药学》）

性味：甘、咸，温。

功效：补精，养血，益气。

应用：

（1）用于肾气不足，精血衰少所致的不孕或阳痿、遗精、腰酸、头晕、耳鸣等症。（肾开窍于耳）本品补肝肾，兼补阳，但药力缓和。

（2）用于气血亏虚，消瘦乏力、面色萎黄、产后乳少。本品有益气养血的功效。可配伍党参、黄芪、熟地、当归等同用。（血肉有情之品）

（3）用于肺肾两虚的气喘。尤其在不发作时服用本品，可以固本。如兼阴虚内热者，当配伍熟地、龟板、黄柏等养阴清热药，如河车大造丸。（“可”关联肺、气息）

此外，还可用于治疗气血亏虚、癫痫久发不止。（属补益气血的功效，癫痫关联大脑，可关联肺，同属金。）

诃子解字

诃：言加可，“可”关联肺、和肺的肃降。

子：关联子处。

诃子（《中药学》）

性味：苦、酸、涩，平。

功效：涩肠，敛肺，下气，利咽。

应用：

（1）用于久泻、久痢、脱肛。本品能涩肠止泻，兼下气消胀，配伍黄连、木香、甘草，治久痢腹痛而有热者，如诃子散；与干姜、罂粟壳、陈皮等配伍，治虚寒久泻或脱肛之症，如诃子皮散。

（2）用于肺虚喘咳或久咳失音。本品能敛肺下气止咳，又能清肺利咽开音。配伍桔梗、甘草，可治失音不能言语者，如诃子汤；配伍杏仁、通草、煨姜可治久咳，语言不出者，如诃子饮。

用量：一般 3～10 g。敛肺清火开音宜生用，涩肠止泻宜煨用。

注意：凡外有表邪、内有湿热积滞者忌服。

88.白 术

据统计，白术是临床使用量最大的中药。

“术”(zhú)与“足”谐音，表示有行走的功能，所以白术是一个动药。

“术”的原意是“邑中道”。“邑”，都城；“术”就是古代城市中的一条条道路。白关联肺，主下降、收敛。可以将身体想象成一个有围墙的城市，关联邑。“邑中道”即身体里走水走气的通道。其象为让身体里的气、血、水沿着各自的通道下行，使水归膀胱，粪归大肠，让身体循环顺畅。白术少用利小便，重用利大便(用到60～100 g，有中医用炒白术100 g治便溏，生白术100 g治虚性便秘)。胡希恕在《金匮要略讲义》里也提到，白术利小便。《金匮要略》桂枝附子去桂加白术汤条文：“初服其人身如痹，半日许，复服之，三服尽，其人如冒状，勿怪，此以术附并走皮肤，逐水气，未得除，故尔”。这段文字说明白术、附子并用可去水消肿，从而治疗痹证，连服三次，患者可能有瞑眩反应，如身麻木、头重等。笔者曾经用术附汤治疗过一个主诉失眠的60岁妇人。该患者失眠、烦躁，诊断结果为身体里有水气，用术附汤后，白带忽然增多，即水从白带排出来，烦躁、失眠随之而消。

白术(《中药学》)

性味：苦、甘，温。

功效：补气健脾，燥湿利水，止汗安胎。

应用：

(1) 用于脾气虚弱、运化失常所致食少便溏、脘腹胀满、倦怠无力等症。

甘味健脾，白术让能量顺畅下行，提高消化功能，增加胃口，于是人就慢慢有力气了。白关联肺，肺主一身之气，所以白术还有补气的作用。

这里谈谈“补”的概念。现在生活变好了，临床上会发现很多老人看着很虚弱却舌红、苔黄厚、脉强。中医叫“脉证不一”，往往治疗难度加大。一般这些老人有长期吃补品的习惯，因为消化功能变弱，吃进去的高营养的东西变成了身体的积滞，于是显现出不相符的舌象和脉象。中医五行讲的是运动，人活着也必须有气或能量的运动。如果药进到身体后，能帮着身体降浊，让吃下去的东西消化，使“水归膀胱，粪归大肠”，又不会导致腹泻（能量降得太过），四肢百骸得到能量，就是“补”了。中医学与社会学的“补”不同，社会学的“补”偏重于添加实物、物质。例如赈灾发放食物和衣服。中医学首先强调让身体的能量正常运行。如果身体能量运行不畅，再吃补品，只会增加身体负担，让身体能量运行更加不畅，所以补品不可随便吃，所谓“虚不受补”。

（2）用于脾虚不能运化，水湿停留，而为痰饮水肿等症。本品燥湿利水。

（3）用于妊娠脾虚气弱、胎气不安之症。白术能利水同时又有收敛之象。女子怀孕时气血聚集在下焦子宫，如果气血运行不畅容易水肿。越是高龄产妇越容易气血运行不畅，表现为水肿、血压高、血糖高等。西医检查出来可能是肾功能不全或者妊娠糖尿病之类，临床上水肿严重可导致胎儿早产。

白术帮助气血顺畅运行，利水同时有肺金的收敛象，敛住胎儿，不至于滑胎。现代医学认为生白术能减缓平滑肌运动，也是安胎的一个原因。

《金匮》用当归芍药散治疗妊娠腹痛，用当归散养胎，两者都含有白术，可治疗宫缩疼痛（一种平滑肌的活动）。当归散的条文：“妇人妊娠，宜常服当归散主之。”孕妇养胎需要更多的气血，当归补血，白术利水，且减缓平滑肌收缩运动，是一个很好的养胎方。

白术健脾胃，属土，土能克水，肾属水主骨生髓。《本草纲目》记载了一种病证——溢髓病，即骨髓溢出来了，可表现为牙齿不停地长。齿为骨之末，书中推荐用白术煮水漱口治疗。身上长骨刺，可用白术煮水泡脚或者打粉外敷，慢慢地骨刺会消失，疼痛也会消失。

苍术和白术

苍术和白术在《本经》中是不区分的，到了宋元开始分为两味药材。白术补气健脾更强，而苍术的“苍”是青色，关联肝，木克土，所以祛湿能力更强。

王辉武在《中药新用》里提到魏龙骧的经验方：白术 60 g，生地 30 g，升麻 3 g，通大便。治疗肝病或者肝硬化腹水的时候，一般主方里白术要用到 30～60 g。

另外，治疗腹水经常用大戟、芫花之类，要防止利水太过伤了正气，这种峻猛之剂，通常中病即止。对于虚劳的患者，则可用白术治疗，另辟蹊径。

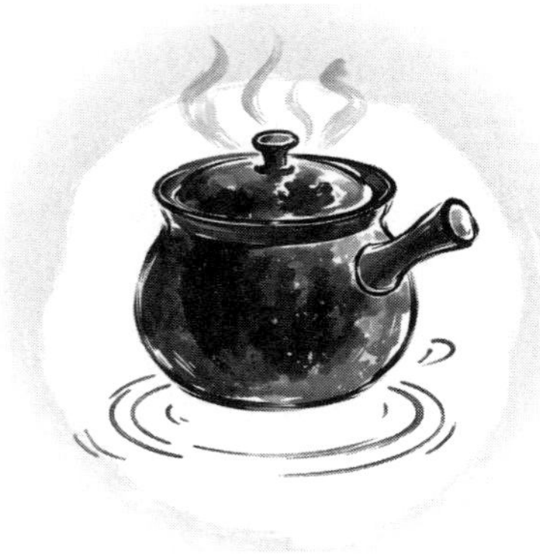

89. 白蔹、赤小豆、白薇

白蔹解字

白蔹的“白”和“敛”都关联了肺，主皮肤。另外，“敛”有收敛的含义，所以白蔹关联皮肤上需要收敛的问题。

白蔹（《中药学》）

性味：苦、辛，微寒。

功效：清热解毒（金克木），敛疮生肌（与名字解读一致）。

应用：用于疮痈肿毒及烧烫伤。散结消肿（“敛”），内服可与连翘、莲子配伍。“莲”包含“车”字，“车”关联到“将军之官”的肝脏，有解毒作用。

白蔹在外科、伤科的使用比较广泛。与赤小豆一起研磨，用鸡蛋清调匀敷在患处治疗疮痈脓肿。白蔹内服可以让疮痈加快成熟并排脓。如果疮痈溃破了疮不敛，可以用白蔹加白及、生麻油外敷以敛疮生肌。如果烧伤，可以单用其粉末，敷在患处。

需要注意的是白蔹“反”乌头，即不能与附子、乌头同用。

赤小豆解读

赤：下面四点表示火，是火把土烧红的意思。赤小豆可用于因热导致的小便不利。

小：原意是沙子，少少的水，仍关联肾。

豆：《素问·金匮真言论》提及肾“味咸”“其谷豆”，所以豆关联肾，跟二阴有关，能利小便。

赤小豆

功效：利水消肿，解毒排脓。

白薇解字

微：甲骨文的意思是隐秘地行走，中药里取象是把原来“动”的症状变得很隐秘、不明显。比如白薇能减轻原本的烦躁象。白关联肺、皮毛、手太阴肺经，手太阴肺经与足太阳膀胱经别通，所以白薇关联小便。另外，与白薇一样有除烦效用的是龟板，龟慢慢地爬，性子慢，取它的象就能有除烦、减少抖动的功效。阴虚火旺，烦躁得全身发抖，也可以用鳖甲。甲、乙属肝胆、主风，鳖甲的字面含义就是息风，风不妄动了自然就不烦躁了。

白薇

(1)《本经》：“味苦性平，主暴中风，身热肢满，忽忽不知人，狂惑邪气，寒热酸疼，温症洗洗发作有时。”这个作用关联肺（“白”）受寒热的感冒问题以及烦躁（“微”）的象。

(2)《用药心得十讲》：味微苦，性寒，主要用于清热、凉血、益阴。常用于治疗虚热低烧。①热病伤阴的低热，温热病恢复期。②胎前、产后的发热。妇女妊娠烦热，如果本来孕妇体质就偏热，再按传统补药保胎，而这些药没有及时消化，那身体将觉得烦热。

(3)《长沙药解》：“凉金泻热，清肺除烦”。

(4)《金匮要略》的竹皮大丸用到白薇："妇人乳中虚，烦乱呕逆，安中益气，竹皮大丸主之。"

产妇产后失血过多，容易引起血虚发热，心肺气虚，胃气上扬，所以心中烦乱、呕吐。用白薇配伍竹茹、生石膏、桂枝、甘草组成的竹皮大丸治疗。竹茹的"竹"应胆经的决断之象，关联胆经，足少阳胆经别通手少阴心经，所以竹茹能去心烦。石膏清热除烦，桂枝能"让一池的水活起来"，让整个方剂在身体里动起来。

解读到这里，读者是不是脑中会浮现出一些可用竹皮大丸的情景或人。比如女性围绝经期综合征：心中懊恼、失眠、心烦、喜呕、身体发热。围绝经期妇女虽然不是产后，但可能有血虚的症状。对男性来讲，阳痿、早泄、强中、不育等病，如果是血虚引起的并有烦乱、呕逆等症状，都有可能用到竹皮大丸。

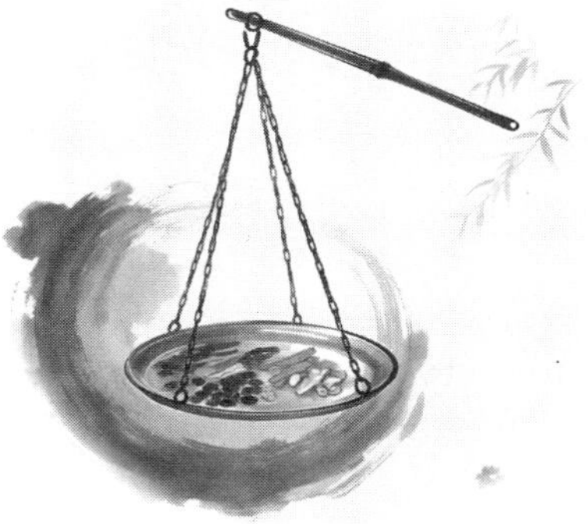

90.白芷、辛夷、苍耳子

白芷解字

白:关联肺,属金,金克木,故能祛风止痒。

止:关联艮卦,为山,应胃、足阳明胃经。肺开窍于鼻,鼻为面部之山,头为身体之山,故白芷能治鼻子及头面部相关的问题,如鼻塞、鼻炎。

白芷,关联肺、阳明燥金,同属金,治疗胃经循行处的疼痛,如眉棱骨痛,额颅痛;肺主皮肤,故白芷能治皮肤特别是头面部皮肤的鼓出象(关联山丘象)、皮疹等。"止"有停止之意,故白芷能止痛,特别是头面部的疼痛,如牙齿肿痛。另"白芷"的读音关联到"止住白带",又性温,可用于寒湿带下证。

白芷(《中药学》)

性味:辛,温。

功效:解表,祛风燥湿,消肿排脓,止痛。

应用:

(1)用于外感风寒,头痛、鼻塞。能散风寒,止头痛。与川芎、防风等配伍应用,如川芎茶调散。

(2)用于阳明经头痛、眉棱骨痛、头风痛、齿痛。本品芳香上达,祛风止痛。单用即都梁丸。本药为治鼻渊头痛的要药,常配伍苍耳、辛夷等药,如苍耳散。

(3)用于疮疡肿痛。未溃者能消散,已溃者能排脓,有消肿排脓、止痛之功,为外科常用之品。治乳痈常配伍瓜蒌、贝母、蒲公英等,以解毒散结消肿;治疮肿可配伍金银花、天花粉等。

（4）用于寒湿带下证。能燥湿止带。常与海螵蛸、白术、茯苓等配伍应用；若配伍清热除湿的黄柏、车前草等，亦可用于湿热带下证。

此外，本品亦可用于皮肤风湿瘙痒症，能祛风止痒。

用量：3～10 g。

辛夷解字

辛：象形，甲骨文形似古代的刑刀，本义是大罪。据《内经》，“辛”关联西方、肺、皮毛、鼻子。

夷：会意，从大，从弓，本义是东方之人，为我国古代对东部各民族的统称。弓的象与“木曰曲直”相关联，所以关联东方、厥阴风木、肝胆，肝开窍于目。

《本经》说本药有明目、祛风功效。“辛”＋“夷”沟通东西方，所以通达能力强，可通鼻窍，止头痛。

辛夷（《中药学》）

性味：辛，温。

功效：散风寒，通鼻窍。

应用：用于外感风寒，头痛鼻塞，尤为鼻渊头痛、鼻塞、香臭不闻、浊涕常流等症的要药。本品祛风散寒，能上行于头面而善通鼻窍。鼻渊证偏于寒者，多以其与细辛、白芷、防风、藁本等配伍应用；证偏于热者，多以其与薄荷、黄芩、苍耳子等同用。治疗鼻腔疾患，可制成油剂、乳剂和散剂局部滴用或吹敷。

用量用法：3～10 g。本品有毛，刺激咽喉，内服时，宜用纱布包煎。外用适量。

苍耳子解字

耳：与鼻相通，两个器官发挥作用时，用同一个文字描述“闻”。肺开窍于鼻、主皮毛，该药通肺窍入鼻（入头），治皮肤病，止痒散结。苍关联青色，关联肝风，故该药祛风湿。

苍耳子(《中药学》)

性味：辛、苦，温。

功效：通鼻窍，祛风湿，止痛。

应用：

(1) 用于鼻渊，头痛、不闻香臭、时流浊涕等症。本品散风通窍，又能止痛。常与辛夷、白芷等配伍，如苍耳散。对于外感风寒所致的头痛及头风头痛，也有解表祛风止痛的功效，可与防风、白芷、藁本等配伍。

(2) 用于风湿痹痛、四肢拘挛等症。可单用，或与威灵仙、肉桂、苍术、川芎等配伍。

用法：3～10 g，煎服，或入丸散。

注意：血虚头痛不宜用。过量易致中毒，引起呕吐、腹痛、腹泻等症。

另外，本药配白蒺藜，散风止痒，效佳。

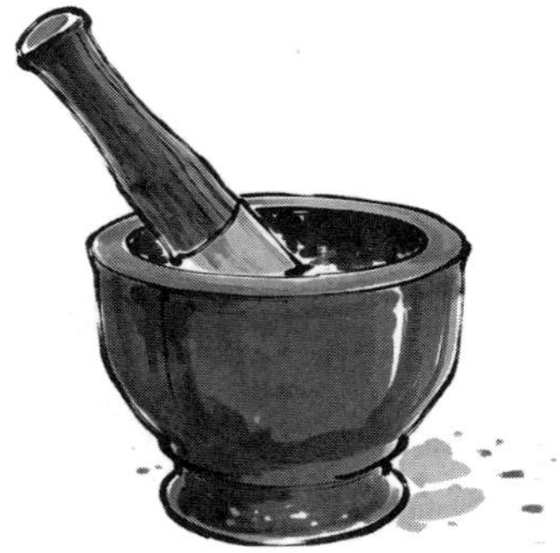

91. 白豆蔻　草豆蔻　肉豆蔻　山豆根

豆：象形。甲骨文字形似高脚盘，或有盖。本义为古代一种盛食物的器皿。又《尔雅》云："木豆谓之豆"，即木头做的高脚盘称作豆，所以豆关联木、肝经，能解毒。《内经》认为豆应肾，肾主二便。《素问·脏气法时论》定义五色与五味食物时说："脾色黄，宜食咸。大豆、豕肉、栗、藿皆咸。"所以豆与肾、脾关联。脾主消化，关联的疾病有泄泻、呕吐、腹胀。脾恶湿，关联祛湿。

汉代的时候，吃饭是跪坐在案几边上的。如果案几上放一个高脚盘，那么盘子的高度就与人的胸部接近。带"豆"的中药常常关联上焦的问题，例如呕吐或者喉咙肿痛。带"豆"的中药常可治疗身体里与食物有关的病证，如呕吐、泄泻、腹胀。

白豆蔻解字

白：关联肺，肃降（收敛下降）。

寇：手持器械的人，入侵到房子里来打人。本义：入侵，侵犯。人的身体在象上可以理解成房子，挥舞棍棒的人跑到房子里，吓得房子里的人都四处跑动。所以豆蔻是个动药，有行气、解郁的作用。肠胃一旦气滞，水的代谢就不正常，人体就会湿气盛，所以本药能行气祛湿。

白豆蔻（《中药学》）

性味：辛，温。

功效：化湿行气，温中止呕。

应用：

(1) 用于湿阻中焦及脾胃气滞证。湿阻气滞，脘腹胀满，不思饮食者，配伍厚朴、苍术、陈皮。湿温初起，胸闷不饥，舌苔浊腻者，配薏苡仁、杏仁等，如三仁汤；热盛者，配黄芩、黄连、滑石等，如黄芩滑石汤。

(2) 用于呕吐，胃寒呕吐，可单用为末服，或配藿香、半夏等。小儿胃寒吐乳，可配砂仁、甘草共研细末，常掺口中。

用量：3～6 g。入汤剂宜后下。

草豆蔻解字

草：关联肝经。肝木克脾土。从治疗角度来看，"木克土"的中药去到脾土，是双向调节，以平为期。比如湿气太重就祛湿，郁结太重就通大便。

草豆蔻(《中药学》)

性味：辛，温。

功效：燥湿，温中，行气。

应用：用于寒湿阻滞脾胃，脘腹胀满疼痛，及呕吐、泄泻等。草豆蔻燥湿、温中作用类似砂仁，而温燥性更强。中寒之呕吐、脘腹冷痛、大便滑泄，用之可止呕、止痛、止泻。湿盛者，可配厚朴、苍术、半夏等；寒甚者，可配肉桂、干姜等。

用量：3～6 g。入汤剂宜后下。

肉豆蔻解字

肉：类似一个开口向下的口袋，里边的东西掉出来。关联大便，止泻。如前面讲过的肉苁蓉，治疗便秘；肉桂能引元气到下焦。

肉豆蔻(《中药学》)

性味：辛，温。

功效：温中行气，涩肠止泻。

应用：

(1) 用于久泻不止。本品常与益气、助阳、固涩药同用。脾胃虚寒，久泻不止，配党参、白术、肉桂、诃子等；治脾肾阳虚，五更泄泻，配补骨脂、吴茱萸、五味子等，如四神丸。

(2) 用于虚寒气滞，脘腹胀痛、食少呕吐。本品有温中行气开胃的功效。如《普济方》以之配木香、姜半夏，为丸服，治胃寒食少呕吐及气滞胸脘作痛之证。

用量：3～10 g；丸、散剂 1.5～3 g。煨熟用可增强温中止泻作用。

注意：本品温中固涩，故湿热泻痢者忌用。

山豆根解字

根：含艮代表山，应胃，进而关联足阳明胃经，属于阳明燥金。金克木，从治疗角度来看，“金克木”的中药去到肝，是双向调节，以平为期。如肝的解毒功能弱，则增强解毒效果；调达疏泄功能不好，则帮着疏通。另外，艮卦象山，可治疗鼓起之疾患。

山豆根(《中药学》)

性味：苦，寒。

功效：清热解毒，利咽喉，散肿止痛。

应用：

(1) 用于热毒蕴结，咽喉肿痛。本品能清热解毒而利咽喉，为治咽喉肿痛要药。轻者单用煎服，并含漱；重者须配伍玄参、射干、板蓝根等；或与连翘、桔梗、牛蒡子等同用，如清凉散。

（2）用于湿热黄疸。

（3）用于肺热咳嗽及痈肿疮毒，有清肺热和散肿止痛之效。

用量：6～10 g，煎服，或磨汁服。外用含漱或研末涂敷患处。

注意：本品苦寒，不宜于脾胃虚寒、少食、便溏者。

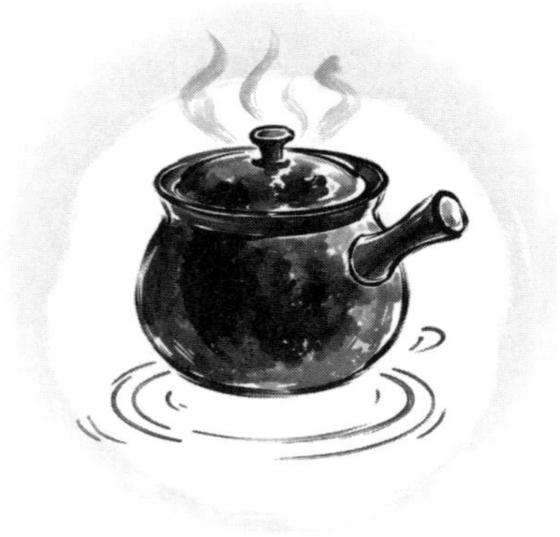

92. 白僵蚕

白僵蚕解字

白：关联肺，肺主皮肤，治疗肌肤的问题或表证。肺为金，金克木，故也治疗肝不平衡而风动的问题。

僵：僵硬是一种无法控制的“动”，本药关联风。

蚕：由“天”和“虫”构成。“天”，代表乾卦，为金，关联头面部。“虫”，在《内经》中代表动象。风主动，病态的无法控制的“动”关联厥阴风木。本药祛风，尤其是头面的疾患。繁体字也能解，这里从略。

白僵蚕（《中药学》）

性味：咸、辛，平。

功效：息风止痉，祛风止痛，解毒散结。

应用：

（1）用于肝风内动与痰热壅盛所致的抽搐惊痫。白僵蚕能息风止痉，并兼化痰之效。常与全蝎、天麻、天南星等同用，如千金散；若证属脾虚久泻，慢惊抽搐，又当配伍党参、白术、天麻等，如醒脾散；治中风口眼歪斜，面部肌肉抽动，则配伍全蝎、白附子，即牵正散。

（2）用于风热与肝热所致的头痛目赤、咽喉肿痛、风虫牙痛等症。本品有祛风止痛之效。治风热头痛，迎风泪出等症，可配伍荆芥、桑叶、木贼等如白僵蚕散；治风热喉痛，则与桔梗、防风、甘草同用，如六味汤。

（3）用于瘰疬痰核、疔肿丹毒等症。本品有解毒散结并化痰软坚之效。常

与浙贝母、夏枯草、连翘等同用。(气血僵,不流利而导致)

此外,本品尚有祛风止痒作用,可用于风疹瘙痒,多与蝉衣、薄荷等同用。

用法:3～10 g;散剂每服 1～1.5 g。散风热宜生用,一般多炒制用。

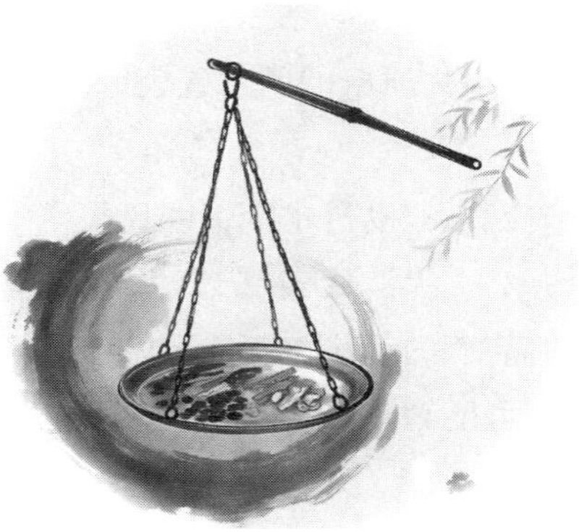

93. 青黛、青皮、苍术

青黛解字

青：青色应肝，肝郁、火旺。木生火，肝木旺往往会导致心火旺，心热时会有热毒发斑、吐血等症。

黛：原指古代女子画眉毛用的青黑色的颜料，后称女子眉毛。应身体的上方，应上焦。“黛”字为“黑”加“人”和“弋”。黑色，应肾、水。“弋”，用带绳子的箭射鸟，鸟关联朱雀，关联心胸。

青黛本身是颜料，关联皮肤有颜色异常的病证。

青黛（《中药学》）

性味：咸，寒。

功效：清热解毒，凉血散肿。

应用：

（1）用于热毒发斑及血热妄行的吐血、咯血、衄血等症。本品能凉血解毒，去肝、肺、胃诸经郁热。治发斑常与石膏、生地、升麻等同用，如青黛石膏汤；治血热所致的吐、衄等出血证，可单用，即青金散；亦可配伍侧柏叶、白茅根等同用。

（2）用于小儿惊风，发热、痉挛等症。本品善清肝胆郁火，又能解毒，从而收息风止痉功效。常与牛黄、钩藤等同用，如凉惊丸。（祛肝热、肝风）

（3）用于热咳气急痰稠之症。本品能清肺热、消痰止嗽。常与瓜蒌仁、贝母、浮海石等配伍，如青黛海石丸。（祛上焦的热、水）

(4) 用于痄腮肿痛及热毒痈疮。本品内服或外用有清热解毒、凉血散肿功效。单用或与玄参、金银花、连翘等配伍。(祛上焦的热、水)

用量:1.5～3 g,作散剂冲服或作丸服。外用干敷或调敷患部。

注意:胃寒者慎用。

青皮解字

青:青色应肝,肝木克脾土,土为土堆,或代表郁结、积滞。

皮:关联肺,肺主一身之气。

青皮(《中药学》)

性味:苦、辛,温。

功效:疏肝破气,散结消滞。

应用:

(1) 用肝气郁滞所致的胁肋胀痛、乳房胀痛及疝气疼痛等症。青皮辛散温通,苦泄下行,其治与陈皮不同。陈皮性较温和,偏入脾肺气分;本品则能疏肝胆,破气滞,性较峻烈。治胁痛,配柴胡、郁金等品;治乳房胀痛或结块,可配柴胡、香附、青橘叶等品;乳痈肿痛,常配瓜蒌、金银花、蒲公英、甘草等同用;若属寒疝腹痛,可配合乌药、小茴香、木香等以散寒理气止痛,如天台乌药散。

(2) 用于食积不化。青皮消积散滞之力较强。治食积气滞、胃脘痞闷胀痛,常与山楂、麦芽、神曲等消导药配伍,如青皮丸。

此外,对气滞血瘀所致的癥瘕积聚,以及久疟癖块等,可与三棱、莪术、郁金等同用,皆取木品破气散结之功。

近年发现本品有升压作用。

用量:3～10 g。

注意:本品性烈耗气,气虚者当慎用。

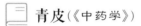

苍术解字

苍:绿色青色,应肝,肝木克脾土。

术:邑中道。“邑”为城市,可关联身躯。“道”代表身体中走气、走水的通道。本药芳香燥烈,燥湿健脾作用比白术强,寓意木克土。

苍术(《中药学》)

性味:辛、苦,温。

功效:燥湿健脾,祛风湿。

应用:

(1) 用于湿阻中焦证。苍术芳香燥烈,有较强的燥湿健脾作用。凡湿阻中焦,运化失司,而见脘腹胀满,食欲不振,恶心呕吐,倦怠乏力,舌苔浊腻者,本品实为要药。常与厚朴、陈皮等行气、燥湿的药物配伍,如平胃散。对于痰饮、水肿等脾湿偏盛之证,亦可应用本品。

(2) 用于风寒湿痹,脚膝肿痛、痿软无力等。本品辛散温燥,能祛风湿,治痹证以寒湿偏胜者为宜。因其兼能发汗,故亦适用于外感表证,风寒湿邪偏盛,肢体酸痛较甚者,均可与羌活、防风、细辛等配伍。若湿热下注,足膝肿痛、痿软无力者,应与黄柏配伍,寒温同用,即二妙散。(本药性温,祛肝风、祛寒湿)

此外,本品尚能明目(肝开窍于目),用于夜盲症及眼目昏涩(如角膜软化症)。可单用,或与猪肝、羊肝蒸煮同食。

用量:5～10 g。

94. 麦

肺，《素问·脏气法时论》云：“肺色白，宜食苦。麦、羊肉、杏、薤皆苦”。意思是，肺如果有问题，脸色会变白，这时候要吃苦的东西，而麦、羊肉、杏、薤这些都属于苦类的食物。这里的“苦”并不是味道尝出来的苦。苦入心属火，火克金，金属肺。从这一条文也可以看出，苦不是一定代表泻，小麦、羊肉都是补益的食物。薤白谐音“泻白”，白关联肺，薤白可以把肺里多余的东西排掉。

心，《灵枢·五味》云：“心病者宜食麦、羊肉、杏、薤”。由此可见，这几样食物既可治疗肺的问题也能治疗心的问题。从五脏位置来讲，心肺都在上焦胸口的位置，胸口的问题一般都可以用麦、羊肉、杏仁、薤白来治疗。

肝，《素问·金匮真言论》云：“东方青色，入通于肝，开窍于目……其畜鸡，其谷麦”，所以麦与肝关联，能收肝气。

从临床的角度看，胸口有疾可吃与“麦”字相关联的药或者药方。《内经》云：“汗出于心”“肺主身之皮毛”，汗与心肺相关。汗从皮毛出去，皮肤该出而出不来的汗，而造成的皮肤痒，可以用麻黄、桂枝宣发肺气，打开皮肤毛孔，让汗出去。如果出汗过多、大汗淋漓而导致的疲劳，可以直接用淮小麦或浮小麦煮水喝，提升心气，收汗，缓解疲劳。

《金匮》甘麦大枣汤由甘草、大枣、小麦组成，是药食同源的小方。原文：“妇人脏躁，喜悲伤欲哭，象如神灵所作，数欠伸，甘麦大枣汤主之。”心主喜、悲属肺，患者动辄悲伤、不自觉地哭或笑，总是打哈欠、想睡觉，精神不振，是心肺的能量出了问题，可以服用甘麦大枣汤。《金匮》原话很简短，后世医家加以发挥应用，治疗“脏躁”效果非常好。“脏躁”的病机多始于肝，后伤及心肺。形成肝气郁结，心肺两虚的格局。这种格局下的患者脾气虚，如大便不好，人会更加烦躁，甚而失眠。有些小孩患多动症，属于躁动之象，也有机会用甘麦大枣汤。

95. 麦门冬、莱菔子

麦门冬解字

麦：关联心肺和上行的肝气。

门：代表有开关、出入的功能，经络里带“关”的常用穴位是内关和外关。“关”和“门”有很多相似的地方，人出入之处叫“门”，从一个国家到另一个国家则要“通关”（海关）。

冬：关联寒冷、降火，比如虚火上扰，用冬天之象来治。

麦门冬关联上焦心、肺，还关联到上行的气，不该出去的气从门出去了，或者本该进来的气进不来了，即门的“司守”出问题。表现出来的症状为咳嗽、心神收不住的失眠、异常的出汗（汗毛孔也是门）等。

肺阴虚、心烦、胃燥，都可用麦门冬。《伤寒》里的心下指胃，治疗和症状上关联心。胃脘处的上脘穴和巨阙穴都属于任脉，巨阙穴又是心的募穴，所以心脏有病，这里可能也会痛。麦门冬可将心胃一起治。

麦门冬（《中药学》）

性味：甘、微苦，微寒。

功效：润肺养阴，益胃生津，清心除烦。

应用：

（1）用于燥咳痰黏，劳嗽咯血。麦门冬为常用的养肺阴、润肺燥的药物，故适用于肺阴不足而有燥热之证。如清燥救肺汤，以本品配伍桑叶、杏仁、阿胶、生石膏等药，治温燥伤肺，干咳气逆，咽干鼻燥等症；二冬膏即麦冬、天冬等分，加蜂蜜收膏，治肺阴亏损劳热咯血以及燥咳痰黏之症。

(2) 用于胃阴不足，舌干口渴。麦门冬能益胃生津。多配伍沙参、生地、玉竹等同用，以养阴生津止渴，治胃阴不足之证。

如果患者出现噎膈的现象(与胃和门有关系)，东西吃不下去，感觉吃什么都顶住打嗝的样子，可以用麦门冬汤。

(3) 用于心烦失眠。麦冬有清心除烦安神的功效。若配伍生地、竹叶心、黄连等，可治温病邪热入营，身热夜甚、烦躁不安，如清营汤；以本品配伍酸枣仁、生地等，可治阴虚有热，心烦失眠，如天王补心丹。

此外，还可用于肠燥便秘，本品有润肠通便的功效。如增液汤，以本品与生地、玄参同用，治阴虚肠燥，大便秘结。(肺与大肠相表里)

用量：10～15 g。清养肺胃之阴多去心用，滋阴清心大多连心用。

注意：感冒风寒或有痰饮湿浊的咳嗽，以及脾胃虚寒泄泻者均忌服。

《金匮》中论述麦门冬汤："火逆上气，咽喉不利，止逆下气者，麦门冬汤主之。"人身体里的火(热)应守在丹田的位置，丹田热，人才会舒服，所以艾灸经常灸丹田(关元)。丹田的火如果往上走即为逆，同时气并行往上走，会导致口干舌燥、咳嗽、失眠等，作为交通要道(门)的咽喉也会有干痒等症状，可用麦门冬汤治疗。

麦门冬汤由麦门冬、半夏、人参、粳米、甘草、大枣组成，去火但不寒凉，整个方子的药平和安全。陈明认为，本方不止治虚热肺痿之咳嗽，凡是津枯液燥，肺虚且热之候，表现如劳咳不愈、呕吐、虚弱、吃饭噎膈吞不下去，或大病初愈、津枯虚喘等(与"门与出入"有关的症状)，都可用此方治疗。

医 案

引用两个医案说明麦门冬汤的功效。

医案一

权东园医案：某女，14 岁，病患脑膜炎后，一直口吐涎沫不止，性情急躁易怒，舌淡，苔薄白，脉平缓。性情急躁易怒为火逆上气的表现，舌淡代表虚火，如果是实火应是舌红，苔黄厚。用麦门冬汤 3 剂初见疗效，口吐涎沫减少，上方加重半夏、麦门冬用量，麦门冬用到 60 g，日一剂，20 余剂病愈。

医案二

王光晃医案：某男，54 岁，慢性咽炎，近两个月来咽喉灼热，似有物哽，咳之不出，咽之不下，属梅核气。当事人以为是癌症，但医院查不出原因，结论是神经官能症。患者精神忧郁，身体瘦弱，面色萎黄，大便干结，舌红少津、苔薄黄、脉细数，阴虚火热之象。用麦门冬汤加味 14 剂，喉中哽物感明显减轻，但仍有咽部灼热，矢如羊粪，依然有热象，加玄参再服 30 剂，诸症皆除。

莱菔子解字

来：《说文解字》云："来，周所受瑞麦来麰"，是说周代小麦由西域从河西走廊传入中原。"来"，甲骨文字形，像麦子形。本义为麦。"麦"与"来"在古代通用。"来"加草字头为"莱"，代表这是草本药物。"莱"关联麦，莱菔子的功能与"麦"相通，关联上焦和肝气。

服：服左边的"月"字是"舟"的变形，代表一艘船，关联水和流动，也关联把身体里一些多余的东西带走。在很多中药名字里面，"月"都是"舟"的变形，如前、榆，白前关联祛痰，车前子关联利小便，地榆关联止血。

子：代表子处。

莱菔子的象为从心肺流向下焦子处，有往下推动的能量。

莱菔子（《中药学》）

性味：辛、甘，平。

功效：消食化积，降气化痰。

（1）用于食积不化，中焦气滞，脘腹胀满，嗳腐吞酸，或腹痛泄泻，泻而不畅等症。常与山楂、神曲、陈皮等品配伍，可增强消食和中之力，如保和丸；若食积停滞而兼有脾虚证候者，可在前方中加白术以消补并施，如大安丸。

（从名字来解读，堵在肺里的痰和中焦的食积都是身体里不顺的东西，"服"字代表着能让其变顺并将其带走。保和丸是一个温和助消化的方子，小孩子因食积导致的发热、咳嗽、腹泻、口臭等症状，用保和丸就能解决。）

（2）用于痰涎壅盛，气喘咳嗽属于实证者。本品有降气消痰之功。常与白芥子、苏子配合同用，即三子养亲汤。

（莱菔子关联上焦心肺。三子养亲汤中，白芥子的“芥”代表有铠甲的虫子，关联肺；苏子的“苏”取流苏象，下垂。这三味药都可以降肺气。如果肺痈患者咳嗽痰多带喘，且痰偏黄，可以用三子养亲汤治疗。）

用量：6～10 g。

注意：本品能耗气，气虚及无食积、无痰滞者慎用。

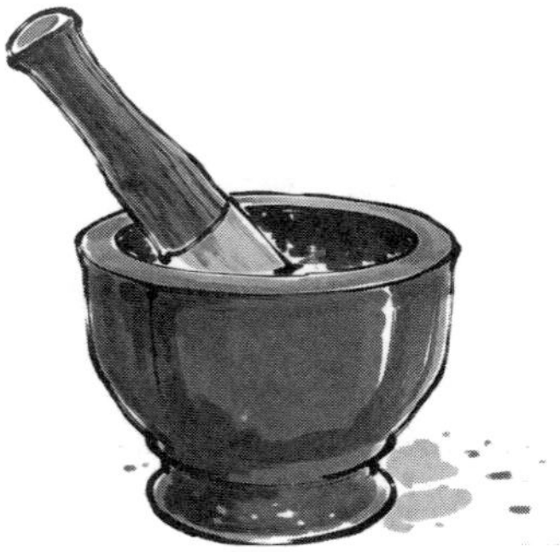

96. 石膏、知母、白虎汤

石膏解字

石：在中医里有一些特别的含义。医生搭脉的时候，手指按到骨头时才感觉到的脉搏，叫沉脉，也叫石脉。相反，手指刚一贴到皮肤就能感到跳动的脉叫浮脉。石脉在中医传统里一般被认为关联肾、冬天、水，所以石膏的"石"也一样关联冬天。

膏：《正字通》中说："凝者为脂，释者为膏。""凝"是凝聚、凝固的意思，"释"是脱掉、解开的意思。"凝"和"释"是相对的两个状态：聚和散。故"膏"关联散开。

石膏是矿物药，关联冬天和散开，可以把石膏想象为像冬天的雪花一样，覆盖全身，散开全身的热。

石膏（《中药学》）

性味：辛、甘，大寒。《内经》对"辛"的定义为辛散，表现为气味通走全身，应全身各处。

功效：清热泻火，除烦止渴。心火旺的人容易烦躁，胃火旺的人容易口干，石膏祛心火、胃火，故除烦止渴。

《伤寒》中白虎汤由生石膏、知母、粳米、甘草组成，治疗症状包括：壮热，脉跳得非常快且大，口渴喝水不解，热得一直流汗，且烦躁。之前在讲星宿时介绍过西方白虎，西方应秋天，所以白虎的意思是能把一个人从夏天的壮热状态转到秋天凉爽。其中石膏的作用是通过其寒凉的特性，将全身的热散开，让人不再烦、热。

《伤寒》的麻杏石甘汤由麻黄、杏仁、生石膏、甘草组成。治疗肺热咳嗽带喘。同时这个方也可以治疗由胃热导致的咽痛、牙龈肿痛、眼睛肿痛等疾病。

张锡纯在其《医学衷中参西录》里强调，石膏一定要生用，石膏生用能降全身的火，关键时刻能用于退烧。而煅制的石膏有收敛的特性，多能用于皮肤外伤疮疡之类，不宜内服。开方时一定要加以辨别。

知母解字

知：张廷模认为，知母原名“蚳母”，其象是草的草茎在长芽的时候，新芽就像一只虫子在吸吮树汁，比喻虫在母体上吸乳，后来就演变成“蚳母”。由于文字的演变，可能因为“蚳母”与“弑母”同音，“蚳母”演变成了“知母”。“知”，这里可以理解成用口把物质吸出来。

母：《说文解字》中，“母”的第一个含义是“怀子”。“怀子”就是大肚子怀孕的状态，有下焦鼓起之象，所以知母可以治疗下焦有瘀阻而导致的肿大或壅塞。第二个含义是“乳子”，就是给孩子喂奶，有上焦鼓起和抚养之象，所以上焦的肿大（气郁）也可使用知母，因为有抚养之象，所以知母能补中益气，人体鼓起最多的原因是气血瘀堵，知母可以祛瘀。

张廷模在《中药学》中讲知母时提到，有些人将知母翻译成英文为“knowing mother”。这种译法不仅失去了药名本身的意义，甚至有点误入歧途。

知母是让全身鼓起或者积聚的象瘪下去或者散开。

知母（《本经》）

性味：苦，寒。

功效：主消渴热中，除邪气，肢体浮肿，下水，补不足，益气。

应用：（结合《中药学》）

（1）消渴。用于阴虚消渴，症见口渴、饮多、尿多者。本品有滋阴润燥、生津止渴功效。可配伍天花粉、五味子等。

(2) 热中。用于温热病，邪热亢盛、壮热、烦渴、脉洪大等肺胃实热证，可用知母配石膏、粳米、甘草，如白虎汤。知母可以将积聚在胸口的瘀热散开，以达到让全身降温的目的。或用于阴虚火旺，肺肾阴亏所致的骨蒸潮热、盗汗、心烦等症，知母配伍黄柏，如知柏地黄丸。

(3) 肢体浮肿。针对关节红肿胀痛，如痛风；或关节肿痛，但不红，如骨痹。以上可用桂枝芍药知母汤，药名写进方名，方剂的象关联药的象。《金匮要略·中风历节》："诸肢节疼痛，身体魁羸，脚肿如脱，头眩短气，温温欲吐，桂枝芍药知母汤主之。"从描述中可以看出，患者有肿的症状，但不限于脚肿，临床中发现身体各个地方的肿痛，都可以用桂枝芍药知母汤治疗。这段描述里并没有强调清热，但是却用到了知母"肢体浮肿"。

(4) 下水。小便癃闭，如果有风证(如中风)，可以考虑用桂枝芍药知母汤。小便癃闭是一种典型的气聚在下焦不能释放之象。

(5) 益气。针对热中导致的四肢无力、气虚、脉洪，可用白虎汤，如治疗围绝经期综合征导致的烦躁和无力，可用白虎汤加桂枝。

用量：6～12 g。

注意：本品性质寒润，能滑肠，故脾虚便溏者不宜用。

酸枣仁汤也是带有知母的常用方。《金匮要略·血痹虚劳》："虚劳虚烦不得眠，酸枣仁汤主之。"本方由酸枣仁、知母、川芎、茯苓、甘草组成，治疗肝气上行壅塞胸口及其导致的失眠的问题。知母加川芎可以解胸口的气机壅塞，酸枣仁缓和肝气上扬、安神，茯苓祛水健脾安神。在这个方中，知母的用处都是散瘀、郁的象，而非单独清热的象。

《中药学》对知母的讲解比较简单，只是清热泻火，而常用的清热泻火的药为黄连、黄芩、连翘、石膏等。知母除了清热泻火之外，重要的应用是治疗肢体肿、下水，或者针对脉洪大的身体无力等。

前两节讲了石膏和知母，两个都是寒性的药，石膏可以祛全身的热，知母可以消肿胀，祛热瘀，消除热量的过分积聚。它们和粳米、甘草组成的白虎汤，在《伤寒》里是治疗阳明病的代表方之一，可治疗内热，症见壮热汗出、口渴不解、高热不退或容易饥饿等。

医　案

接下来我们从《伤寒名医验案精选》中选几个白虎汤的案例。

医案一：高热不退

刘渡舟医案：孙某某，女，3 岁。出麻疹后，高热不退，周身出汗不停。患儿口渴唇焦，饮水不辍，视其舌苔薄黄，切其脉滑数流利，辨为阳明气分热盛充斥内外，当清热生津，以防惊厥，白虎汤原方，一剂而热退身凉，汗止而愈。

［按语］此案患者高热、出汗、口渴，都与白虎汤方义对应，白虎汤降温退热。

医案二：热厥

刘渡舟医案：吕某某，男，48 岁。初秋患外感，发热不止，体温高达 39.8℃，到本村医务室注射氨基比林等退热剂，旋退旋升。数日后发热增至 40℃，大渴引饮，时有汗出，而手足反厥冷，舌绛苔黄，脉滑而大，此乃阳明热盛于内，格阴于外，阴阳不相接的“热厥”之证，治当辛寒清热，予白虎汤，仅 2 剂，热退厥回而病愈。

［按语］此案患者已高烧到热厥的程度，热厥即身体里的热或者火聚集在胸口或者胃里无法散开，而四肢却得不到热量，于是表现出来就是发烧温度很高但手足却冰凉，似乎身体里的通道被阻塞不通了，这与石膏的“膏”的散开的意义相应。患者大渴引饮，苔黄脉滑都是白虎汤所对应的内热的证。用它降温，去掉积热，一切都顺势而解。

医案三：胃脘痛

刘景祺医案：刘某，男，51 岁。胃脘隐痛、胀满，纳呆已 3 年，有时恶心、呕吐、嗳气、腹胀，饭后更多发。口燥咽干，口渴喜冷饮，倦怠无力，头晕目眩。服中西药无效。胃镜检查：肥厚性胃炎。舌苔黄厚，脉洪滑有力，辨证：阳明燥热，火邪伤阴。治则：清热润燥，疏方白虎汤加石斛。服 80 剂，诸症消失，胃部检查未见异常。

［按语］小剂量长时间用药，可扭转身体的格局。大剂量用药则败胃口。

医案四：风温（大叶性肺炎）

潘泰阶医案：傅某，男，28 岁。高热、寒战，头痛，咳嗽，胸痛，吐粉红色痰。刻诊：体温 39.7℃，急性病重病容，表情痛苦，呼吸急迫，鼻翼翕动，唇周有疱疹，肺部右侧呼吸运动受限制，听诊右肺呼吸音减低。疏方白虎汤原方，水煎内服。3 天后体温降至正常，其他症状 7 天内全部消失，共住院 12 天，痊愈出院。

医案五：术后谵语

张伯明医案：某女，26 岁。甲状腺术后，烦躁不安、谵语、水泻、高热、口渴、大汗、舌红苔黄，脉虚大无力。疏方白虎汤加党参，其中石膏用到 100 g。4 剂诸症消失。

［按语］此案白虎汤证明显，谵语、高烧、口渴、大汗都是内热重的表现。但是脉虚大无力且水泻大汗不止，如果纯白虎汤证脉应该洪大有力，虚大说明体内气血津液缺乏，所以需要敛气补气，须加人参。白虎加人参汤，三剂而愈。从此案也更能了解“参”的敛的特性。

医案一的患儿高热大汗不止也可以加党参敛汗，只是小孩阳气足，自我恢复能力强，只要邪气一去掉就能自我恢复正气，所以不加党参也可。

围绝经期综合征患者常见潮热、烦躁、易怒，可用白虎加桂枝汤。因为这种潮热是身体的能量不能正常循环而积聚在肌肉导致的，桂枝将石膏、知母等凉药带到肌肉，去除肌肉聚集的不正常的热，同时带去胸口，潮热冒汗、烦躁等的症状就消失了。临床使用时要注意的是阴虚火热的症状，不能用白虎汤去热。阴虚火热的特点是脉细，口干但不愿喝水，津液不足。

希望通过这些医案，大家对白虎、石膏、知母、人参能有更好的理解。

97. 细辛、大黄附子汤

细辛解字

细：右边的“田”字，原意是头顶上的囟门，所以细辛应头面。绞丝旁代表细丝，应身体里的经络。

辛：《素问·脏气法时论》：“肾主冬，足少阴太阳主治……肾苦燥，急食辛以润之，开腠理，致津液通气也。”这句话指出，肾与冬天关联。肾与膀胱相表里，足少阴肾经和足太阳膀胱经都能关联到肾，都能治肾的问题。在钟表圆盘图上看，肾主冬，它们都在下方子处。“主”体现了“肾”和“冬”在功能上的相应，如冬天的收藏之象，而不一定是温度上的关联。

“肾苦燥”，肾主水，怕（干）燥。如果身体寒凉肾气不足，水液无法滋润全身，可能出现脚后跟龟裂，小腿皮肤干燥、痒或呈蛇皮状等，这些容易在冬天出现。《内经》说急食“辛”以润之。酒味辛，喝了能开腠理，让津液通畅，随着气走向全身，达到“润”的目的。冬天津液不能正常流通和滋润时，中医也会建议患者在家里做艾灸，可选用关元、足三里等穴。关元后边就是膀胱。

《素问·脏气法时论》又云：“肺欲收，急食酸以收之，用酸补之，辛泻之。”肺主收敛、下降。在秋天的时候，温度下降，肺将过度收敛，这时候要吃辛散的东西以泻肺（从功能上抵抗过度收敛）。肺气过度收敛容易在情志上表现为悲伤。治疗秋天的悲伤，就要吃辛散的食物，如胡辣汤。在治疗咳嗽时有一个著名的药对：干姜、细辛、五味子（简称“姜辛五味子”），《伤寒》的小青龙汤、《金匮》的射干麻黄汤中都有用到。《内经》定义肺主一身之气，主收敛之象。在剧烈咳嗽时，腹肌剧烈收缩，强烈关联肺气的收敛之象。“辛泻之”：干姜、细辛属辛，泻收敛之气，使剧烈收缩减轻；五味子属酸，补肺金使其下降。姜辛五味子是《伤寒》

治疗咳嗽的最经典药对，秉承了《内经》的思想，也给临床医生提供了思考的另一个角度，要去除过分收敛的象，如因剧咳而腹肌痉挛。

《素问·阴阳应象大论》云："金生辛，辛生肺。"肺属金，金克木，所以细辛可以祛风。

"辛"是象形文字，在古代代表行刑的刀具，本意是犯了大罪。宰杀的"宰"下面是个"辛"字，死有余辜的"辜"下面也是"辛"，这些字都隐含着犯了大罪的意思。因为行刑跟刀有关，所以"辛"与痛关联，可止痛逐瘀。

细辛能通经络，通三焦，通七窍。水停留了，可以理解成"饮"，细辛上行，化肺中的饮。肺开窍于鼻，细辛通鼻窍。

细辛(《中药学》)

性味：辛，温。

功效：祛风，散寒止痛，温肺化饮，宣通鼻窍。

应用：

(1) 用于头疼、牙疼及痹痛。细辛应头面，与痛有关，头面寒性的头疼、牙疼都可以用细辛。治疗牙痛时，可用细辛、白芷、防风煎汤含漱。细辛有疏通经络的作用，治疗痹痛时，可与羌活、防风等配伍。

(2) 用于外感风寒表证。细辛有祛风散寒止痛的作用，寒邪偏盛，头痛、体痛较甚者，常以本品加入辛温解表方中，如九味羌活汤。若阳虚外感，见恶寒、发热、脉沉者，可配伍麻黄、附子以助阳解表，即麻黄附子细辛汤。

(3) 寒饮伏肺，咳嗽气喘。体现在姜辛五味子的配对上。

(4) 鼻渊、鼻塞、清涕。

前面讲过大黄、附子、细辛，今天讲一个由这三味药组成的方子——大黄附子汤。方子简单，所起的作用却不简单。

"大"通全身，"黄"同蝗虫。大黄是个动药，能去到全身各处逐瘀通堵，适当泻下。一般人认为大黄就是通大便的，其实对于虚性的便秘，用大黄并不能解决便秘问题且可能有不良反应，因为大黄会把肠胃的能量泄得更弱，更加没有蠕动能力，可能当时通了大便，但是接下去便秘会更严重，如同饮鸩止渴。

附子的功效：回阳救逆，补火助阳，散寒止痛。

细辛：祛风，散寒止痛，祛饮。

《金匮要略·腹满寒疝宿食病脉证治第十》：“胁下偏痛，发热，其脉弦紧，此寒也，以温药下之，宜大黄附子汤。”条文指出胁下痛，但临床中并不限于胁下痛，也不一定有发热症状，发热一般是处于炎症发作期间，脉一般是弦紧的。初学者很难感知脉的状态，所以也可暂时忽略。

医案

《金匮名医验案精选》的医案可帮助理解大黄附子汤的应用。

医案一：寒积腹痛

赵守真医案：钟某某，腹痛有年，服用理中汤、四逆汤之类只能起效一时。一月多发或者两月一发，饮食寒冷则发。常以姜汤冲服胡椒末，痛得暂解。刻诊：脉沉弦紧，舌白润无苔，按其腹有微痛，痛时牵及腰胁，大便间日一次，少而不畅，小便如常。病属阴寒积聚，非温不能已其寒，非下不能荡其积，是以温下并行，而前服理中辈无功者，仅祛寒而不逐积尔。大黄附子汤 2 剂而愈。

[按语] 从医案描述可以看出患者的病跟寒有关，因为一吃冷的就犯病，按其腹有微痛，说明有积聚。脉沉弦紧，“沉”一般与寒有关，“弦”可以理解为肝胆气郁，“紧”一般是与痛有关。舌白润亦寒所致。大便两天一次，有便秘积聚象。用大黄附子汤，附子驱寒，大黄去积聚，细辛通络止痛，药到病除。

医案二：癃闭

王亚民医案：赵某，男，52 岁。排尿余沥不尽，尿有中断，急迫不出，诊为前列腺肥大。刻诊：舌淡苔白，脉沉弦，证属脾肾阳虚，气化无力，湿浊内聚。大黄、附子、木通各 9 g，细辛 6 g，海浮石 15 g，南瓜子粉 1 g（冲服），连服 30 剂，诸症消失，前列腺大小正常。

[按语] 此案患者小便痛苦，前列腺肿大，根据脉象沉、舌淡都可以判断为寒象，肿大是因为有寒积淤堵，脉弦表示肝经有问题，肝经绕生殖器。虽然不是条文中说的两胁痛（关联肝胆经），但是离不开寒、积两大问题，用大黄附子汤加木通、海浮石、南瓜子。木通的“木”代表肝经，通字里面的“甬”原意是水桶，水桶用来装水，所以木通有利尿的功能。海浮石，散结。南瓜子还能预防前列

腺癌。

医案三：紫斑（过敏性紫癜）

张广麒医案：朱某某，女，10 岁。一周前全身发紫斑，诊断为过敏性紫癜，服清热凉血活血中药 2 剂，罔效。刻诊：四肢侧面有大小不等密集紫斑，下肢多，不痛不痒，按之不褪色，皮损部位表面光滑，无苔藓样改变。面色微黄，印堂发青，鼻头冷色白，大便 3 日未行，时腹疼痛，脉象弦紧，舌质淡苔白。证属寒实内结，脉络凝阻。大黄附子汤加当归：附子 30 g，大黄 15 g，细辛 6 g，当归 10 g，1 剂，大便通畅，腹痛止，四肢鼻准转温，紫斑明显消散，再 1 剂，痊愈。

[按语] 紫斑是一种皮下出血。一般人看到出血，就以为是热证，所以用清热凉血活血方药。此案患者印堂发青，鼻头冷色白，舌淡苔白都是寒象；大便不通、腹痛表明有瘀积，是寒、积二象，所以用大黄附子汤。因为脸色发黄，加当归以补血活血，效果更佳。所以中医治病不管病名，看的是整个身体显现出来的格局，每个方子都有自己的格局，与病证的格局对应就能效如桴鼓。

从以上医案可以看出，大黄附子汤的应用格局是患者身体有寒有积滞，并且已经导致疼痛的情形，需要用附子、细辛的温，大黄的通来解决。

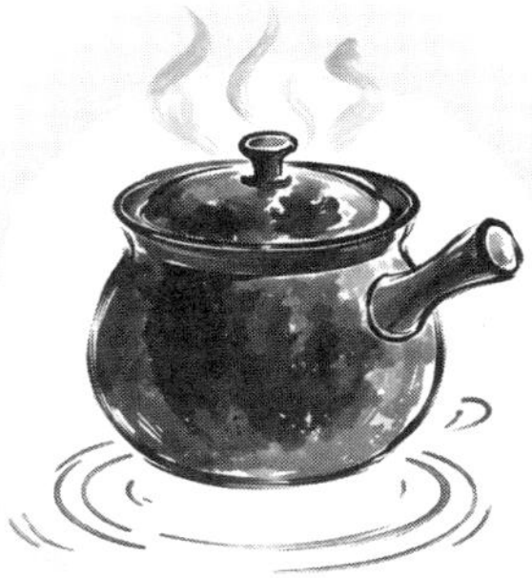

98. 艾叶(草)

艾叶解字

乂(yáo)代表交互、互动。“艾”音“爱”,本药也叫艾草。故本药主要靶点在生殖器官,如子宫,关联调经、安胎、助孕。

艾草为人熟知的用途是艾灸。将艾绒制成艾条、艾炷等,用以烧灸,能使热气内注,温煦气血、透达经络、暖五脏,从而达到调理脾胃、除风湿、助孕、增强体质、调经(特别是解决痛经)等作用。艾灸适用于寒湿体质的人,内热重的人不宜再用艾灸。

艾叶(《用药心得十讲》)

性味:苦、辛,温。

1) 艾叶 作用为温中祛寒,暖子宫,调经,安胎。用于腹中冷痛,小腹寒痛、子宫寒冷,久不受孕,虚寒性痛经等,可配合当归、干姜、炒白芍、肉桂、小茴香、吴茱萸、香附等同用。

2) 艾炭 炒炭后,作用为止血。用于下元虚寒而致的崩漏,孕妇受寒、腹中疼痛、胎动不安等症,可配合当归、白芍、熟地、阿胶、棕榈炭、益母草、桑寄生、川断炭等同用。

3) 艾绒 将艾叶捣成绒状,名艾绒,功用与艾叶相同,但较优于艾叶。

用量:3～8 g;用于止血时,可用艾炭 12～30 g。

阴虚有血热者不宜用。

艾灸

艾草更重要的功能是通过灸来养生、治疗疾病。艾灸有隔姜灸、隔盐灸、隔蒜灸、悬灸等，已被老百姓广泛应用。这里简单列举一些艾灸的作用，读者可以在生活中解决一些问题。

（1）民间有句话："若要身体安，三里常不干。"意思是经常灸足三里，脾胃功能会越来越好。对脾胃虚弱的孩子也适用。

（2）小孩子发育缓慢的，常灸至阳穴可促进生长发育。

（3）生活中经常用艾灸治疗痛经，痛经一般是下焦虚寒导致经血流动不畅导致，艾灸气海、关元、天枢、中极、三阴交等穴位，不仅能暖宫，艾灸的阳气还能让气血顺畅，痛经随即解决。

（4）神经衰弱的失眠一般针刺胆经的穴位和印堂，再灸关元、气海、天枢等穴位，轻者一般一次就能安睡，重者两三次也能见效。

（5）阳痿、早泄等男科问题也可通过灸关元、气海、命门、肾俞、神阙等穴位解决。

（6）艾灸能增强五脏的功能。笔者一朋友，女，42 岁，婚后多年不孕，后坚持艾灸关元、气海等穴半年多，每天灸半个多小时，后怀孕。

（7）腱鞘炎可以通过艾灸软化凸起点，将脓去除。

（8）鸡眼或者脓疮也可通过隔蒜灸去除鸡眼或者脓疮。

（9）如果在野外遭毒虫咬，用艾灸可以祛毒。

99. 通草、茜草、紫草

前面讲解了“草”关联生殖器、肝经，所以利尿、解毒。本节我们一起看看《伤寒》和《金匮》里几个带“草”字的药物。

通草解字

通：右边“甬”字的本意是装水的桶，关联水。“草”关联利尿、解毒。

通草（《中药学》）

性味：甘、淡，微寒。

功效：清热利水，通乳。

《伤寒》当归四逆汤中用到了通草。条文：“手足厥寒，脉细欲绝者，当归四逆汤主之。”方中桂枝汤补虚，当归补血，细辛通血脉，加通草以通调血水、恢复脾的运化功能，使水归膀胱，同时制约桂枝汤的热性。《伤寒》《金匮》的经方通常补通兼顾，单补易腻，单通易虚。本方加入通草体现了方子补通兼顾的思路。能量流动顺畅，肌肉自然有力气，身体四肢、脉象都能好转。

通草通乳和通调血水的功能与“草”关联，与肝经、生殖器相关。中医认为乳房和子宫是相通的，如“喂奶则经停”，倪海厦也强调“奶水即月经”。

茜草解字

茜：从艸(cǎo)。西关联肺金，主下降收敛。

茜草(《中药学》)

性味：苦，寒。

功效：凉血止血，活血祛瘀。

应用：

(1) 用于血热所致的各种出血证。(关联收敛，性寒)

(2) 用于血滞经闭。(茜发音同欠，关联缺少)

紫草解字

紫：在八卦中，紫关联离卦、进而关联心；心部于表，进而关联皮肤。“草”关联肝脏、生殖器。紫草通水道。水道关联小便，与“草”利小便的解读相吻合。紫草常用于麻疹、温热病发斑疹，热毒盛而致斑疹不畅，及疮疡、湿疹、阴痒及烫伤等症。

100. 枳实　枳壳

《晏子春秋》里有一句家喻户晓的话："橘生淮南则为橘，生于淮北则为枳"。意思是橘子生于淮南是橘子，到淮北就变成"枳"了。"枳"看起来像营养不良的橘子，但实际上它们是不同的植物。枳实是一味很重要的中药。

枳实解字

枳(zhǐ)：谐音"徵"，心在音为徵，"枳"应心或心下(心下指胃)，"实"指的是实证。枳实首先治心和心下的实证，治症范围可以扩展到全身。用于消除痰、气、血等的积聚，化痰消痞。

枳实(《中药学》)

性味：辛、苦，微寒。

功效：破气消积，化痰除痞。

应用：

(1) 用于腹痛便秘，食积不化，泻痢不畅，里急后重(治疗心下、消化系统实证)。食物积在胃里不化，可能表现为口臭、嗳气，可用枳实配伍助消化的山楂、麦芽、神曲、焦三仙等以消食降浊。里急后重是大肠有积聚的表现，可用枳实泻积，通大肠。《伤寒》中的几个承气汤都有这样的应用格局，中医叫"通因通用"。

枳实配白术组成枳术汤："心下坚，大如盘，边如旋盘，水饮所作，枳术汤主之。”

(2) 用于痰浊阻塞气机，胸脘痞闷。痰浊阻塞气机导致气机不畅，郁热于胸中。“心藏神”，气郁严重会导致神志问题如烦躁、易怒等，同时因郁而循环不畅导致四肢冰凉兼脘腹胀满、咳嗽等症。这种情况可以用枳实配柴胡、白芍、甘草组成的四逆散治疗，散掉胸中郁热。胸阳不振，寒痰内阻，心下痞满，气从胁下一直往上冲，可以用枳实配薤白、瓜蒌、桂枝治疗。

薤 白

“薤”同“泻”，白关联肺，薤白字面意思泻肺实之证，同时将心胸的痞满一起泻下去。如《金匮》里治疗胸痹气结的枳实薤白桂枝汤。大病之后觉得身热，心下痞闷，烦躁，可以在栀子豉汤基础上加枳实，组成《金匮》的枳实栀子豉汤。

枳 壳

跟枳实相关的一味药叫枳壳(qiào)。“壳”谐音“翘”，有托举之意。枳壳能治疗下垂的问题，如胃下垂、脱肛、子宫脱垂、眼皮下垂。此药还有升压的作用，血压偏低的人可以在药方中加入枳壳，高血压患者则不能随便使用。

枳实和枳壳来自同一种植物。未成熟的果子摘下来压扁、晒干就是枳实。成熟的果子皮会裂开，中间是空的，切开的截面是一个个圆环，即枳壳。枳实和枳壳性味归经功用相似，只是枳壳作用比较缓和。枳壳除了能治相应部位的实证，还有提升的功能。

20 世纪 70 年代，王辉武出了本书叫《中药新用》，这本书以现代医学的临床试验方式来讨论中医药，他在治疗胃下垂的时候有这样一段描述：

将川枳实洗净，加 2 到 3 倍量的水，浸泡 24 小时待发胀变软，取出剪为细块，煎成浓缩剂。让患者每天吃 3 次，每次 10～20 ml，饭前半小时服用。据报道，上方治疗胃下垂 21 例，服药 10～45 天痊愈 8 例，好转 6 例，有效 6 例，1 例无效。如果患者是虚证，只用一味枳壳治疗胃下垂，通常效果一般。因为这个药虽有提升的作用，也有泄的作用，如果把正气过分泄掉，病是不容易好的。枳实泄得更厉害，单用枳实治疗胃下垂几乎不可能。这个医案，把枳实处理过以后，应该更接近于枳壳。

王辉武的《中药新用》里还提到一个治疗子宫脱垂的方子——提升汤：枳壳15 g，茺蔚子 15 g，两味药浓煎成 100 ml，加糖，每天 1 剂，1 个月 1 个疗程。服药期间不要从事重体力劳动。书中提到，叶克义等用提升汤治疗 Ⅰ 度子宫脱垂924 例，显效 602 例，有效 173 例，总有效率为 83%，无效 149 例。结论：疗效较补中益气汤好。临床上很多人用有提升作用的补中益气汤治疗子宫脱垂或者胃下垂，但《中药新用》通过临床试验证明，枳壳效果大于补中益气汤。或者可以考虑补中益气汤加味枳壳、茺蔚子使用。

茺蔚子

“茺”含“充”，本意是将儿养大，跟子宫关联；“蔚”含“尉”，也叫“牡蒿”，牡的原意是雄性生殖器；蒿是菊科植物，菊跟肝经有关联，肝经绕阴器。所以“蔚”跟子宫也关联。茺蔚子就是益母草的子。益母草就更好理解了，“母”，女性；“草”关联肝经。所以益母草、茺蔚子都是妇科常用药。茺蔚子加枳壳能让下垂的子宫提升。

王辉武继续在医案里说道：“据笔者临床所见，治疗各种脏器下垂，均可在复方中加入枳壳 10～15 g，确能提高疗效。但是如果剂量大，长时间服用，可出现气短、气脱等反应（体现了泄的作用），因此临床上仍需辨证。”

笔者曾经亲身做过一个小试验，拿 15 粒硬币大小的枳实煮水喝。用 1L 水煮开后，小火煮 20 分钟。第一次喝 100 ml，没反应；过了三四小时又喝 100 ml，一喝下去就觉得心被“掏空”了，同时开始腹泻，觉得气一下子从胸口降到了大肠。整个人心胸没气儿，无力思考和呼吸。可见这个药会把心口能量泄掉。

总结一下，枳实是泄，枳壳在泄的同时还有提升的作用。

101. 五味子、五灵脂、五倍子

本节讲含“五”字的药：五味子、五灵脂、五倍子。

五味子解字

五味——甘、苦、酸、辛、咸应五脏；“子”代表子处。五味子可以理解为将五脏的能量导向子处。子处代表肾，所以五味子滋阴补肾。手少阴心经和足少阴肾经为同名经，故五味子还能补心阴，而汗为心之液，五味子味酸，酸味性收敛，所以五味子能敛汗。五味子的“味”字含有未时的“未”，子午流注中，未时对应的是足太阳膀胱经，又因为子处关联肾，肾主二阴，五味子也关联到大小便问题。

五味子(《中药学》)

性味：酸，温。

功效：敛肺滋肾，生津敛汗，涩精止泻，宁心安神。

应用：

(1) 用于久咳虚喘。本品敛肺滋肾。肺主一身之气，五味子味酸有收敛的特性，能敛气，所以能敛肺。

(2) 用于津伤口渴，自汗盗汗。本品生津敛汗。生脉散由五味子、人参、麦冬组成，用于补气生津、敛汗养阴，是体质虚弱的老年人的常用药。药对姜辛五味子——干姜(生姜)、细辛、五味子，可治疗心下有水气、身体有寒且有寒痰的咳嗽。寒痰的表现是痰稀、白。

(3) 用于遗精、滑精,久泻不止。本品涩精止泻。五味子关联二阴,有收敛的特性,滑精、遗精都与肾有关,涩精止泻。

(4) 用于心悸、失眠、多梦。本品宁心安神。

五灵脂解字

五:代表五脏,可以代表全身。“五”也指鼯鼠,五灵脂是鼯鼠的粪便。

灵:繁体字为“靈”,上面是个“雨”,雨是向下的,代表灵是往下走的。

脂:谐音“止”,代表停止,可以止痛、止泻、止血。“凝者为脂,释者为膏”。以猪油为例,温度低凝固在一起时曰脂,温度高化开时的曰膏。脂代表的是凝固的状态,在身体里可以联系到血凝、血瘀的状态,瘀则经络不通,不通则痛,五灵脂可以逐瘀而止痛,并且活血的同时能止血,是妇科、产科常用药。

五灵脂(《中药学》)

性味:苦、甘,温。

功效:活血止痛,化瘀止血。

应用:

(1) 用于瘀血阻滞所致的痛经、经闭、产后瘀阻腹痛,以及胸痛、脘腹疼痛等症。常与蒲黄配伍,即失笑散。“笑”的原意是弯腰的竹子,像人笑得弯腰。竹子应的是胆的决断之象,肝胆互为表里,所以能止肝经循行区域的疼痛,如肝经绕阴器,妇科、男科的瘀阻、疼痛可考虑用失笑散。用于脘腹疼痛,可与延胡索、香附、没药同用,即手拈散。

(2) 用于出血而内有瘀滞的病症,如妇女崩漏经多,见色紫多块、少腹刺痛者。子宫腺肌病大多会有这种症状。五灵脂炒用,可与三七、生地、牡丹皮等同用。

用量用法:3～10 g,包煎,或入丸,散用。外治蛇虫咬伤,可配雄黄(五灵脂2份,雄黄1份),共研细末,用麻油或菜油调涂患处。

注意：孕妇慎用。“十九畏”认为人参畏五灵脂。使用时应参考。

五倍子解字

五，可关联捂住，不能发音。

倍：右半部分“咅”(pǒu)是表示拒绝的语声。《说文解字》云：“咅，相与语唾而不受也。”意思是对面说话，不接受对方的观点，将口水吐向对方或地面。隐含着“呸”的意思，而“呸”与“倍”谐音。五倍子关联唾液、口水流出来的象。《素问・宣明五气》云：“五脏化液：心为汗……肾为唾。”故五倍子关联到肾。肾主二阴，与肾相关的久泻、久痢、遗精、滑精都能关联五倍子。与肾同为少阴的心，关联出汗，本药也能制约。咳嗽时经常会带出唾液，五倍子也关联咳嗽。

子：关联二阴、下焦。

五倍子(《中药学》)

性味：酸、涩，寒。

功效：敛肺降火，涩肠，固精，敛汗，止血。

应用：

(1) 用于肺虚久咳。常与五味子、罂粟壳等药同用。

(2) 用于久泻久痢，久泻便血，崩漏下血，遗精滑精。如《本草纲目》方，单用五倍子半生半烧，为末制丸，治泻痢不止；配伍枯矾、诃子、五味子为丸服，治久泻便血，如玉关丸。配白茯苓、龙骨，治虚劳浊。治遗精滑精，如玉锁丹。配枯矾，治疗肛脱不收、突出的痔疮、子宫脱垂、前列腺增生。

(3) 用于自汗盗汗。《本草纲目》中单用本品研末，与荞麦面等分做饼，煨熟食之，治盗汗。

(4) 外用。解毒消肿、收湿敛疮、止血，可治疮疖肿毒、湿疮流水、溃疡不敛等，可单味研末外敷或煎汤熏洗，也可配合枯矾同用。

另，五倍子打粉，每天服用 0.3 g，治疗蛋白尿特效。

注意：本品酸湿收敛，凡外感咳嗽或湿热泻痢均忌服。

102. 茯苓、猪苓

茯苓解字

“茯苓”古字为“茯靈”，后写为“茯苓”。

茯：含“伏”，下行。

靈：包括雨、三口、巫，本义像巫师口中念念有词，一会就下雨了，旁人赞叹曰：“真靈啊！”“靈”既关联嘴巴，也关联前后口，扩展为任脉、冲脉（如威灵仙可治疗咽喉卡鱼骨）。雨从天上下来，应身体的湿气从上往下走，从小便排出。脾恶湿，当水湿往下排的同时能健脾。“靈”关联灵魂，可以安神。

茯苓（《中药学》）

性味：甘、淡，平。

功效：利水渗湿，健脾，安神。

应用：

（1）用于小便不利、水肿及停饮等水湿证。茯苓利水而不伤气，药性平和，为利水渗湿要药。常与猪苓、泽泻同用以加强利水渗湿作用，如五苓散。治疗停饮所致的头眩、心悸、咳嗽，可与白术同用，如苓桂术甘汤、肾着汤等。

（2）用于脾虚证。茯苓能健脾。脾虚体倦、食少便溏者，配党参、白术、甘草等，如四君子汤。

（3）用于心悸、失眠。本品能宁心安神。常与川芎、枣仁等安神药同用，如酸枣仁汤。

猪苓解字

“猪”，应亥，亥应下焦。

“苓”解字同上，关联排湿利尿健脾。

“苓”代表猪大便时与“芩”相对应。两字的区别在于下面的一点，如果苓字下面的点表示排泄出来的大便，那芩则代表没有排泄出来的东西。所以黄芩有安胎止泻的作用，如能止泻的黄芩汤、葛根芩连汤、三黄泻心汤都有黄芩。安胎的当归散也含有黄芩。

猪苓（《中药学》）

性味：甘淡，平。

功效：利水渗湿。

应用：用于小便不利、水肿、泄泻、淋浊、带下等。猪苓甘淡渗泄，利水作用较茯苓为强。古方有单用一味猪苓取效的。如《小品方》治妊娠子淋、《杨氏产乳方》治通身肿满、《子母秘录》治妊娠足肿，皆单用一味猪苓为末，热水调服。配阿胶、滑石等，如猪苓汤，可治疗肾结石、小便涩痛等热淋症状。

医　案

陈玉林医案：陈某，女，26 岁，产后 4 日突感左腰疼痛，向小腹尿道部放散，经用封闭治疗痛止。此后患侧经常酸痛不适，历 50 余日未愈。昨晚疼痛大作，痛沿输尿管向膀胱、尿道、肛门等处放散，二便频数，量均极少，时欲呕恶，彻夜不眠。今日脉象沉滑，舌苔黄薄，予猪苓汤 2 剂。

服第一剂后先疼痛增剧，约 1 小时后，腰即不痛。次日傍晚突然尿意窘迫，似有物堵塞尿道感，解去后即舒适不痛，后经调理而愈。

［按语］此案产后阴虚内热，煎熬尿液而成结石，故小便不利疼痛。猪苓汤

滋阴清热，利尿化石而止痛。

另，《金匮》猪苓汤条文如下：

脉浮，发热，渴欲饮水，小便不利者，猪苓汤主之。

少阴病，下利六七日，咳而呕渴。心烦不得眠者，猪苓汤主之。

阳明病，汗出多而渴者，不可与猪苓汤。以汗多胃中燥，猪苓汤复利其小便也。

条文中强调的症状关联到三个口：①嘴巴的不适，或加前阴（小便不利）或加后阴（下利六七日）的症状。②嘴巴的不适分为三类，咳（咳嗽、咯血），或呕，或渴。阴虚火旺或者大出血后，都可以考虑使用关联上述症状的猪苓（靈）汤。“靈”关联心灵，本方还治“心烦不得眠”。条文还强调，除了三个口以外，如果另外的通道——汗毛孔一直流汗，虽然渴也不能使用猪苓汤。

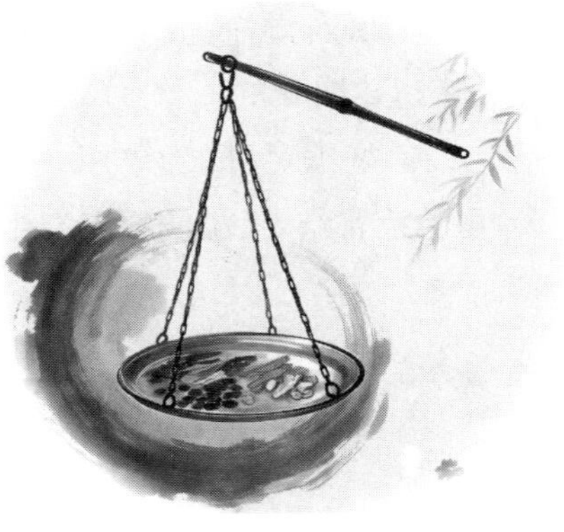

103. 防己、防风

防己解字

防：原意是土堆砌的堤坝。堤坝能防水，站在堤坝内侧，风会减缓。《内经》认为土应坤、脾、肉。土堆有肉肿象。

己：十天干中，戊己为土，戊阳为胃土，己阴为脾土，应太阴湿土，祛湿。所以防己祛风湿，消肿。

防己（《中药学》）

性味：苦、辛，寒。

功效：祛风湿，止痛（风湿痹痛），利水。

应用：

（1）用于风湿痹痛。防己善能祛风湿止痛。因其性寒，以湿热者为宜。寒湿痹痛，须与温经止痛的肉桂、附子等药配伍。

（2）用于水肿、腹水、脚气浮肿。本品能利水、清下焦湿热。配葶苈子、椒目、大黄，即己椒苈黄丸，可治疗口干舌燥的水臌。配黄芪、白术、甘草，如防己黄芪汤，治疗脚肿或下午、晚上水肿。

一般认为，汉防己利水消肿作用较强，木防己祛风止痛作用较好。

防风解字

“防”见上。“风”，关联风证。

防风(《中药学》)

性味：辛、甘，微温。

功效：祛风解表，胜湿，止痛，解痉(风证导致痉挛)。

应用：

(1) 风热或风寒导致的不适都可以加防风。若风热发疹或皮肤瘙痒之症，可配荆芥、白蒺藜等祛风止痒。本品加白术、黄芪可以止汗，如玉屏风散。

(2) 用于风寒湿痹，关节疼痛、四肢挛急等症。与羌活、当归等同用，如蠲痹汤。

(3) 用于破伤风角弓反张、牙关紧闭、抽搐痉挛等症。本品有祛风、解痉之效。常与天南星、白附子、天麻等同用，如玉真散。

用量用法：3～10 g，入煎剂、酒剂或丸散用。

注意：本品主要用于外风，凡血虚发痉及阴虚火旺者慎用。

防己地黄汤和越婢加术汤

在张介宾的《类经图翼》中，有记录天象的时间方位图。这张图记录了二十八星宿的方位，如东方是角、亢、氐、房、心、尾、箕。在角的上方是己分，对应的时间是秋分，秋分过后夜晚越来越长，所以称为地户。从图上看，己位于上方。

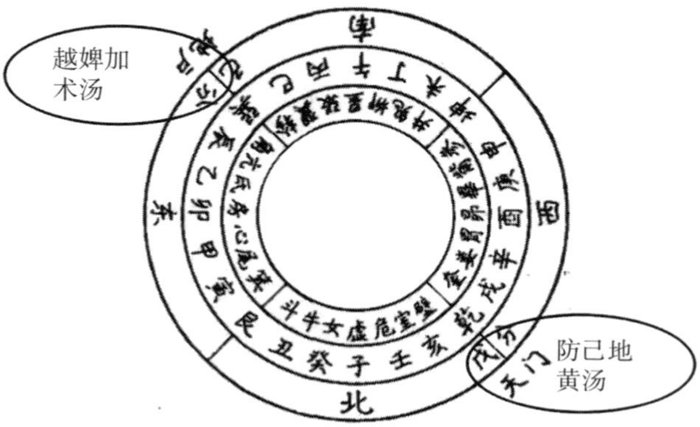

如果中药叫防己（反己），“己分”的对面会映射到整个图的右下方“戊分”的位置。这个位置映射到钟表圆盘图的下方，对应着人体的下部和时间的晚上、傍晚。

防己地黄汤和越婢加术汤都是治疗肢体浮肿的方剂。前者对应着下肢肿，其时间对应着傍晚、夜晚。而后者则对应着上肢肿、脸肿，时间则是对应清晨、白天。越婢加术汤中，“婢”与脾同部首，关联水湿；越代表从高处走。“越婢”隐含的意义则是治疗在身体上部的脾湿导致的水肿或出汗。这两个方剂都可以治疗肾炎、肾衰竭导致的水肿，一般的使用区分原则是根据发病的时间和肿的位置。

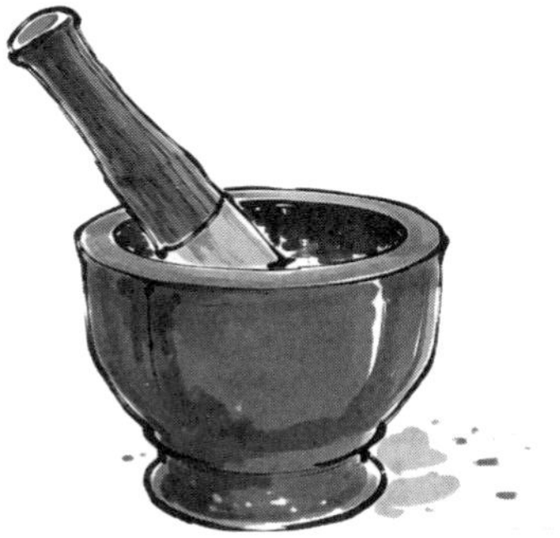

104. 荆芥、蔓荆子

荆芥解字

荆：从艸，刑声。刑，《说文解字》曰："罚罪也，从井从刀。"关联金。用刀子划开身体，会有疼痛和出血，所以含"荆"字的药可以止痛（蔓荆子），或者止血（荆芥，需要炮制成炭）。

芥：含介，《内经》的五虫之一。虫在古代泛指一切动物，譬如，称老虎为"大虫"，蛇为"长虫"。《素问·五常政大论》讲到五虫：毛、羽、倮、介、鳞，分别对应木、火、土、金、水。《大戴礼记·易本命》讲到五虫：毛虫（兽类）、羽虫（禽类）、倮虫（人类）、甲（介）虫（昆虫类）、鳞虫（鱼类）。甲壳虫即介虫。"介"的甲骨文字形，中间是人，两边的四点像连在一起的铠甲片，像人身上穿着铠甲，铠甲具有保护皮肤、皮毛的象，因此介对应金，关联西方，关联肺、皮毛。

荆　芥

《本经》："主寒热（解表），鼠瘘，瘰疬（与"荆"中含的刀相应），生疮（与介相应），破结聚气（与关联肺、刀相应），下瘀血（与刀相应），除湿痹（金克木，痹证关联风寒湿）。"

《中药学》：

性味：辛，微温。

功效：祛风解表，止血。

应用：

（1）用于外感风寒，头痛、发热恶寒、无汗等症。本品能祛风解表且性较平和。若配伍辛凉解表药亦可用于风热证发热头痛或咽喉肿痛，能疏散风热，利咽喉，清头目。治风寒证常与防风、羌活等配伍，如荆防败毒散；治风热证常与连翘、薄荷、桔梗等同用，如银翘散。（“介”关联皮毛、肺，主表）

（2）用于风疹瘙痒或麻疹透发不畅。能祛风止痒，宣散透疹，常与薄荷、蝉蜕、牛蒡子等配合应用。

（3）用于疮疡初起有表证者。本品尚有消疮之效，常与防风、金银花、连翘等同用。

（4）荆芥炭有止血作用，可用于衄血、便血、崩漏等症。常配合其他止血药同用。（“荆”关联刀伤）

用量：3～10 g。不宜久煎。用于止血，须炒炭用。

蔓荆子解字

蔓：本义为藤蔓。含“曼”。“曼”，从又，冒声。“又”，在甲骨文中代表手，与上肢相关联。“冒”，上为帽子，下边是眼睛，本义帽子，关联头、目。木主生发，指气在身体往上运行，“冒”具有往上升或外透的象，如冒烟、冒汗等，“冒”对应木。故，“曼”关联上肢、头、目，对应木，具有生发之意。作为药名可以有祛风、除痹的功效。

荆，同上文。

子：代表种子。

蔓荆子

《本经》：主筋骨间寒热，湿痹拘挛，明目（关联肝、肝风），坚齿，利九窍（从眼窍推及其他窍），去白虫。

《中药学》：

性味：辛、苦，平。

功效：疏散风热，清利头目。

应用：

(1) 用于外感风热所致的头昏头痛及偏头痛等症。本品疏散风热并止痛，单用浸酒服，或配伍防风、菊花、川芎等以增强祛风止痛效果。

(2) 用于风热上扰所致的目昏或目赤肿痛、多泪等症。常与菊花、蝉蜕、白蒺藜等同用。

(3) 用于风湿痹痛，肢体挛急之症。常与防风、秦艽、木瓜等药配伍。(荆有立刀旁，刀为金属，金克木)

用量用法：6～12 g，煎服或浸酒，并入丸散用。

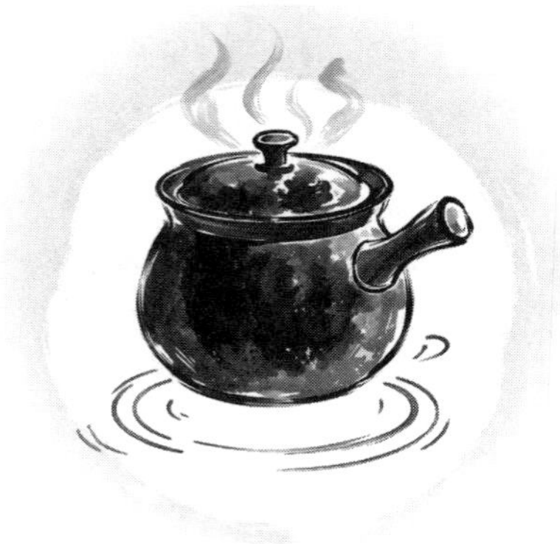

105. 龙骨、牡蛎

龙骨解字

龙：东方青龙，应肝木。木火太旺的人容易烦躁、发怒、头晕、目眩、失眠。

骨：肾主骨，关联肾水。

龙骨（《中药学》）

性味：甘、涩，微寒。

功效：平肝潜阳，镇静安神，收敛固涩。

应用：

（1）用于阴虚阳亢所致的烦躁易怒、头晕目眩等症。与牡蛎、柴胡等同用，如柴胡加龙骨牡蛎汤。（肝火上行）

（2）用于神志不安、心悸失眠，以及惊痫、癫狂等症。与桂枝、牡蛎等配用，如桂枝加龙骨牡蛎汤。

（3）用于遗精、带下、虚汗、崩漏等。治肾虚遗精，可与牡蛎、沙苑子、蒺藜、芡实等配伍；治带下赤白及月经过多，可与牡蛎、海螵蛸、山药等配伍；治虚汗，常与牡蛎、五味子等配伍。

此外，煅龙骨研末外用，有吸湿敛疮作用，可用于湿疮痒疹及疮疡溃后久不愈合。

牡蛎解字

牡，会意。从牛，土声。

甲骨文字形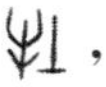，左为雄性的鸟兽。应生殖器，为肝经所环绕。所以牡蛎关联肝经、关联子处。

蛎，右边的“厉”是“砺”的本字，与山石有关，本义为磨刀石，关联消散积聚和郁结。

牡蛎（《中药学》）

性味：咸，微寒。

功效：平肝潜阳，软坚散结，收敛固涩。

应用：

（1）用于阴虚阳亢所致的心悸失眠、头晕目眩、盗汗及耳鸣等症，如桂枝龙骨牡蛎汤。

（2）用于痰火郁结之瘰疬、痰核等症。常与浙贝、玄参配伍，即消瘰丸。

（3）本品煅用，长于收敛固涩，用于虚汗、遗精、带下、崩漏等症。治自汗、盗汗，与黄芪、小麦、麻黄根配伍，即牡蛎散；治肾虚精关不固，与沙苑子、蒺藜、芡实、莲须等配用，如金锁固精丸。

此外，本品含钙，能与酸发生化学反应，可用于治疗胃酸过多、胃溃疡等。

医案

癫痫（刘渡舟医案）：尹某某，男，34 岁。因惊恐而患癫痫。病发作时惊叫，四肢抽搐，口吐白沫，汗出。胸胁满，夜睡呓语不休，乱梦纷纭。精神不安，大便不爽，视其人神情呆滞，面色发青，舌质红，舌苔黄白相间，脉象沉弦。辨为肝胆气郁，兼有阳明腑热，痰火内发而上扰心神。

处方柴胡加龙骨牡蛎汤，服 1 剂则大便通畅，胸胁之满与呓语皆除，精神安定。唯见欲吐不吐，胃中嘈杂为甚，方中加竹茹 16 g，陈皮 10 g。服之而愈。

106. 滑石、文蛤、蛇床子、百合

滑石解字

滑：右边为骨，肾主骨，主一身之水。

石：中医搭脉时有浮、中、沉，沉脉也叫石脉，应肾，关联水。

此药寒凉，除利水外，还能解热。

滑石（《中药学》）

性味：甘、淡，寒。

功效：利水通淋，清解暑热。

应用：

（1）用于小便不利，淋沥涩痛。清膀胱热结。如滑石散，即用木通煎汤送服滑石粉，治热淋；再如治疗淋证的八正散中亦用本品。

（2）用于暑热烦渴、湿温胸闷、湿热泄泻。滑石常用来治疗暑湿证，配以甘草，即六一散，可治疗上述病症。

此外，本品亦可用于湿疮、湿疹、痱子等皮肤病，外用有清热收涩作用（使黏湿的皮肤变滑）。可单用，或与石膏、炉甘石、枯矾等配伍。

用量：10～15 g。外用适量。

文蛤解字

《金匮》中的文蛤，《中药学》中叫海蛤壳。“壳”为外皮，应肺。贝壳类药物，一般性咸，能软坚散结。

蛤：含“合”，象形字，是口上盖一个盖子的形状。根据《常用字解》，其甲骨文中口代表容器，用来放置向神祷告的祈祷词，用来祝咒。祷告时，口中念念有词，可以关联肺或心。

海蛤壳(《中药学》)

性味：苦、咸，寒。

功效：清肺化痰，软坚散结。

应用：

(1) 用于肺热痰稠，咳嗽气喘等症。海蛤壳能清肺热而化稠痰。治热痰喘咳可与海浮石、白前、桑白皮等配伍；如痰火郁结，胸胁疼痛，可与青黛(祛胸中热)、栀子、瓜蒌等同用。

(2) 用于瘿瘤、痰核等症。本品有软坚散结之功，可与海藻、昆布、瓦楞子等配伍。

(3) 本品微有利尿作用，可用于水气浮肿、小便不利。(合关联心，心为少阴经，关联足少阴肾经，肾主水、主二便)

煅用兼可制酸止痛，故可用于胃痛泛酸；研末外用又可敛疮。

用量：10～15 g，蛤粉宜包煎；入丸散，1～3 g。外用适量。

蛇床子解字

蛇床子，别名“双肾子”，肾主二阴，腰为肾之府。

蛇床子(《中药学》)

性味：辛、苦，温。

功效：温肾壮阳，散寒祛风，燥湿杀虫。

应用：

(1) 用于阳痿、宫冷不孕。本品有温肾壮阳功效。如三子丸，即以本品配五味子、菟丝子各等分研末，作蜜丸服。

(2) 用于寒湿带下、湿痹腰痛。如《方脉正宗》治寒湿带下方，即用本品配伍山萸肉、南五味子、车前子、香附等同用。治湿痹腰痛，可配伍桑寄生、杜仲、秦艽等益肾祛风湿药同用。

(3) 用于阴部湿痒、湿疹、湿疮、疥癣。本品外用能燥湿杀虫止痒(蛇也叫长虫)。如单用本品煎汤洗，可治阴囊湿疹；《濒湖集简方》以本品 1 两加白矾 2 钱，煎汤熏洗，治妇人阴痒；蛇床子散，用本品研末加白粉少许，和匀为丸如枣大，棉裹纳阴道中治妇人阴寒。用本品 15 g 水煎，灌洗阴道(《江西中草药手册》)，或用本品 30 g、黄柏 10 g，以甘油明胶为基质，做成 2 g 重的栓剂，每日用一枚置阴道内(《中草药新医疗法资料选编》)，治滴虫性阴道炎有效。

用量：内服 3～10 g，煎汤服，或入丸散。外用 15～30 g，水煎洗或研末敷，也可研末做成坐药(栓剂)。

注意：阴虚火旺或下焦有湿热者不宜内服。

百合解字

百，有白，关联肺。合，关联肺和心(见前文)。《内经》里讲到“心藏神”，因此，百合关联到心神的活动，能清心安神。《伤寒》里说到，外感病后，邪热没有完全清掉，建议食用百合。

百合(《中药学》)

性味：甘，微寒。

功效：润肺止咳，清心安神。

应用：

(1) 用于肺热咳嗽、劳嗽咯血。百合甘而微寒，能清肺润肺而止咳嗽，如百花膏，即百合与款冬同用，治肺热久咳，痰中带血；百合固金汤即以百合配伍生地、玄参、贝母等，治劳热咳嗽，咽痛咯血。

(2) 用于虚烦惊悸，失眠多梦。百合有清心安神的功效。如百合知母汤、百合地黄汤，即以本品与知母或地黄配伍，治热病后余热未清所致上述证候。

用量：10～30 g。

注意：本品为寒润之物，所以风寒咳嗽或中寒便溏者忌服。

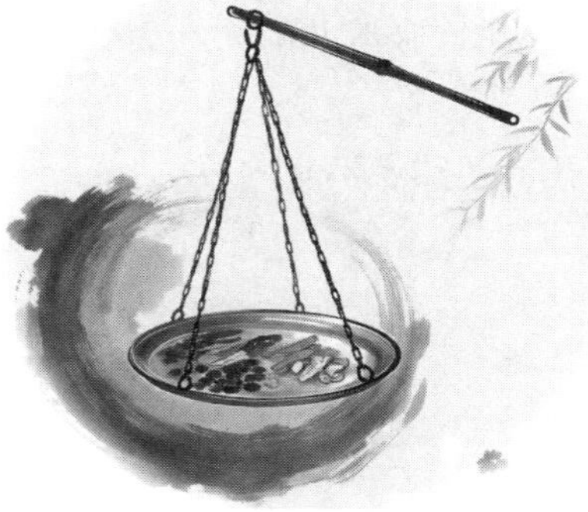

107. 秦皮、红花

秦皮解字

秦：从禾，春省。秦的上半部在甲骨文中为两手举杵，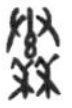，关联上升与下降象，关联春天、肝木，肝开窍于目。

皮：关联肺，关联与肺相表里、与肝别通的大肠。

秦皮（《中药学》）

性味：苦，寒。

功效：清热解毒，清肝明目。

应用：

（1）用于热毒泻痢，血痢、里急后重之症。常与白头翁、黄连等同用，如白头翁汤。

（2）用于肝经郁热，目赤肿痛、生翳等症。常与黄连、竹叶同用，亦可单用煎汁洗眼。

用量用法：3～12 g，煎服或入丸散。外用可煎水洗眼。

红花解字

红：通“工”，指从事手工劳动的女性；红色，应血液的颜色。本药可治疗女性的血瘀之病，实际临床中男女的血瘀并无区分，只是女子月经，容易造成血瘀痛经，所以以女子为特例。“花”下半部分的“化”，也关联化瘀。

红花（《中药学》）

性味：辛，温。

功效：活血祛瘀，通经。

应用：

（1）用于痛经、血滞经闭、产后瘀阻腹痛、癥瘕积聚、跌打损伤瘀痛，以及关节疼痛等症。红花入心、肝血分，秉辛散温通之性，能活血祛瘀，通调经脉。用治上述诸种瘀阻之证，常与桃仁、当归、川芎、赤芍等活血祛瘀药配用。

（2）用于热郁血滞的斑疹色暗。取其活血祛瘀、化滞，可与当归、紫草、大青叶等活血凉血、泄热解毒之品配伍，如当归红花饮。

本品活血祛瘀之功甚佳，近年广泛应用于临床各科多种瘀血阻滞为患或血行不畅之证。如用治冠心病、心绞痛，常与丹参、川芎、赤芍等配伍；用于血栓闭塞性脉管炎，患肢足部呈暗红或青紫色，属于气滞血瘀型者，常与当归、桃仁、赤芍、乳香、没药等合用。

用量：3～10 g。

注意：孕妇忌用。

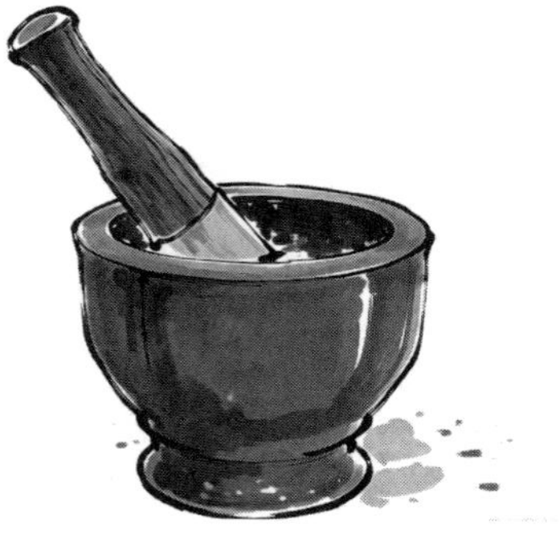

108. 牡丹皮

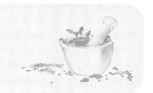

牡丹皮解字

牡丹皮为牡丹的根皮，简称丹皮。

牡：会意。从牛，土声。甲骨文字形中，“⺦”为阳性生殖器，本义为雄性的，代表子处。生殖器为肝经所环绕，所以牡关联肝经、子处。

丹：原意为井里挖出的红色矿物，本意朱砂。朱砂红色，关联心，心主血脉。从井里挖出东西的象，可关联中药的消除瘀堵、肿块。

皮：关联肺、秋天的凉爽、皮肤。

牡丹皮（《中药学》）

性味：苦、辛，微寒。

功效：清热凉血，活血散瘀。

应用：

（1）用于温热病热入血分而发斑疹，及血热妄行所致的吐血、衄血等症。本品能清热凉血，以去血分郁热而收化斑、止血之效。常与犀角、生地等配伍，如犀角地黄汤。（寒药去热，心主血脉，心部于表）

（2）用于温热病后期，阴分伏热发热，或夜热早凉，以及阴虚内热等证。本品能退虚热常与知母、鳖甲、生地等同用，如青蒿鳖甲汤。此种凉血退热功效，还适用于妇女月经先期，经前发热之症。通常与白芍、黄芩、柴胡等配伍，如宣郁通经汤。（凉血）

（3）用于血滞经闭、痛经或癥瘕等症。本品能活血行瘀以通经散癥。常与

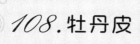

桂枝、桃仁等同用，如桂枝茯苓丸。本品的活血行瘀作用亦适用于跌扑损伤、瘀滞疼痛之症，可与乳香、没药等配伍。（子处的瘀血）

（4）用于痈肿疮毒及内痈。本品在方剂中发挥其清热凉血与活血行瘀的综合作用，能凉血消痈。治外痈可配伍金银花、连翘、白芷等药；治肠痈初起，多配伍大黄、桃仁、冬瓜仁等，如大黄牡丹汤。

《本经》讲，本药可治中风瘛疭，痉，惊痫邪气。（牡应肝经，丹关联心）

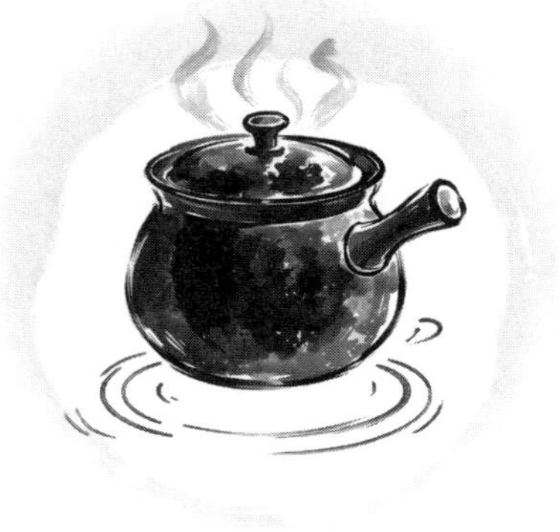

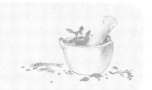

109. 莪术、三棱、豆豉

莪术解字

“莪”，下半部的“我”，甲骨文本意是打仗时用来割脚的一种兵器，能割脚所以关联到血、痛、破坏，后来被借用转意为你我的“我”，原来的含义几乎被放弃了。出血也是一种祛瘀的方法，中医经常用放血祛瘀的方法治病。

“术”的意思是城里的通道，把身体理解成城池，“术”就是身体内纵横交错的通道，可以通气、血、水。“术”关联全身通道，所以能行气。不通则痛，行气也关联止痛。

莪术(《中药学》)

性味：辛、苦，温。

功效：破血祛瘀，行气止痛。

应用：

(1) 用于气滞血瘀所致的经闭腹痛、前列腺问题，与三棱、川芎、牛膝等配伍。用于癥瘕积聚，可配三棱、丹参、鳖甲等同用。

(2) 用于饮食不节，脾运失常所致的积滞不化、脘腹胀满疼痛之症。莪术行气消积之力较为峻猛，且能止痛。常与三棱、木香、枳实、山楂等配伍；如兼见脾虚气弱证候者，应配合补气健脾药同用。

用量用法：3～10 g。醋制莪术能加强止痛之功。

注意：月经过多及孕妇忌用。

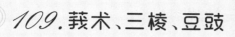

三棱解字

日常使用中，三棱和莪术经常并用，互相补充。三棱破血作用比莪术强，行气止痛的作用比莪术弱一些。中医有一种针叫三棱针，古称锋针。用于刺血祛热。

三棱(《中药学》)

性味：苦，平。

功效：破血祛瘀，行气止痛。

应用：

(1) 用于气滞血瘀所致的经闭、癥瘕积聚，可配三棱同用。

(2) 用于食积气滞，脘腹胀痛。三棱行气，与莪术同用，可加麦芽、青皮。脾胃虚弱可与党参、白术同用补脾。

用法用量：3～10 g。醋制能加强止痛之功。

注意：月经过多及孕妇忌用。

豆豉解字

豆的原意是高脚的盘子。《尔雅》云："木豆谓之豆，竹豆谓之笾(biān)，瓦豆谓之登。"木豆就是用木材做的高脚盘，竹豆就是用竹子做的高脚盘，瓦豆就是用瓦做的高脚盘。《尔雅》成书的年代，人们跪着吃饭，高脚盘放在案几上，应身体高处的心肺两脏。而肺主皮毛、主表，所以豆豉可以宣散表邪。又《素问・金匮真言论》云："北方黑色，入通于肾……其谷豆。"豆也与肾关联。

豉的左边是"豆"，加强了名字关联豆的含义。右边的"支"代表支起来、上升、上翘。解释桂枝时提过，"支"关联二阴关联肾，所以豆豉的应用靶点是心肺、肾，它是一个很好的沟通心肾的药。这可以从《伤寒》使用豆豉的方剂中解读出。

豆豉(《中药学》)

性味：辛、甘、微苦，寒。

功效：解表，除烦。

应用：

(1) 用于外感风寒或风热的发热、恶风寒、头痛等症。外感风寒配葱白，即葱豉汤；儿童的风寒感冒，没有其他复杂症状，一般用葱豉汤就能很好地解决。外感风热及风温初起，发热、头痛之症，多配薄荷、荆芥、牛蒡子等，如银翘散。

(2) 用于热病胸中烦闷、不眠等症。常配伍栀子以清热除烦，即栀子豉汤。

医 案

医案：小儿夜啼(选自《伤寒名医验案精选》)

魏蓬春医案：龙某某，男，11 个月，入夜则躁动不安、啼哭一周余。曾用导赤散等治疗无效。刻诊：纳减，大便可，小便赤而异臊，舌质红、苔薄黄，指纹紫红。此属热扰胸膈。处方：山栀子 4 g，淡豆豉 8 枚。2 剂，诸症消失。

此外，栀子豉汤也可治疗伴随着心烦不宁的膀胱炎，即舌红苔黄，同时尿频艰涩而痛。

110. 延胡索、川楝子

延胡索解字

延：有延伸、延长的意思。《说文解字》：“长行也”，亦作“蜒”（鼻涕虫）。蜿蜒，龙蛇曲折爬行的样子。中医含义为沿着经络运动，通经络，通则不痛。

胡：本义为牛脖子下的垂肉，关联胸口、颈部。

索：意为用绳子把木头束起、捆起来。本义为大绳子。中医含义为“束木”，即收肝气。

延胡索通经络、止痛，收肝气。和酸枣仁同用能增强安神效果，作用部位首先在胸口、颈部，如胸中气憋、憋闷，吃 2～3 g 延胡索粉就能缓解。此药平和、无毒。

延胡索（《中药学》）

性味：辛、苦，温。

功效：活血，行气，止痛。

应用：用于气血凝滞所致的心腹及肢体疼痛。本品辛散温通，既能活血，又能行气，有良好的止痛功效，故广泛应用于身体各部位的多种疼痛证候。

（1）用于气滞血瘀、脘腹疼痛，配川楝子。

（2）用于疝气痛，配小茴香。（前阴小腹为肝经循行部位，收肝气止痛）

（3）用于经行腹痛，配当归、川芎、白芍、香附。（肝主藏血，关联月信）

（4）用于胸胁作痛，配瓜蒌、薤白、郁金、乌药。（胸应“胡”，胁应肝胆经）

（5）用于四肢或周身血滞疼痛，配当归、桂枝、赤芍。

(6) 用于跌打伤痛，配当归、川芎、乳香、没药。

(7) 用于心律失常心绞痛，配活血行气药。

川楝子解字

川：象形字，甲骨文字形 ，左右是岸，中间是流水，像河流的形状。本义为河流。《素问·阴阳应象大论》："六经为川"，关联通经络。

柬：从柬，从八。"柬"，札柬（像扎好的一柬柬竹木片，书柬）。"八"，分别的意思。本义为挑选，从事物中分别出好坏。中医含义为关联肝郁（竹木片），驱虫（分别身体里的好肉和坏肉）。

子：子处。

川楝子（《中药学》）

性味：苦，寒；有小毒。

功效：行气止痛，杀虫，疗癣。

应用：

(1) 用于肝气郁滞或肝胃不和的胁肋作痛、脘腹疼痛以及疝气痛等，本品兼能疏泄肝热。若增强止痛作用，可配延胡索，如金铃子散。若寒疝少腹胀痛，可配小茴香、吴茱萸、木香，如导气汤。

(2) 虫积腹痛，可配槟榔、使君子等。

(3) 外用可治头癣。取川楝子适量，焙黄研末，用熟猪油或麻油调成油膏，涂于患处。在涂药前须先用食盐温开水将患处洗净。

111. 续断、补骨脂、骨碎补

续断解字

古人云："不孝有三，无后为大。"为了香火不断，要续，故本药能安胎。骨头断也要续，故本药能行血脉，续筋骨。肾主骨，本药入肾。肝经绕阴器，本药补肝。

续断(《中药学》)

性味：苦、甘、辛，微温。

功效：补肝肾，行血脉，续筋骨。

应用：

(1) 用于胎漏下血、胎动欲坠。如寿胎丸，即为续断、桑寄生、菟丝子、阿胶所组成。

(2) 用于腰痛脚弱、遗精、崩漏。本品补肝肾，行血脉，有补而不滞的优点。如《扶寿精方》续断丸，以本品配杜仲、牛膝、萆薢治腰痛脚弱；《妇人良方大全》续断丸，以本品配伍黄芪、熟地、赤石脂治崩漏经多。

(3) 用于跌扑损伤、金疮、痈疽溃疡。本品能行血脉，续筋骨，且有消肿、止痛、生肌等作用，故为外科、伤科所常用。如以本品配伍骨碎补、自然铜、地鳖虫、血竭等可治跌扑损伤、骨折、金疮等证；《本草汇言》方治乳痈，即以本品 8 两，蒲公英 4 两，研末，早晚各服 3 钱，温开水送服。

用量：10～20 g。崩漏下血宜炒用。外用适量研末敷。

补骨脂解字

肾主骨、藏精，主二便。本药补肾壮阳。“脂”，凝者为脂，谐音停止，能让前后阴过分流出的现象减少。

补骨脂(《中药学》)

性味：辛、苦，大温。

功效：补肾壮阳，固精缩尿，温脾止泻。

应用：

(1) 用于阳痿、腰膝冷痛。本品有补肾壮阳功效。如补骨脂丸，以本品配伍菟丝子、胡桃、沉香等治阳痿；青娥丸以本品配伍杜仲、胡桃等治腰膝冷痛或酸软无力。

(2) 用于滑精、遗尿、尿频。本品能固精缩尿，如《三因极一病证方论》用补骨脂、青盐等份同炒为末，每服二钱，治滑精；《补要袖珍小儿方论》单用本品炒研末，每服一钱，热汤下，治小儿遗尿；破故纸丸即以补骨脂、茴香等分为丸，治肾气虚冷，小便无度。

(3) 用于脾肾阳虚的泄泻。本品有壮肾阳、温脾阳、止泻的功效。如四神丸，即由补骨脂、肉豆蔻、五味子、吴茱萸等所组成，治脾肾阳虚五更泄泻。

此外，以本品配伍胡桃、蜂蜜等药，可治虚寒喘咳。

用量：5～10 g。

注意：本品性质温燥，能伤阴助火，故阴虚火旺及大便秘结者忌服。

骨碎补解字

身体里骨头碎成一块一块，但功能却正常的，只有牙齿。齿为骨之末。肾主骨，本品治疗肾虚导致的牙痛或头面问题，也治外伤(骨碎了)导致的瘀血。

另外头发在头皮上生长的状态也是细细碎碎的，本品关联脱发，用骨碎补单味药煮水擦头皮可以治疗脱发。

骨碎补（《中药学》）

性味：苦，温。

功效：补肾，活血，止血，续伤。

应用：

（1）用于肾虚腰痛、脚弱、牙痛、耳鸣、耳聋、久泻。《太平圣惠方》以本品与补骨脂、牛膝、胡桃仁等药同用，治肾虚腰脚疼痛不止；《本草汇言》方以本品配伍熟地、山萸肉等研末，蜜丸服，治肾虚耳鸣、耳聋及牙痛；《本草纲目》中单用骨碎补研末，入猪肾中煨熟食，治肾虚久泻。

（2）用于跌扑闪挫或金疮，损伤筋骨。本品有活血、止血、续伤的功效，如骨碎补散，即以骨碎补、自然铜、虎胫骨、炙龟板各半两，没药一两研末，每服一钱，日服三四次，治金疮伤筋断骨痛不可忍；《泉州本草》方用骨碎补四两，浸酒一斤，分十次服，日二次，另用骨碎补晒干研末外敷，可治跌扑损伤。

（3）本品浸酒外擦斑秃，有一定疗效。

用量用法：内服 10～20 g，煎汤或入丸散。外用适量捣烂或晒干研末敷，也可浸酒擦患处。

注意：阴虚内热及无瘀血者不宜服。

112. 吴茱萸、山茱萸

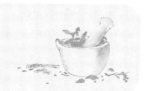

吴茱萸解字

吴：口天，天为乾卦，属金，应脊柱通上下，也关联阳明燥金。

朱：赤心木，关联心、肝。

臾：从申，从乙。子午流注中，申应膀胱经；十天干中，甲胆乙肝，乙关联肝。所以臾关联肝、膀胱。进而“茱萸”关联厥阴肝、心包、太阳膀胱。膀胱与肾互为表里，关联肾与二阴。本名字与《伤寒》吴茱萸汤关联紧密。

吴茱萸（《中药学》）

性味：辛、苦，热；有小毒。

功效：散寒止痛，疏肝下气，燥湿。

应用：

（1）用于脘腹冷痛、疝痛、头痛及虚寒泄泻。本药温中散寒、解肝郁、止痛。治脘腹冷痛，可配干姜、木香；治寒疝腹痛，可配乌药、小茴香。治中焦虚寒、肝气上逆的头痛、吐涎沫，可配人参、生姜等，如吴茱萸汤。治疗脾肾虚寒的久泻、五更泻，配补骨脂、肉豆蔻、五味子，即四神丸。

（2）用于寒湿脚气疼痛，或上冲入腹。本品散寒燥湿，下降逆气。常与木瓜同用，如苏长史茱萸汤，即以此两味药治疗脚气入腹，困闷欲死，腹胀（脚气可指下焦或腿脚的水肿、肿胀）；又《证治准绳》鸡鸣散治脚气疼痛，亦以此两味药为主药。

（3）用于呕吐吞酸。本品疏肝下气治呕逆。若胃寒者，可配生姜、半夏；肝郁化火者，以黄连为主药，配伍少量吴茱萸，即左金丸。

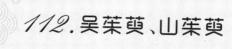

(4) 本品研末醋调敷足心，可引火下行，治疗口舌生疮。

用量：1.5～5 g。外用适量。

注意：本品辛热燥烈，易损气动火，不宜多用久服，阴虚有热者忌用。

山茱萸解字

“山”，关联艮卦，停止象。茱萸，如上一条所讲，关联厥阴、少阴经，关联心肾。

山茱萸(《中药学》)

性味：酸，微温。

功效：补益肝肾，收敛固涩。

应用：

(1) 用于肝肾亏虚，头晕目眩、腰膝酸软、阳痿等症。本品补益肝肾，既能补精，又可助阳。如六味地黄丸，即以本品配伍熟地、山药、泽泻等，为治肝肾阴亏，头晕目眩、腰膝酸软等症的基本方。又如草还丹，以之配伍补骨脂、当归、麝香，治肾阳不足，阳痿、滑精等证。

(2) 用于遗精滑精、小便不禁、虚汗不止。本品有良好的收敛固涩作用。如上述六味地黄丸即可用于阴虚遗精；草还丹又可用于阳痿滑精。如治小便不禁，当配伍桑螵蛸、覆盆子、益智仁、沙苑子等同用。本品配人参、附子、龙骨、牡蛎等药治大汗不止、体虚欲脱之症，也有良好的功效。

此外，还可用于收敛止血。如固冲汤，即以本品配伍乌贼骨、茜草炭、棕皮炭等，治妇女崩漏及月经过多。

用量：5～10，煎汤服或入丸散；大剂量可用 30 g。

注意：本品温补收敛，故命门火炽、素有湿热及小便不利者不宜用。

113. 何首乌、乌梅、乌贼骨、乌药

何首乌解字

何：有可。可，从口，从丂（供神之架），表示在神架前歌唱，关联上焦、肺、喉、颈项、头面。

首：象形字，上面是头发和头皮，表示头盖；下面是眼睛，代表面部。本义为头。肝开窍于目，所以此药能关联肝经。又“发为血之余”，关联补血。

首乌：使白头发变黑。肾，其华在发，头发的颜色与肾关联，此药能补肾。

何首乌（《用药心得十讲》）

性味：苦、涩、甘，微温。

功效：养血益精，平补肝肾，乌须发。兼能润便滑肠，消瘰疬；治疟疾。

应用：

（1）炮制用。用于精血亏虚下的头晕眼花、须发早白、腰酸脚软、遗精、崩带等症。制首乌能补肝肾，益肺，益精血，兼能收敛，且不寒、不燥、不腻，故为滋补良药。如七宝美髯丹，即以本品为主药，配伍当归、枸杞子、菟丝子等组成，可治精血亏虚，头晕眼花、须发早白、腰酸脚软等症。

（2）生用。

① 用于治虚性便秘，年老、久病、产后失血等肠燥便秘。可配当归、肉苁蓉、黑芝麻、火麻仁等使用。

② 用于气血流行阻碍导致的瘰疬、痈肿等。生何首乌可调和气血、解毒消肿，常配合蒲公英、紫花地丁、连翘、玄参、生牡蛎、夏枯草等同用。（可关联肺，

肺主一身之气）

③ 疟疾邪入阴分，久久不愈者，可配人参或党参（何人饮）同用，或用何首乌八钱至一两，甘草一钱，水煎服。笔者曾运用这一经验，结合小柴胡汤和白虎汤，随症加减，治愈过几例查不出原因的定时寒热病。（肝胆，互为表里，胆少阳病证之一为寒热往来。）

何首乌的藤，名首乌藤，又名夜交藤，水煎内服，能治失眠，祛风湿，舒经络，除痹痛。煎水外洗，有解毒、和血、祛风的作用，可用于风疮、疥癣作痒。

据李时珍《本草纲目》记载，本品能“止心痛”。故此，焦树德在治疗高血压性心脏病、冠心病、心绞痛等病时，在辨证论治的基础上，加何首乌 9～19 g，效果不错。因中医说的“心痛”也包括胃脘部疼痛，所以虚性的胃脘痛，也可使用，习惯用法是生熟各半使用。

用量：10～30 g。补益精血当用制首乌；截疟、解毒、润肠宜用生首乌。鲜首乌解毒润肠的功效较生首乌更佳。

注意：大便溏泻及湿痰较重者不宜服。

乌梅解字

乌：《说文解字注》：“‘鸟’字点睛，‘乌’（乌鸦）则不，以纯黑，故不见其睛也。”带“乌”字的中药，常常可以关联到眼睛和头面，如何首乌。“乌”又意为黑色。肾色黑，肾主二便。故本品关联肾和二便。

梅：含“母”。《说文解字》：“象怀子形，一曰，象乳子也（给孩子喂奶）。”女性怀孕或喂奶的阶段，肚子大、胸部大用在中医药上代表胸口或者是肚子（中焦、下焦）有了“盛”“实”之象。

乌梅（《中药学》）

性味：酸，辛。

功效：敛肺，涩肠，生津，安蛔。

应用：

（1）用于肺虚久咳，如《肘后备急方》以乌梅、罂粟壳等分为末，每服二钱，睡时蜜汤调下。

（2）用于久泻久痢。本品能涩肠止泻，如固肠丸，以之配伍肉豆蔻、诃子、罂粟壳等。《伤寒》中的乌梅丸，主久利。

（3）用于虚热消渴。本品味酸，酸能生津。如《简要济众方》以乌梅加豆豉水煎服，治消渴烦闷；玉泉丸，以之配伍天花粉、麦冬、葛根、人参等，治虚热烦渴。

（4）用于蛔厥腹痛呕吐。蛔得酸则伏，本品味酸，故有和胃安蛔之效。如《伤寒》中的乌梅丸，以之配伍细辛、蜀椒、干姜、黄连等，治蛔虫引起的腹痛呕吐。

此外，外敷能消疮毒，并治胬肉外突。

用量用法：3～10 g，大剂量可用至 30 g，外用适量，捣烂或炒炭研末外敷。止泻、止血宜炒炭用。

注意：本品酸涩收敛，故外有表邪或内有实热积滞者均不宜服。

乌贼骨解字

本药又名海螵蛸。

“乌”，同前文。

贼：有“贝”，类似布袋翻过来，往下倒东西。故药名中有停止从下焦孔窍或伤口流出之象。

骨：肾主骨、主水及二阴。关联二阴流出之病症。本品涩，有收敛之象。

乌贼骨（《中药学》）

性味：咸、涩，微温。

功效：收敛止血，固精止带，制酸止痛，收湿敛疮。

应用：

(1) 用于崩漏下血、肺胃出血、创伤出血。本品咸能入血，微温而涩，有收敛止血功效。治崩漏下血，配伍茜草、棕炭、五倍子等，如固冲汤；治肺胃出血，与白及等分为末服，即乌及散。单用研末外敷，可止创伤出血。

(2) 用于遗精、带下。治遗精，当配伍山萸肉、菟丝子、沙苑子等益肾固精药同用。治妇女赤白带下，可配伍白芷、血余炭同用，如白芷散。

(3) 用于胃痛吐酸。本品有制酸止痛功效。多与贝母同用，即乌贝散。

(4) 用于湿疮湿疹及溃疡多脓。治湿疮、湿疹，可与黄柏、青黛等研末外敷；治溃疡多脓，可单用研末外敷，也可配伍煅石膏、煅龙骨、枯矾、白芷、红升、冰片同用，共研细末，撒敷患处。

用量：6～12 g。如研末吞服，每次 1.5～3 g。外用适量，研末撒或调敷。

使用：本品性微温，能伤阴助热，故阴虚多热者不宜服。

乌药解字

药：含“约”，古代有“节约”一词，是节制、约束的意思。古时的马具用“节约”把缰绳和皮条连为一体，达到控制马的目的。“约”有收敛，收紧之象。现代说“节约”也是收紧、收窄之象。另，“约”本意绳索。绳索能用来束缚，伸长又类似经络之状，所以能通经络，同时停止流出象，即收涩。芍药也是类似的象，尤其适用于牵拉感的疼痛。

乌药（《中药学》）

性味：辛，温。

功效：行气止痛，温肾散寒。

应用：

(1) 用于寒郁气滞所致的胸闷、胁痛、脘腹胀痛、寒疝腹痛及痛经等症。本品善于疏通气机，散寒止痛。若胸闷、胁痛，可配薤白、瓜蒌皮、郁金、延胡索等同用；若脘腹胀痛，可配木香、吴茱萸、枳壳等；治寒疝、小腹痛引睾丸，可配小茴香、木香、青皮等，如天台乌药散；治经行腹痛，可配香附、当归、木香等，如乌药汤。

（2）用于肾阳不足、膀胱虚寒引起的小便频数及遗尿。常配合益智仁、山药同用，有温肾缩尿之功，如缩泉丸。

用量：3～10 g。

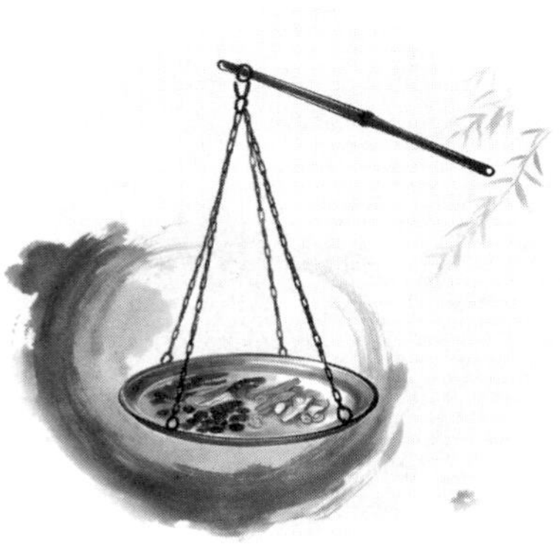

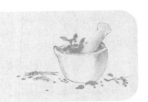

114. 桑螵蛸

桑螵蛸解字

桑螵蛸是螳螂产卵的房鞘，又名蜱蛸。卵鞘应人体的子宫。子宫是孕育生命之处，关联女子月经、补肾，肾主二阴、水，《内经》云："腰者肾之府"，本药关联腰痛。

桑螵蛸

《本经》：主伤中，疝瘕，阴痿。益精生子，女子血闭，腰痛，通五淋，利小便水道。（应子宫、肾）

《中药学》：

性味：甘、咸，平。

功效：补肾助阳，固精缩尿。

应用：

（1）用于肾虚阳衰引起的遗精、滑精、遗尿、尿频、白带过多等症。本品有补肾固涩的功效，治遗尿、尿频尤为常用。如《产书方》单用桑螵蛸捣为散，米汤送服，治妊娠尿频不禁；《外台秘要》以之配伍龙骨为末，盐汤送服，治遗精白浊、盗汗虚劳；桑螵蛸散以本品为主药，配伍远志、菖蒲、龙骨等，治肾虚遗尿白浊、小便频数、遗精滑泄、心神恍惚之症。

（2）用于阳痿。当与鹿茸、肉苁蓉、菟丝子等同用，有补肾助阳功效。（肝

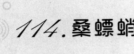

经绕阴器）

用量：3～10 g。

注意：本品助阳固涩，故阴虚多火，膀胱有热而小便频数者忌服。

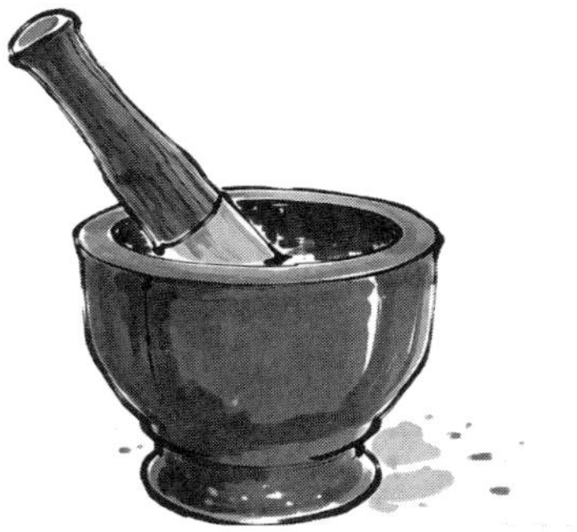

115.菊　花

菊花解字

菊:下面为“匊”,加提手旁为“掬”,加草字头为“菊”。

《素问·阴阳应象大论》:“在脏为肝,在色为苍,在音为角,在声为呼,在变动为握。”这里肝脏在变动为“握”,“握”是手指弯曲合拢,攥住、抓住的意思。经文里从运动的角度描述了“肝风”关联的症,不能自主控制的抽筋痉挛即“变动为握”,典型的抽筋是一种弯曲合拢后不能放松之象。相应地用双手弯曲合拢捧物叫“掬”。掬水而饮,其容量《小尔雅》解释为“一升”,相当于现代的200 ml。关联到植物学上,就是菊科植物。菊科植物有两万多种。其中菊花祛肝风,明目。(肝开窍于目)

花:植物的花,通常开在上方。菊花多作用在头面。

菊花(《中药学》)

性味:辛、甘、苦,微寒。

功效:疏风清热,解毒,明目。

应用:

(1) 用于外感风热及温病初起,发热、头昏痛等症。本品能清上焦风热,清头目。常与桑叶相须为用,并配伍薄荷、荆芥等品,如桑菊饮。

(2) 用于肝经风热或肝火上攻所致的目赤肿痛。本品能清肝明目。常与桑叶、蝉蜕、夏枯草等配伍。亦可用于肝肾阴虚的目昏暗症,常与枸杞子同用以养肝明目,并配伍地黄等补肝肾药物,如杞菊地黄丸。

（3）用于肝风头痛及肝阳上亢头痛、眩晕等症。本品能平肝息风。常配伍石决明、白芍、钩藤等同用。

用量用法：10～15 g，煎服或入丸散。外感风热多用黄菊花，清热明目和平肝多用白菊花。

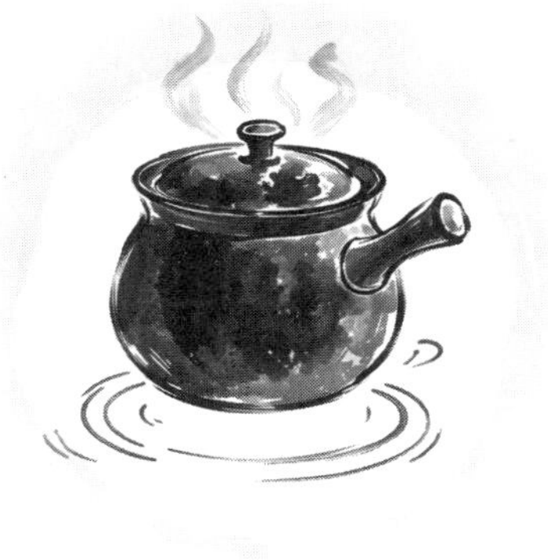

116. 射干、桔梗

射干解字

射：读音 yè，由“身”和“寸”构成。中医脉诊时，搭双手的寸、关、尺以感知全身的气血状态。如下图。左手的寸、关、尺，分别关联心、肝、肾。右手的寸、关、尺，分别关联肺、脾、肾。

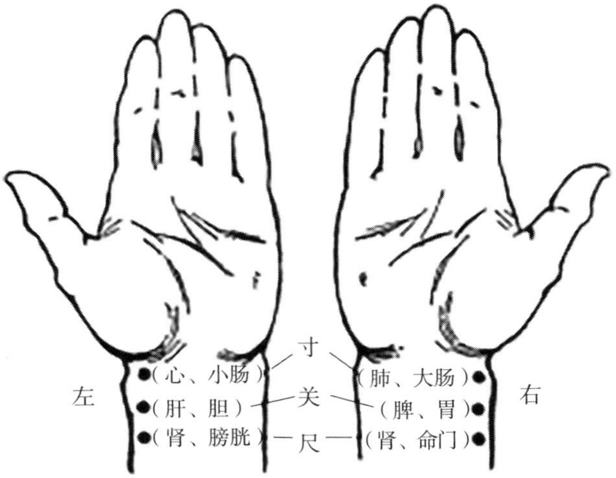

“射”的结构是“寸”在身体右侧，对应右手的寸，应肺，上焦。

干，应湿。谐音“肝”，主解毒，应厥阴肝经。

射干(《中药学》)

性味：苦，寒。

功效：清热解毒，祛痰利咽。

应用：

（1）用于咽喉肿痛，兼有热痰壅盛者。本品有解毒利咽、祛痰和散结作用。可单服，捣汁含咽，或以醋研汁噙，引涎出即可；亦可以黄芩、桔梗、甘草等清肺利咽之品配用；或与升麻、马勃等配伍，如射干汤。（气道经过喉，热、肿毒，应“射”和肝）

（2）用于痰盛的咳喘证。本品长于化痰。对肺热咳嗽痰多者，常与桑白皮、马兜铃、桔梗等清热化痰止咳药同用，如射干兜铃汤；若属寒痰壅塞，痰鸣气喘或咳嗽痰多之证，亦可与细辛、生姜、半夏等温肺化痰药配伍，如射干麻黄汤。（射应肺）

用量：6～10 g。

注意：孕妇忌用或慎用。（射出象关联堕胎、滑胎，“干”应肝经，绕阴器）。

桔梗解字

桔：音“结”，可理解为解开绳结。

梗：“梗”谐音“哽”，可关联“哽咽”。“哽咽”发生在气道经过的喉咙部位，可以关联肺，生病的症状可包括咳嗽、痰、咽痛、音哑、胸膈痞闷。

“桔梗”，两字一起表示“咽喉有团东西结住了”，在习惯上被称为“舟楫之药”。桔梗能带着其他药物一起上行，如王清任的血府逐瘀汤中牛膝配桔梗让气、血、药物有上有下，在全身循环起来；再配上活血祛瘀药物，达到逐瘀的效果。《伤寒》的桔梗汤治疗咽痛、咽干、不渴、胸满肺痈等病症。

桔　梗

《长沙药解》：

性味：苦、辛。

功效：散结滞而消肿硬，化凝郁而排脓血（梗的应用），疗咽痛如神，治肺痈

至妙，善下冲逆，最开壅塞。(解结)

《中药学》：

(1) 用于咳嗽痰多，或咳痰不爽、胸膈痞闷、咽痛音哑等症。治咳嗽痰多，不论肺寒、肺热，俱可应用。如杏苏散以本品配杏仁、苏叶、陈皮等，用于风寒咳嗽；桑菊饮以之配桑叶、菊花、杏仁等，治风热咳嗽；咽痛音哑，则可配薄荷、牛蒡子、蝉蜕等；治气滞痰阻，胸闷不舒，可与枳壳、瓜蒌皮等配用。

(2) 用于肺痈胸痛，咳吐脓血、痰黄腥臭等症。本品有排脓之效。如桔梗汤，即以本品配甘草。

用量：3～10 g。

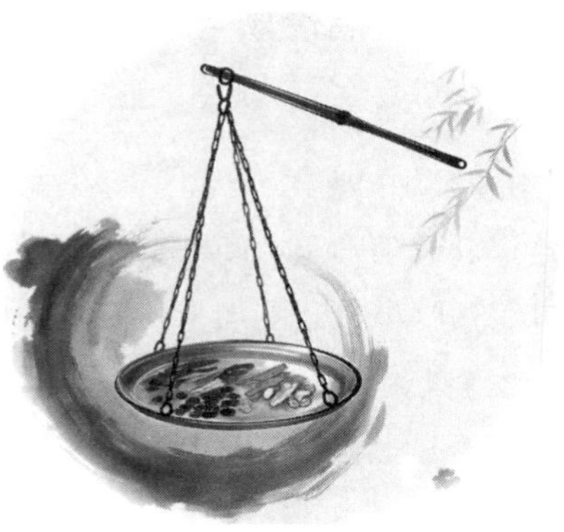

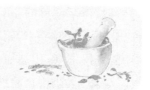

117. 款冬花、紫菀、郁金

款冬花解字

款:《康熙字典》:“又叩也,求通也。”《晏子·杂篇》“前驱款门。”款,敲门,关联声音,生病则关联“咳”。

冬:钟表圆盘图中冬天的位置应人的子处、下焦,关联下行。另款冬(叩掉寒冷)可把身体里的寒冷去掉。

花:性轻,并且在植物的顶端,在身体应上部。

综合三个字,款冬花可润肺止咳,降气化痰。

款冬花(《中药学》)

性味:辛,温。

功效:润肺止咳(应款),下气化痰(应花和下行)。

应用:本品为治嗽要药,常与紫菀相须为用,以增强治喘咳的疗效。因其性温,故较宜于寒嗽;若作适宜配伍,也可用于多种咳嗽,如百花膏,与百合配伍,共研末为丸,治痰嗽带血;款冬花汤治暴咳,配伍杏仁、贝母、知母。

用量:5～10 g

紫菀解字

紫色为离卦,应心和眼睛。

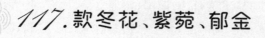

菀，下半部分的“宛”原意是屈草自覆，即把草弯曲用以覆盖自身，引申为弯曲、屈折。《内经》中“菀”音“郁”，含义为郁积、阻滞、不通之象。《素问·针解》：“菀陈则除之者，出恶血也。”《素问·汤液醪醴论》：“去宛陈莝……缪刺其处。”

紫菀，去胸中之阻滞。

紫菀(《中药学》)

性味： 苦、甘，微温。

功效： 化痰止咳。

应用： 用于咳嗽气逆，咯痰不爽，以及肺虚久咳，痰中带血等多种类型的咳嗽。本品性质温润苦泄，有较好的化痰止咳作用。如外感风寒，痰多咳嗽，可配荆芥、白前、陈皮等；肺虚久咳咯血，可配知母、川贝、阿胶等，如紫菀汤。

用量：5～10 g。

郁金解字

郁：郁积、阻滞、不通之象。

金：代表肺，肺主一身之气。金克木，肝木主藏血，本药可解肝气郁滞、血瘀内阻，利胆退黄。

郁金(《中药学》)

性味： 辛、苦，寒。

功效： 活血止痛，行气解郁，凉血清心，利胆退黄。

应用：

(1) 用于肝气郁滞、血瘀内阻所致的胸、腹、胁肋胀痛，月经不调，痛经及癥瘕痞块等症。治胸腹胁肋胀痛，可配丹参、柴胡、香附、枳壳；治肝郁有热，经前腹痛，配伍柴胡、香附、当归、白芍，如宣郁通经汤；治胸胁下癥块，可配丹参、鳖甲、泽兰、青皮。（本药解肝郁积、阻滞，解瘀血，解肝郁热）

（2）用于湿温病浊邪蒙蔽清窍、胸脘痞闷、神志不清，常与芳香开窍的菖蒲及豁痰清心的竹沥、山栀、连翘等配伍，如菖蒲郁金汤。（本药性凉，解肝郁积、阻滞）

（3）用于痰气壅阻、闭塞心窍所致的癫痫或癫狂等病症，常配合善于消除痰涎的明矾，如白金丸。（解肺胸阻滞）

（4）用于肝郁化热、迫血妄行所致的吐血、衄血、尿血及妇女经脉逆行等症兼有瘀滞现象者，可配伍生地、牡丹皮、山栀、牛膝等同用。（本药性凉，解肝郁）

此外，本品可用于黄疸、胆石症，常与茵陈、山栀等配伍，可增强利胆退黄之功。

用量：6～12 g。

注意：《“十九畏”歌诀》：“丁香莫与郁金见。”

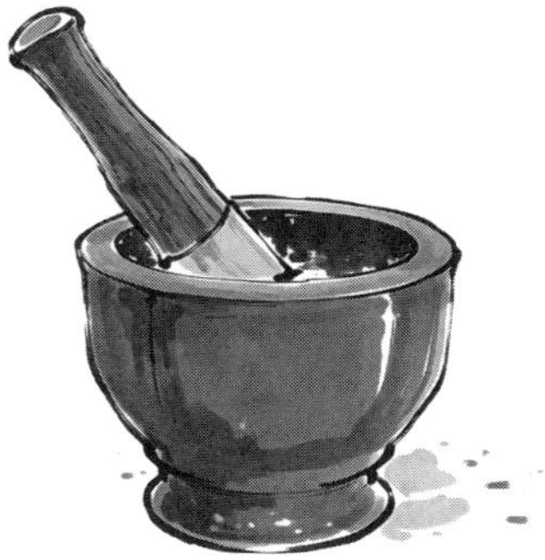

118. 独活、紫苏、苏梗

独活解字

独，古字“獨”，从犬，蜀声。“蜀”，象形，从虫、上目象。《内经》中，虫代表动，关联肝风的动象。肝开窍于目。所以，“独”关联肝风，能治疗风湿痹痛。“蜀”的同音字“襡”，古代代表“长的上衣”，故“独”可以关联体表的表证。

活，三点水加舌。《内经》曰：“肾主水”“心开窍于舌”。独活，能祛湿，能沟通少阴心肾。沟通心肾的路径是脊柱，因为脊柱为乾卦，属金、西方。“蜀”，代表西方的国家。《战国策·秦策》：“蜀，西僻(偏远)之国也。”

独活(《中药学》)

性味：辛、苦，温。

功效：祛风湿，止痛，解表。

应用：

(1) 用于风湿痹痛。独活辛散苦燥，善祛风湿，止痛，凡风寒湿邪痹着于肌肉关节者，无问新久，均可应用。尤以下部之痹证为适宜。治腰腿疼痛，两足痿痹不能行走，属于寒湿所致者，与祛风湿药同用，另配伍地黄、杜仲、桑寄生等，标本同治，如独活寄生汤。

(2) 用于风寒表证，兼有湿邪者。本品能发散风寒湿邪而解表，但其力较羌活为弱，常与羌活同用。

此外，本品亦用于少阴头痛、皮肤湿痒。

用量：3～10 g。

紫苏解字

紫:关联八卦中的离卦,代表心和眼,关联胸口。

苏:流苏,须状下垂的饰物,古代服装上的装饰。紫苏表达的是“让胸口的气降下去”。

紫苏(《中药学》)

性味:辛,温。

功效:发表散寒,行气宽中,解鱼蟹毒。(衣服对应表,行气对应顺气降气)

应用:

(1)用于风寒感冒。本品辛温,开宣肺气,发表散寒,虽发汗作用次于麻黄,但不甚燥烈,为风寒感冒常用之品,兼有气喘咳嗽者用之为佳。

(2)用于胸闷呕吐,妊娠恶阻。本品善行脾胃气滞,有行气宽中、和胃止呕之效。

(3)用于鱼蟹中毒,吐泻腹痛。治鱼蟹中毒所引起的吐泻腹痛等症。

苏梗解字

为紫苏或同属植物白苏的茎。“苏”,流苏,须状下垂的饰物。流苏表达的是“让胸口的气降下去。”“梗”,谐音“哽”,所以苏梗能让哽住的东西(气)降下去。

苏梗(《中药学》)

性味:辛、甘,微温。

功效:宽胸利膈,顺气安胎。

应用：用于胸腹气滞、痞闷作胀及胎动不安、胸胁胀痛等症。（梗，代表茎秆，更好的通象。同时梗也有梗阻，使停止之象，像门加了门闩，故安胎。合在一起为“顺气安胎”）

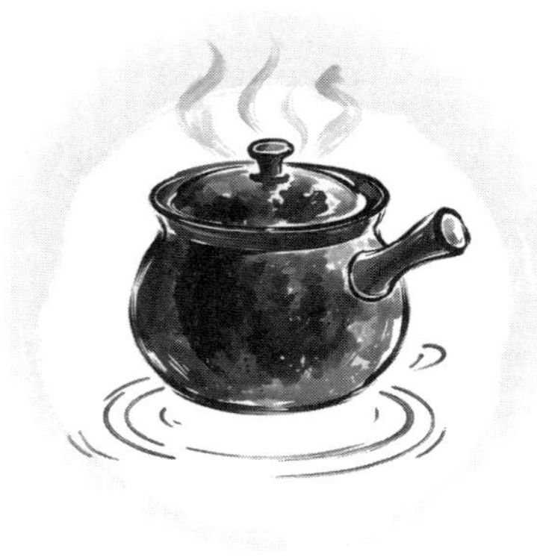

119. 淡竹叶、竹茹、竹沥

淡竹叶解字

淡:《广韵》:"滔(淹)淡,水满貌",故关联膀胱水满,利小便。本字由三点水和火构成,水克火能降心火。

竹:《素问·灵兰秘典论》云:"胆者,中正之官,决断出焉。"决断的"决",决口,让水流出;"断",阻断,让水不再流动。时通时断,时减时甚(定时发作的病),是胆的特点。竹子一节一节的形状应胆经的决、断之象,关联胆经,因足少阳胆经别通手少阴心经,所以"竹"的药能去心烦,关联心胸、心肺。

淡竹叶(《中药学》)

性味:甘、淡,寒。

功效:清热除烦,利尿。

应用:

(1) 用于口舌生疮、小便不利、灼热涩痛等症。本品长于清心与小肠经热,而利尿通淋。常与灯芯草、白茅根、海金沙等同用。(太阴肺经别通太阳膀胱经)

(2) 用于热病心烦口渴之症。本品能清心泄热,除烦止渴。可与麦冬、芦根、天花粉等同用。

用量:10～15 g。

竹茹解字

《尔雅·释天》云："二月为如。"在农历当中，一月为寅，二月为卯。卯，像两扇门打开的样子。本义为门开着，所以，"如"关联打开门驱除邪气、祛痰，也关联呕、吐。

竹茹（《中药学》）

性味：甘，微寒。

功效：清化热痰，除烦止呕。

应用：

（1）用于肺热咳嗽，咳痰黄稠，以及痰火内扰，心烦不安。本品有清化热痰和清热除烦之功。治热痰咳嗽，常与黄芩、瓜蒌配用；对胆火挟痰，犯肺扰心所致的胸闷痰多、心烦失眠、惊悸等症，常与陈皮、茯苓、半夏、枳实等同用，如温胆汤。

（2）用于胃热呕吐，竹茹善清胃热，止呕吐，可与黄连同用。痰热互结，烦闷呕逆，常配陈皮、半夏，如黄连橘皮竹茹半夏汤；若胃虚有热而呕吐者，可与益气和胃之陈皮、生姜、人参同用，如橘皮竹茹汤。

用量：6～10 g。

竹沥解字

沥，常用意义是液体一滴一滴地落下，如呕心沥血。中医关联水、泪等液体下滴。竹沥可把体内的痰、饮向下引，从大小便排出体外。

竹沥(《中药学》)

性味：甘，寒。

功效：清热化痰。

应用：

(1) 用于肺热痰壅，热咳痰稠，卓效。可与瓜蒌、枇杷叶同用。

(2) 用于痰热蒙蔽清窍诸症，凡中风痰迷、惊、痫、癫狂等，单用即效。《千金方》治中风口噤，以竹沥配姜汁饮之。

(3) 近来用治乙脑、流脑之高热、昏迷、呕吐，可用竹沥频饮。

用量用法：30～50 g，冲服。

注意：本品性寒质滑，寒嗽及脾虚便泄者忌用。

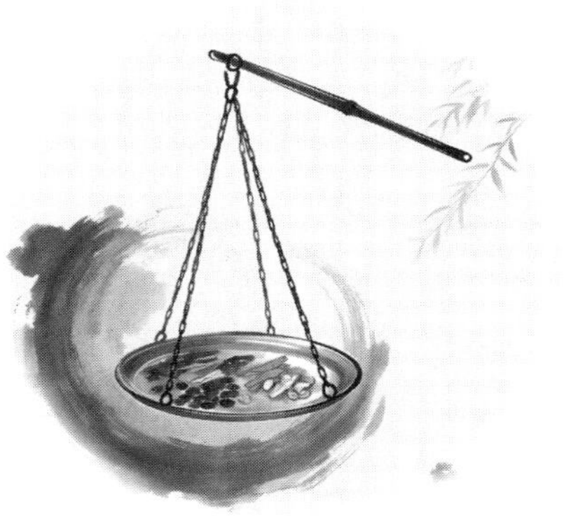

120. 玉竹、瞿麦

玉竹解字

玉:《千字文》云:“金生丽水,玉出昆冈。”是说玉石产于昆仑山,昆仑山在中原的西部,所以,“玉”关联西方,在中医则关联肺和阳明燥金。

竹:关联心胸、胆。阳明燥金的胃和属金的肺,受到关照,温润如玉,清凉而不滋腻。

玉竹在汉代叫葳蕤(wēi ruí)。蕤,来自五音六律。

古代的律制分为阳六律和阴六吕,一共十二律吕。阳六律为:黄钟、太簇、姑洗、蕤宾、夷则、无射。阴六吕为:大吕、夹钟、中吕、林钟、南吕、应钟。一年有十二个月,上古时代十二律和十二月对应联系。依照《礼记·月令》上的记载,其对应为:“孟春之月,律中太簇;仲春之月,律中夹钟;季春之月,律中姑洗;孟夏之月,律中中吕;仲夏之月,律中蕤宾;季夏之月,律中林钟;孟秋之月,律中夷则;仲秋之月,律中南吕;季秋之月,律中无射;孟冬之月,律中应钟;仲冬之月,律中黄钟;季冬之月,律中大吕。”

蕤宾对应仲夏之月,在钟表圆盘图上对应12点的午、夏、心的位置。

葳:含“威”,含“戌”和“女”。戌,晚上7点到9点,子午流注里面对应的是厥阴心包经,进而关联厥阴风木。“女”,关联古代天文学二十八星宿中的女宿,女宿属于北方。关联人的下焦肾和水。

玉 竹

《本经》:主中风暴热(应心、午、夏的位置),不能动摇,跌筋结肉(关联厥阴风木），诸不足。久服去面黑皯（关联肾）。

《中药学》：

性味：甘，平。

功效：滋阴润肺，生津养胃。

应用：用于肺胃阴伤，燥热咳嗽、舌干口渴之症。玉竹甘平柔润，能养肺胃之阴而除燥热，虽作用缓和，但不滋腻敛邪。如加减葳蕤汤，以本品配伍薄荷、豆豉、白薇等同用，有滋阴解表作用，可治阴虚之体，感冒风热而发热咳嗽、咽痛口渴等症；玉竹麦冬汤，以本品配伍麦冬、沙参、甘草，治肺胃阴伤，燥热咳嗽、舌干少津；益胃汤，以之配伍沙参、麦冬、生地等，治温病后期，损伤胃阴而致口舌干燥、食欲不振。清热养阴生用，滋补养阴制用。

用量：10～15 g。

注意：本品虽性质和平，但毕竟为滋阴润燥之品，故脾虚而有湿痰者不宜服。

瞿麦解字

瞿：《说文解字》云："从隹。"隹（zhuī），短尾鸟的总称。上面两只圆眼睛，合一起本义为惊视的样子。表达的是鸟睁着眼睛观察事物，有惊恐之象，也有茫然之象。入心走少阴，关联少阴肾、二阴。在古代，瞿是戟一类的兵器，故能活血逐瘀。

麦：主要关联肺，太阴肺别通太阳膀胱。

瞿麦治疗重点在下焦小便处的不利和淤堵。

《素问·灵兰秘典论》云："消者瞿瞿，孰知其要。"即观天象时，古人对星辰运行时消时现这一现象感到很困惑。

瞿麦（《中药学》）

性味：苦，寒。

功效：利水通淋。

应用：用于小便短赤，淋漓涩痛。本品能清湿热，利水通淋，为治淋证的常用药。常与萹蓄、木通、滑石等同用，如八正散。

此外，本品尚有活血通经作用，可用于瘀滞经闭。

用量：10～15 g。

注意：孕妇忌用。

医 案

《金匮》瓜蒌瞿麦丸应用：

医案一：热淋（肾盂肾炎）《浙江中医杂志》，1985 年第 3 期

陈传钗医案：黄某某，女，29 岁。慢性肾盂肾炎病史，每年均发，近 3～4 日尿短、尿频，排尿时尿道灼痛，口渴喜热饮，神倦乏力，怕冷，纳谷不香，大便溏薄，白带多而无臭，舌淡红有齿痕、苔白。

花粉 10 g，怀山药 30 g，茯苓 15 g，瞿麦 10 g，炮附片 6 g，黄柏 10 g，巴戟肉 20 g。5 剂，症状消失。再 7 剂，告愈。

［按语］本病属“淋证”范畴，转为慢性时一般多现虚象，但也可出现虚实错杂之证。

医案二：消渴（选自《四川中医》，1996 年第 11 期）

李坤医案：陈某，女，36 岁。口渴多饮，溲量多，持续半月，诊为“精神性烦渴”，西药罔效。腰酸膝冷，胃纳欠佳，舌质淡红，苔薄黄少津，脉沉细。断为“消渴”，由肾阳不足，下寒上燥。方用：瓜蒌根 30 g，怀山药 20 g，茯苓 20 g，瞿麦 15 g，制附子 10 g。5 剂，口渴减，溲量减半，胃纳佳。继 5 剂，口渴、多尿基本消失。剂量略减，继 5 剂，消渴治愈。

121. 茵陈蒿、菟丝子、鳖甲

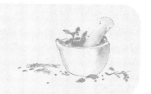

茵陈蒿解字

茵：从艸，因声。本义为车垫子。座位上的垫子受到的力是向下的。

陈：由代表土山的左耳刀和“东”构成。东方关联肝胆，土关联脾、湿气。所以茵陈降肝气，祛湿热。

蒿：菊科植物的一种，菊一般关联肝。

茵陈蒿（《中药学》）

性味：苦，微寒。

功效：清利湿热，退黄疸。

应用：

（1）用于黄疸。茵陈蒿苦泄下降，功专清利肝胆湿热而退黄疸，凡湿热熏蒸而发黄者，每用为主药。可单用一味，大剂量煎汤内服；亦可配伍大黄、栀子，即茵陈蒿汤；若小便不利显著者，可配伍其他利湿药，如茵陈五苓散；若属寒湿阴黄，须配附子、干姜等温中药，如茵陈四逆汤。

（2）用于湿疮瘙痒，流黄水，乃取其清湿热之功，可煎汤内服或外洗。

用量：10～30 g。

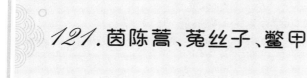

菟丝子解字

菟：含“兔”，关联伏兔，是古代战车连接车身与车轴的部件，承托象，功能类比人体的骨骼。《内经》:“肾主骨”,又“肾主二阴”。兔应卯,在钟表圆盘图的天干地支中处于圆盘左侧东方的位置,关联东方肝脏,开窍于目。

丝:从二糸,细丝。本义蚕丝。《说文解字》曰:“象束丝之形。”束丝,有扎紧之象。

菟丝子(《中药学》)

性味: 辛、甘,平。

功效: 补阳益阴,固精缩尿,明目止泻。

应用:

(1) 用于腰膝酸痛、阳痿、滑精、小便频数、白带过多。本品既补肾阳,又补肾阴,且有固精缩尿等功效。如《百一选方》用菟丝子、杜仲等分,山药糊丸服,治腰膝酸痛;五子衍宗丸以本品配伍枸杞子、覆盆子、五味子等,治阳痿遗精;菟丝子丸以本品配伍鹿茸、桑螵蛸、五味子等,治小便不禁;茯菟丸以本品配伍白茯苓、石莲子,治遗精、白浊或尿有余沥。(在肾二阴处的扎紧之象)

(2) 用于目暗不明。本品有补肝明目的功效。如驻景丸,即由菟丝子、熟地、车前子组成,治肝肾不足,目暗不明。(应东方肝胆)

(3) 用于脾虚便溏或泄泻,本品有补脾止泻的功效。如《方脉正宗》方,以本品配伍黄芪、党参、白术等,治脾气不足,饮食减少,大便不实。(在肾二阴处的扎紧之象)

(4) 用于肝肾不足、胎元不固、阴亏消渴等证。如寿胎丸,即以本品与续断、桑寄生、阿胶等配伍治胎漏下血,胎动欲堕;《全生指迷方》单用本品研末蜜丸或作散服,治消渴。(在肾二阴处的扎紧之象)

用量:10～15 g。

注意:本品为平补之药,但仍偏补阳,故阴虚火旺、大便燥结、小便短赤者不宜服。

鳖甲解字

“鳖”，由“敝”和“鱼”构成。“敝”，《说文解字》曰：“一曰败衣，从攴，从㡀。”段注：“一幅巾也。”引伸为衰败。所以“敝”可解读为有一幅巾，被手拿的棍棒击打（攴），打出了很多的洞（㡀），穿在身上就是破败的衣服。关联皮肤。下半部分的“鱼”跟水相关联。水为阴，如果身体里水减少了，不足以达到身体最基本的需求，这种情况常在“阴虚火旺”的格局里出现，这个时候要使用鳖甲。鳖，近音“瘪”，可让鼓起来的肿瘤（增生）瘪下去。

甲：其古字形一说像动物护身的硬壳，一说像古代将士作战时穿的铠甲，也关联皮肤。所以鳖甲可治疗皮肤问题。甲，十天干中对应肝胆，关联解剖学的甲状腺，进而喉咙。

鳖甲可以治疗喉咙或肝胆或其经络循行处的肿大，以及皮肤的问题。鳖为水中动物，行动缓慢，又关联肝胆风木，所以能滋阴，止抖动。

鳖甲（《中药学》）

性味：咸，寒。

功效：滋阴潜阳，软坚散结。

应用：

（1）用于热病伤阴，虚风内动。本品功能滋阴潜阳。如二甲复脉汤，以之配伍牡蛎、生地、阿胶等，治热病后期，阴伤虚风内动、脉沉数、舌干齿黑、手指蠕动，甚则痉厥。

（2）用于阴虚发热。本品能滋阴清热，其滋阴作用虽不及龟板，但清热作用较龟板强。如青蒿鳖甲汤，以本品配伍青蒿、生地、牡丹皮、知母等治热病伤阴而致夜热早凉、形瘦脉数、舌红少苔；清骨散，以本品配伍银柴胡、地骨皮、青蒿、知母等，治骨蒸劳热。

（3）用于久疟、疟母、经闭、癥瘕。本品有软坚散结功效。如鳖甲煎丸，即以本品与柴胡、䗪虫、牡丹皮等同用，治久疟、疟母致肝脾肿大，胁肋疼痛；鳖甲

丸以鳖甲、大黄、琥珀组成，可治经闭、癥瘕。（关联瘪之象）

用量用法：10～30 g，先煎。滋阴潜阳宜生用，软坚散结宜醋炙用。

注意：脾胃虚寒，食少便溏及孕妇均忌服。

《金匮》的升麻鳖甲汤，治疗皮肤上有出血斑纹、咽喉痛、唾脓血之症。这类症状常发生在癌症患者化疗后。鳖甲煎丸则常用来治疗腹胁部硬块，如肝、脾肿大等。

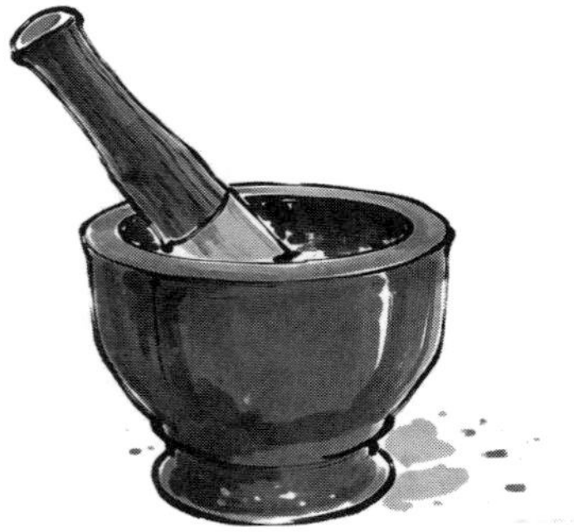

122. 贝母、金樱子、贯众、女贞子

药名的文字中，部首下面有开口或像水滴下流的，常常带有气、血、水下滑之象，如“内”“肉”“贝”。如浙贝降痰止咳，贯众止便血、崩漏，金樱子缩尿或止泄泻。但女贞子略有不同。

贝母解字

贝（貝），关联气、血、水下滑之象。

母：从女。象怀子形，或象乳子。关联上焦或下焦的肿大突出或胀气象。

贝母（《中药学》）

性味：川贝母，苦、甘，微寒；浙贝母，苦，寒。

功效：化痰止咳，清热散结（散结与母的凸出象关联）。

应用：

（1）用于肺虚久咳，痰少咽燥，以及外感风热咳嗽，或痰火郁结、咯痰黄稠等症。川贝母与浙贝母都能清肺化痰而止咳，均可用于痰热咳嗽。常与知母同用，如二母散。但川贝母性凉而甘，兼有润肺之功，多用于肺虚久咳、痰少咽燥等症，可与沙参、麦冬、天冬等养阴润肺药配伍；浙贝母苦寒较重，开泄力大，清火散结作用较强，多用于外感风热或痰火郁结的咳嗽，常与桑叶、牛蒡子、前胡、杏仁等宣肺祛痰药同用。

（2）用于瘰疬、疮痈肿毒、乳痈、肺痈等症。川贝母、浙贝母皆有清热散结

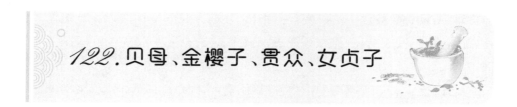

的功效，浙贝母效较优。治瘰疬常与玄参、牡蛎等配伍，即消瘰丸；治疮痈、乳痈，常与蒲公英、天花粉、连翘等配伍；治肺痈，可与鱼腥草、鲜芦根、薏苡仁等同用。

此外，近年来又以浙贝母用于甲状腺腺瘤，常配合夏枯草、海藻、昆布、莪术等用。

用量用法：3～10 g；研细粉冲服，每次 1～1.5 g。

注意：反乌头。

金樱子解字

金：主收敛。

樱：含"婴"，两个贝，强烈关联气、血、水下滑之象。

子：代表子处。

本药关联下焦孔窍的收敛。

金樱子(《中药学》)

性味：酸、涩，平。

功效：固精，缩尿，涩肠止泻。

应用：

(1) 用于遗精滑精、遗尿尿频、白带过多。本品酸涩收敛，功专固涩，故适用于体虚下焦不固引起的上述症候。如《明医指掌》金樱子膏，即单用本品熬膏服，可治遗精、滑精、尿频等症；水陆二仙丹，即用本品与芡实为丸服，治遗精、尿频、白浊、白带过多等症。

(2) 用于久泻久痢，可配伍党参、白术、山药等。单味煎服治脾虚下利，如《寿亲养老新书》金樱子煎。

(3) 脱肛、子宫下垂、崩漏等症。

用量用法：6～18 g，煎汤、熬膏或为丸服。

贯众解字

贯：繁体字为“貫”，为“母”和“贝”。“母”，关联上焦或下焦实证。“贝”，关联气、血、水下滑之象。

众：繁体字为“衆”，甲骨文形象许多人在烈日下劳动。本义为众人、大家。

烈日高挂于天上，火热，对应钟表圆盘图的心脏。《内经》云：“心主血脉。”“贝”关联流出象，本药或者止血，或者很多人当中去掉一部分坏人，类比生物体中祛除一部分生物体，可杀虫。

贯众（《中药学》）

性味：苦，微寒。

功效：杀虫，清热解毒，止血。

应用：

（1）用于风热感冒、温热斑疹以及痄腮等病症。本品味苦性寒，有泄热解毒之功。常与金银花、连翘、大青叶、板蓝根等配伍同用。（上焦肺实热，表证）

（2）用于衄血、吐血、便血及崩漏等症。本品炒炭，能凉血止血，宜用于血热妄行之证，治崩漏，功效尤良。常与侧柏叶、仙鹤草、陈棕炭配伍同用。

（3）用于多种肠寄生虫病。本品有杀虫之功，常与其他杀虫药配伍，以增强疗效。如驱杀钩虫，可与榧子、槟榔、红藤等药合用；驱杀绦虫，可与槟榔、雷丸等配制丸剂；驱除蛲虫，可与鹤虱、苦楝根皮等同用。

用量用法：10～15 g。用以驱虫及清热解毒，宜生用；用以止血，宜炒炭用。

女贞子解字

女：作为星宿的名字位于北方，关联下焦，属阴。

贞：繁体字为“貞”，既有气下行的象，同时有“目”。《内经》云：“肝，开窍于目。”前阴功能关联肝经，肾主二阴。

子：子处。

本药性凉，用于肝肾阴虚之证，关联对抗上行的肝气，治疗头晕目眩，同时可明目。

女贞子(《中药学》)

性味：甘，苦，凉。

功效：补益肝肾，清热明目。

应用：

(1) 用于肝肾阴虚之头昏目眩、腰膝酸软、须发早白。与墨旱莲合用，即二至丸，方中加入桑椹，功效更著。

(2) 用于肝肾阴虚导致视力减退、目暗不明，可与熟地、菟丝子、枸杞子等补肝肾明目药同用。

(3) 用于阴虚发热。本品性凉，善清虚热。多与地骨皮、牡丹皮、生地同用。

用量：10～15 g。

注意：本品虽补而不腻，但性质偏凉，如脾胃虚寒泄泻及阳虚者忌服。

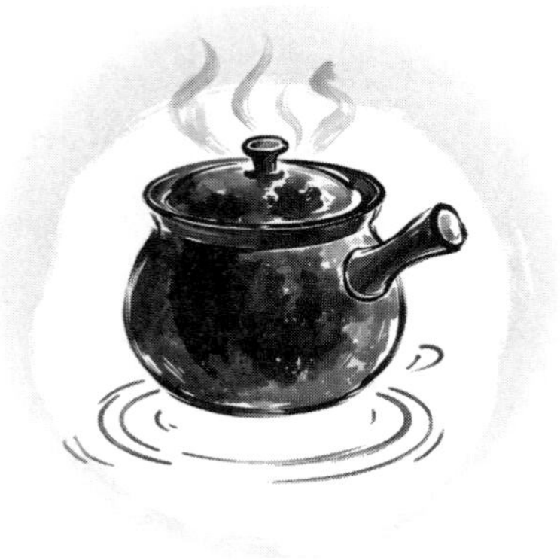

123. 萆薢、萹蓄

萆薢解字

萆(bì):含“卑”,本义为手持东西,引申为地位低下。卑,下也。水往低处流,身体里关联小便流出象。“萆”,音“痹”,关联治疗痹证。

薢(xiè):含“解”,会意字。

甲骨文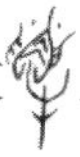上面左右部分表示一双手,中间表示一只牛,凸显牛角。上半部分像两手在割牛角或拔牛角的样子,表示解剖、宰杀牛,“庖丁解牛”就使用了这一意义。解剖关联疼痛,需要在关节、骨缝处下刀,所以“薢”与关节、骨节疼痛关联。

“萆薢”谐音“必泻”,关联小便通畅,用于夜尿多、小便憋不住。

绵萆薢

性味:淡,温。

《本经》:主腰背痛,强骨节,风寒湿,周痹,恶创不瘳。

《本草经集注》:主治腰背痛,强,骨节风寒湿,周痹,恶疮不瘳,热气,伤中恚怒,阴痿失溺(关联卑,小便下流),关节老血,老人五缓。

《医学衷中参西录》:能直趋膀胱温补下焦气化,治小儿夜睡遗尿,或大人小便频数,或致大便干燥。其温补之性,兼能涩精秘气,患淋证者禁用。

萆薢为治失溺要药,不可用于治淋证。《名医别录》谓萆薢治阴痿、失溺、老人五缓。盖失溺之证实因膀胱之括约肌少约束之力，此系筋缓之病，实为五缓之一，萆薢善治五缓。

医案

张锡纯医案：近在津治一淋证，服药十剂已愈，隔两月病又反复。时值愚回籍，遂延他医治疗，方中亦重用萆薢。服两剂，小便即滴沥不通，服利小便药亦无效。遂屡用西法引溺管兼服利小便之药，治近一旬，小便少通滴沥，每小便一次，必须两小时。继又服滋阴利水之药，十剂始痊愈。

萹蓄解字

萹(biān)：含“扁”，①指物体平而薄。身体中又平又薄的器官是皮肤。②凡器物不圆者曰扁。

蓄(xù)：储藏。萹蓄可关联将储满水的膀胱变扁，即利尿。另外皮肤浮肿时也是鼓起状，可去浮肿。

萹蓄(《中药学》)

性味：苦，微寒。

功效：利水通淋，杀虫止痒。

应用：

(1) 用于小便短赤，淋漓涩痛。萹蓄能清下焦湿热，利水通淋。常与瞿麦、木通、滑石等同用治疗湿热淋病，如八正散。若治血淋，可与大蓟、小蓟、白茅根等同用。

(2) 用于皮肤湿疹、阴痒等症。本品煎汤外洗，有杀虫止痒作用。(古时把某些皮肤痒的疾病，如阴痒，认为是由虫子引起的)

用量：10～15 g，外用适量。

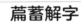

124. 花　椒

花椒解字

花椒，又称为蜀椒、椒目、川椒。

椒：含“叔”，“叔”加草字头为“菽”，在《内经》中代表入肾的大豆，关联肾，肾主二阴。另“脾色黄，宜食咸。大豆、豕肉、栗、藿皆咸”。所以豆也关联脾。

蜀：象形字。甲骨文中的“蜀”代表“大眼睛、蠕动如蚕的肉虫子”。《内经》中虫代表动，关联厥阴风木。足厥阴肝经环阴器，所以本药通从眼到二阴，通上下。

川：在《内经》中关联经络，所谓“六经为川”，关联通经络，通则不痛。

花椒（《中药学》）

性味：辛，热；有小毒。

功效：温中，止痛，杀虫。

应用：

（1）用于脾胃虚寒，脘腹冷痛、呕吐、泄泻等。花椒能温中止痛，暖脾止泻。治脾胃虚寒、脘腹冷痛或呕吐，可与人参、干姜、饴糖配伍，即大建中汤。若治寒湿泄泻，可与苍术、厚朴、陈皮等配伍（本药辛热，关联二阴、脾，通上下，祛寒止呕）。亦可用本品炒热布包温熨痛处以止痛。（川，关联通经络止痛）

（2）用于蛔虫引起的腹痛、呕吐或吐蛔。本品有杀虫止痛之功。可单用，或配入复方使用，常与乌梅、干姜、黄连等配伍，如乌梅丸。（“蜀”里有“虫”）

用量：2～5 g。外用适量。

125. 威灵仙、旋覆花

威灵仙解字

威：从女，从戌。戌时是晚上 7 点到 9 点，属于手厥阴心包经的时间，应厥阴风木。

灵：繁体字为“靈”，“靈”既关联心口，也关联前后口，扩展为任脉、冲脉。

“仙”，左半部为“山”，艮卦为山、土，代表止也。

威灵仙(《中药学》)

性味：辛、咸，温。

功效：祛风湿，通经络，止痹痛，治骨鲠。

应用：

(1) 用于风湿痹痛等。威灵仙性善走，能通经络，祛风湿，止痛作用较强。风湿痹痛、肢体麻木、筋脉拘挛、关节屈伸不利者，均可应用。古方有单用者，或制蜜丸，或研末用酒送服。复方应用，可随证配伍有关药物。如神应丸，治风湿腰痛，以本品配桂心、当归。

(2) 用于诸骨鲠咽。可用本品煎汤，缓缓咽下，一般可使骨鲠消失。亦可和入米醋、砂糖服。

此外，本品能消痰水，可用于噎膈、痞积。

用量：5～10 g；治骨鲠可用 30 g。

注意：本品性走窜，久服易伤正气，体弱者宜慎用。

旋覆花解字

旋：周旋，转的意思。“旋”近音“弦”，可关联肝胆的脉象——弦脉。

覆：本义为翻转，倾覆。下降之象，与肝主生发相佐、相克制。

花：植物的花，一般开在植物的上方，故关联身体的上方。

“旋覆花”三个字加一起代表旋转着把能量推向下方，把胸、胁的痰饮推下去，把上逆的气压下去。

旋覆花(《中药学》)

性味：苦、辛、咸，微温。

功效：消痰行水，降气止呕。

应用：

（1）用于痰涎壅肺，咳喘痰多，以及痰饮蓄结、胸膈痞闷等症。用于寒痰咳喘，兼有表证者，常与生姜、半夏、细辛等配伍，如金沸草散；亦可用于痰热咳喘的实证，如旋覆花汤，以本品与桔梗、桑白皮、大黄等配用。

（2）用于嗳气、呕吐。本品有降气止呕作用。如旋覆代赭汤用以治脾胃气虚、痰湿上逆所致的呕吐嗳气、心下痞满之症，以本品配伍代赭石、半夏、生姜、人参等。

用量用法：3～10 g，包煎。

旋覆花汤

《金匮要略·五脏风寒积聚病脉证并治第十一》云：“肝着，其人常欲蹈其胸上，先未苦时，但欲饮热，旋覆花汤主之。”又，妇人半产漏下，旋覆花汤主之。“肝着”是指肝脏气血瘀滞，胸、胁痞闷或胀痛。典型脉象是弦脉（“旋”对应“弦”）。可治疗胸痛或先兆流产，以及其他肝气郁滞、肝火上炎的症状。旋覆花汤包含旋覆花、大葱、茜草。

旋覆花汤以同名药命名，说明此药之象同方剂主要的象。主要用于治疗肝气郁滞以及肝气郁滞导致的胸闷胁痛、半产漏下等症。旋覆花汤中的茜草有逐瘀的功能；大葱有通阳、行气的作用。

旋覆花汤与半夏厚朴汤的异同：两者都能令气下行，前者脉弦，治疗因肝气上升导致的肝郁、胸胁痞闷不舒的症状，还能逐瘀通阳。后者是气、痰郁在胸口，形成梅核气，喉咙不适，可能表现为咳嗽，其令气下行，重点在胸口，胁肋为辅，脉不一定弦。

医　案

医案一：肝着（选自《金匮名医验案精选》）

孙忠年医案：杨某，男，32 岁。胸部闷痛一年余。头晕目眩，两胁隐痛，胸闷气促，常用手捶胸则解。曾以“慢性肝炎”住院治疗三月，而胸闷痛加重，某医院又以“神经官能症”医治罔效。现症烦躁易怒，纳差失眠，胸闷叹息，两胁胀满，脘腹微胀，二便自调，脉象弦紧，舌质淡苔白。

旋覆花 15 g，红花 10 g，葱茎半尺 3 根，3 剂水煎服。同时用复方人参注射液肌注，每日 2 支。二诊：服用上药后症状减轻，上方加柴胡 10 g，莱菔子 15 g，丹参 30 g。3 剂，诸症悉除。

医案二：半产漏下（选自《金匮名医验案精选》）

张哲臣医案：任某某，女，32 岁，农民。妊娠 5 月，负重受伤，半产后漏下鲜血或夹紫块，淋漓不断，已近 2 月。少腹刺痛，漏下痛轻，少顷复痛、复漏。小劳则病加，切脉弦细，断为半产后瘀滞为患。

旋覆花汤加味：旋覆花 12 g，青葱管 6 支，茜草 6 g，丝绵 6 g，熬砂糖（搅冲）15 g，红酒（冲）1 杯，童便（冲）1 杯。前四味用水煎，汤成去渣，冲入红酒、童便、砂糖，搅匀顿服。连服 2 剂，患者排出白肉片一块，少腹刺痛消失，漏下亦止，继予补养气血之剂而愈。

旋覆代赭汤

《伤寒论》161条："心下痞硬，噫气不除者，旋覆代赭汤主之。"从条文可知，病有虚象，噫气不除，一则噫气持续不断，频频发作；二则心下痞硬，不因噫气而减。噫气，对应旋覆花。心下痞硬，对应代赭石。典型脉象是弦脉或少阳脉（"旋"对应"弦"），或关联肝郁。

医　案

呃逆（选自《伤寒名医验案精选》）

刘景祺医案：陈某某，男，30岁，呃逆频频发作已三个多月，每于饭后即呃逆，声短而频，有时呕吐，苔薄白，脉弦，辨证：胃虚肝乘，胃失和降。治则：镇肝降逆。处方：旋覆代赭汤6剂，呃逆消失。

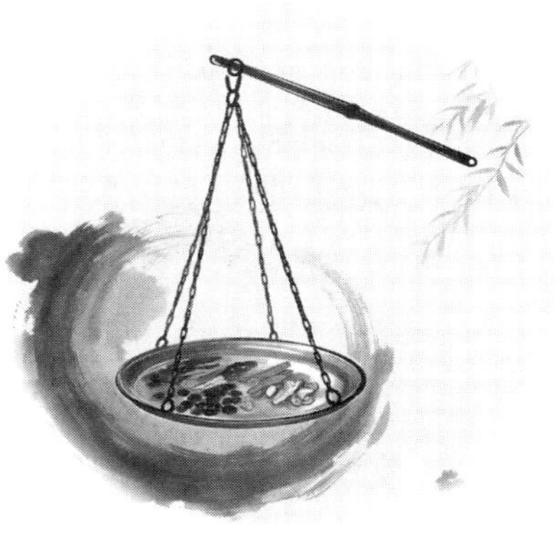

附录一 《素问·阴阳应象大论》节选解读

解题:阴阳应象大论

阴:为“— —”代表,相对静止着的、内守的、下降的、寒冷的、晦暗的、有形的……

阳:为“—”代表,剧烈运动着的、外向的、上升的、温热的、明亮的、无形的……

古代天文学叫阴阳推步之学,天文学者叫阴阳人或阴阳官,天文书籍叫阴阳文书。阴阳是古代方术家切割时间与空间的一套思维方式。中医里六腑为阳,五脏为阴。

阴和阳之间除了相互对立、相互制约、互根消长,也有同步变化。如《素问·阴阳应象大论》云:“阳生阴长,阳杀阴藏。”“阳生阴长”如春天,有诗云:“碧玉妆成一树高,万条垂下绿丝绦,不知细叶谁裁出,二月春风似剪刀。”春天来了,温度上升了,阳气增加了,有形的树叶也长出来了。“阳杀阴藏”如秋天,有诗云:“无边落木萧萧下,不尽长江滚滚来。”秋天来了,温度下降了,草木也开始枯萎了。

应:繁体字为“應”。應,含广字头,甲骨文和金文的写法像屋墙屋顶,其含义是依山崖建造的房屋。“應”含“隹”,音 zhuī,短尾鸟的总称。所以“應”字所表达的象为人用心神与天地沟通,象房子里的鸟,早晚要自由飞出去,或者人心通天地就像鸟一样自由自在。表达了反应、对待、附和等含义,如“天人相应”。

象:看看象与像的区别。像:有确定性,有形之物,阳光下可见。象:不一定确定。若要使之可现,需判断分析感悟。

再看看象与相区别。相：形之可见，有器为凭。象：形之可见，无器为凭。

大论：《内经》当中最重要的篇章叫“大论”，一般的叫“论”，次之叫“篇”。

《阴阳应象大论》：如果翻译为 *Comprehensive Discourse on Correspondence between Yin/Yang*（阴阳对应大论），就失去了原有的“应象”的意思。“信”和“达”的翻译应为 *Comprehensive Discourse on Yin/Yang Correspondence between Phenomena and Sensed Images*［阴阳现象和感受到的象之间的（多重）对应大论］，这才是《阴阳应象大论》要表达的完整意思。

进入正文解说之前，先用钟表圆盘图建立一个坐标系。

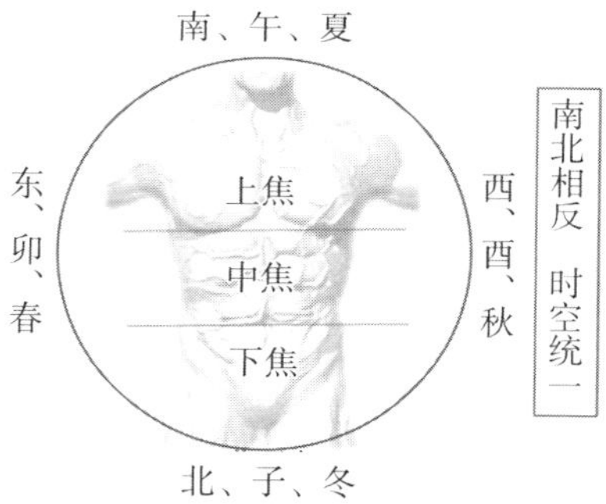

古人的宇宙观是时间和空间的统一，四方上下曰“宇”，古往今来曰“宙”。如果画在一张平面图中则是上南、下北、左东、右西，与现代通用地图南北相反、东西也相反。但钟表圆盘图实现了时空统一。一天当中太阳东升，左边升起来；中午最热，在上边、在南方，在西方落下，去到了半夜子时，温度最低最冷，也应北边，等等。

阴阳应在春

岐伯对曰：东方生风，风生木，木生酸，酸生肝，肝生筋，筋生心，肝主目。其在天为玄，在人为道，在地为化。化生五味，道生智，玄生神，神在天为风，在地为木，在体为筋，在脏为肝，在色为苍，在音为角，在声为呼，在变动为握，在窍为目，在味为酸，在志为怒。怒伤肝，悲胜怒，风伤筋，燥胜风，酸伤筋，辛胜酸。

东方生风：风，代表运动。①春主东方，阳气上升而生风；②风者，善行而数变。东方为日出位，日出则万物由安静转为活跃。

风生木：风即流动的空气，空气中可含有各种微生物，风可播撒种子传授花粉。风带来雨，使草木生长。

木生酸：木气生酸味，春天的果实未成熟，多酸。肝木克脾土，人会出现泛酸、吐酸的症状。

酸生肝：酸味滋养肝阴、肝体。春天万物生发，人体的肝气肝阳随之生发，易过量而形成肝郁。肝气散不掉则形成郁怒。

肝生筋：肝阴足，则筋脉滋养。

筋生心：心肌收缩舒张，符合筋的象："有弹性，能自如地往复。"木生火，火为心，肝主筋。筋关联肝，这里也指肝木能生心火。

肝主目：有诸内必行诸外，肝开窍于目。肝脏有问题，眼睛常常有反应。

其在天为玄：玄，日晷圆盘上指针的阴影，其长短和角度变化应一年四季的不同。本句经文理解为①天体运行，有方法可测量。②宇宙的构成，以玄为主要特征。

在人为道："一阴一阳谓之道"。道，可指天体的运行，太阳为阳，月亮为阴，每天可看到，并有运行轨道。也可指人体气血不停运动，应天道，应该阴阳平衡。

在地为化：化，《素问・天元纪大论》云："物生谓之化"。大地生养五味。

甲骨文"化"，字形为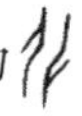，形似一个人头向上，一个人头向下。可以理解为妇女生产的时候婴儿头向下先出来。所以，物生谓之化，"化"生五味。

道生智：了解自然规律的人，智广。

玄生神：通过日晷或其他工具，可以了解天体运行的奥秘。而天体的运行有一个神秘的力量主宰。神，右边的"申"是天空中闪电形；左边"礻"，同"示"，用作偏旁，其义多与祭祀、礼仪有关。"神"的原始概念是客观的，即不知道天地何来，但一定有出处，应该祭拜。

在色为苍：艸（草）色也，绿色。肝应春天、绿色的植物，关联条达疏泄。发怒时脸色会发青；被打伤后，伤口附近也会发青。木应青，青色为病色。

在音为角：五音，宫、商、角、徵、羽，角对应木。

在声为呼：呼喊，气息向外、向上流动。应木的生发，能鼓舞人的士气。另外，呼吸吐纳是传统健身方法，有六字诀："嘘、呵、呼、呬、吹、嘻"。

在变动为握：变动，人体不能控制的一些动作，如咳嗽、打嗝等。《素问・天元纪大论》云:“物极谓之变”。极,超出了人体能控制的范围。握,代表拘挛、抽筋。

怒伤肝:暴怒和郁怒,都会使肝的功能受到损害。肝主藏血,主条达疏泄。上面两个功能受到破坏,人或者容易中风,或者容易得抑郁病。

悲胜怒:悲属肺,使气下陷,可以让上升的肝气、怒气收敛。

风伤筋,燥胜风:有一类面瘫是因为吹风导致,症状是脸上的筋一抽一抽的,这就是风伤筋的表现。五行金胜木,《伤寒》也提出的用“阳明燥金”的方剂治疗风证(克厥阴风木),这些是燥胜风的表现。

酸伤筋,辛胜酸:容易抽筋的人吃酸的更易抽筋。白酒(辛)能解因为醋(酸)喝多了而导致的胃口差。

阴阳应在夏

南方生热,热生火,火生苦,苦生心。心生血,血生脾。心主舌。其在天为热,在地为火,在体为脉,在脏为心,在色为赤,在音为徵,在声为笑,在变动为忧,在窍为舌,在味为苦,在志为喜。喜伤心,恐胜喜。热伤气,寒胜热。苦伤气,咸胜苦。

南方生热:①北半球,越往南走越热;②南方对应午时、农历五月午月、午位。

热生火:极热或积热生火。

火生苦:食物烧焦了会苦,会有收敛性。如血余炭,用于止血。

苦生心:火上炎,苦味可降心火、敛心气。

心生血:血从心脏输出。

血生脾:血气充盈能濡养脾气,气血旺则利于脾的强健和消化能力。

心主舌:舌头的自由活动,以及口中(有或没有食物)所感受到的甘、苦、酸、辛、咸、淡,由心神主持的。心脏病发作时,常常有舌体僵硬。五脏六腑有疾,不同时辰,舌头会有不同的味觉感受。晨起口苦,病在胆。中午口苦,病在胃。口酸,病在肝。口淡或腻,病在脾。口咸,病在肾。

在天为热:天为乾卦,本不热,如晒太阳让人觉得热。

在地为火:五行当中南方应火。火曰炎上,火象热且上升。

在体为脉:身体脉象的形成和检测,神之功也。脉象无形,类似五行的火,有禀赋的人才能感受到。

在脏为心：心藏神，位于南方，人身体中位于上部。

在色为赤：红色应南方，心和血应红色，类似火。

在音为徵：五音之一。栀子和枳实都与心脏相关联。

在声为笑：人如果莫名其妙地笑，代表心神收不住。可以考虑使用手少阴心经和手厥阴心包经上的穴位。

在变动为忧：忧：叹气声。或为噫，①yī，文言叹词，表示感慨、悲痛、叹息。②ài，饱食或积食后，胃里的气体从嘴里出来并发出声音。

喜伤心：如范进中举，因为大喜而失去正常的神智。

热伤气：人在夏天容易没力气；艾灸或桑拿太过了，伤气。

寒胜热：①从季节来说，先有夏天后有冬天；②从人体来说，虽然体温是37℃恒温，但有时寒气入侵到身体里了，多年都赶不走。

苦伤气：过苦的食品和药物，会让肺气过分收敛。

咸胜苦：苦味的收敛使软变坚，咸性的东西能散结。咸性的牡蛎常用于治疗肿瘤。

阴阳应在中央

中央生湿，湿生土，土生甘，甘生脾，脾生肉，肉生肺，脾主口。其在天为湿，在地为土，在体为肉，在脏为脾，在色为黄，在音为宫，在声为歌，在变动为哕，在窍为口，在味为甘，在志为思。思伤脾，怒胜思，湿伤肉，风胜湿，甘伤肉，酸胜甘。

中央生湿：中央应当指钟表圆盘的中央，在人为脾胃、中焦。“脾”中有“卑”，卑下之地，聚湿气。脾为八卦的坤象。食饮入中焦，腐熟消化食物，如消化不利，储湿气于身体、肌肉。祛湿，要健脾胃。

湿生土：坤土必须有湿气，才能养育生命，实现“土曰稼穑”，耕种与收获。

土生甘：甘的定义是缓，不仅是甜。所有食物当中甘味的食物占70%，食物又生长于土地，故土生甘。

甘生脾：所有食物当中70%属于味甘，食物使脾胃之气健旺、使生命延续。脾代表消化能力，消化好才能肌肉丰满。营养不良的人，多会骨瘦嶙峋。

肉生肺：肉，《内经》中常用坤土来指代，肺为金，土生金。消化功能正常肺才能工作正常，肺主皮毛，哮喘病的患者常常脾胃不利。

脾主口：脾胃虚弱的人常常胃口差，或者不敢多吃东西，稍一吃就腹胀。嘴唇的状态能反应脾的功能，例如总是嘴唇干裂或者上下嘴唇颜色不一样，都是脾虚的表现。

其在天为湿：雨天、阴天使空气湿度变大。人也会感觉湿气大，容易没力气。

在地为土，在体为肉，在脏为脾：脾、肉、土，虽然属于不同的层面，但相互之间是关联的、相应的。中医的思维里面也是常常用来相互指代的。久坐伤脾，久坐不动类似土之静象，伤脾胃。故当饭后百步走。脾恶湿，通常脾虚的人化湿的能力弱，水湿留在肌肉里，人没力气，舌头边上会有齿痕。

在色为黄：严重脾虚的人面色萎黄，脾的本色反应在人的面部，没有血色。

在音为宫：口唇半张，舌头悬于中间的状态。

在变动为哕：变动，不能自我控制的一种行为。哕，气的上逆。

在窍为口：嘴唇的状态代表脾胃的功能，嘴唇皮肤开裂或上下嘴唇颜色不一样，代表脾虚。

在味为甘：甘味入脾土，太过甘甜则倒胃口。

在志为思：五志应五脏。怒、喜、思、悲、恐，应肝、心、脾、肺、肾。

思伤脾：肌肉太过疲劳，使人思维不灵活。反过来相思太过，会使脾虚，表现为胃口也不好。过度投入的思考使人废寝忘食。

怒胜思：愤怒可以解决相思之苦。

湿伤肉：湿（如环境持续潮湿）会引起抽筋。中文的“抽筋”常指肌肉和神经系统的异常协同状态。《素问·生气通天论》：“因于湿，首如裹。湿热不攘，大筋緛短，小筋弛长。緛短为拘，弛长为痿。”湿热，也会使人抽筋。

风胜湿：居家环境必须通风才能防止或减少湿气累积、房间长霉。人运动相当于风，去除身体湿气的重要方式是运动出汗。

甘伤肉：多食肥甘厚腻之物，使人身体变差。肉在身体里无处不在，多食肥甘厚味，既可能使五脏功能受损，也可能在肌肉上生疮。

酸胜甘：甘味产生的滋腻状态，加酸味可变得清爽。

阴阳应在秋

西方生燥，燥生金，金生辛，辛生肺，肺生皮毛，皮毛生肾，肺主鼻。其在天为燥，在地为金，在体为皮毛，在脏为肺，在色为白，在音为商，在声为哭，在变动为咳，在窍为鼻，在味为辛，在志为忧。忧伤肺，喜胜忧；热伤皮毛，寒胜热；辛伤皮毛，苦胜辛。

西方生燥：燥代表没有水分或水分很少，如干燥。西方应秋天，秋天气温下降，空气湿度减少，生燥。中国有一条人口地理分界线——胡焕庸线。以云南腾冲到黑龙江黑河画一条线，把中国东西分开，越往西越凉、越燥。如果从上海开到拉萨，沿途渐凉渐燥，渐人烟稀少。我国空间分布是东南湿热，西北寒燥。

燥生金：越是凉燥的地方肃降之气（金）就越重。

金生辛：大地有金气，同时也出产辛味的食物。

如秋天温度下降，可食用辛散食物，如酒。

辛生肺：肺有寒气郁结，可用辛味的药，如麻黄，恢复肺的功能，也治皮肤症状。

肺生皮毛：肺与皮毛相通。秋天，肺的季节，常会因为气下降收敛太过而使人皮肤干燥瘙痒。哮喘的患者通常会有皮肤过敏，治疗皮肤病一定要兼顾肺。

皮毛生肾：皮毛一直接触湿冷，对肾不利。肾主水，人一直在潮湿的环境里，容易浮肿或静脉曲张。这是金生水的一种表现。

肺主鼻：肺开窍于鼻。窍，本意孔、洞。肝开窍于目，心开窍于舌，肾开窍于耳，脾开窍于口。鼻子的问题要从肺去调理，不能只治鼻子本身。

在天为燥，在地为金：阳明燥金，五运六气中六气的一种，每年的主气从9月22日—11月22日都是阳明燥金用事。

在体为皮毛，在脏为肺：肺为金，以降为顺，反之咳喘。肺主皮毛，皮毛也有呼吸作用。

在色为白：白色应肺。肺气虚的人，脸色㿠白，易反复感冒。

在音为商：手阳明大肠经和手太阴肺经的穴位都含有“商”字，分别是商阳和少商。分别在食指和大指的指尖。

在声为哭：应肺主悲，悲则哭；哭耗散肺气。

在变动为咳：肺气不利时就会不自主地咳嗽。

在志为忧：另一个应肺的情志是悲。忧，也可应脾，属于思的一种。担心未来不好的事情会发生，压在心头反复思量，即忧思。担心未来不好的事情会发生，而又无能为力，即忧愁。七情，喜、怒、忧、思、悲、恐、惊，与五脏并非一一对应。

忧伤肺，喜胜忧：忧思会伤肺，可以用喜来抵消伤害。某一种情志太过，超出身体承受能力则五脏生病。

热伤皮毛：胸口有热，肺藏于胸口，易导致皮肤病。肺热既可导致咳嗽也可导致严重的皮肤病。

辛伤皮毛：如果一直大量吃偏热、偏辣的食物，容易得皮肤病。严重的皮肤病患者，忌白酒、辛辣调味料。

苦胜辛：苦的敛降，使软变坚，能平抑辛的生发、宣散。

阴阳应在冬

北方生寒，寒生水，水生咸，咸生肾，肾生骨髓，髓生肝，肾主耳。其在天为寒，在地为水，在体为骨，在脏为肾，在色为黑，在音为羽，在声为呻，在变动为栗，在窍为耳，在味为咸，在志为恐。恐伤肾，思胜恐；寒伤血，燥胜寒；咸伤血，甘胜咸。

北方生寒：北半球越往北越寒冷。如钟表圆盘图中，下方为子，可表子夜、冬至。

寒生水：寒的方位（下焦），关联孕育生命。“水曰润下”，润，形声，声符为“闰”。应当认为“闰”的声符为“壬”。“壬”含妊娠之义，示物体肥大。

咸生肾：咸入肾，咸性食物入肾补肾。《素问·脏气法时论》：“大豆、豕肉、栗、藿皆咸。”这些食物性咸，能够补肾。

肾生骨髓：肾主骨，生髓。

髓生肝：肝关联骨髓和髓海（脑）。常常发火或者肝气太旺，伤髓伤脑，髓伤易中风。

肾主耳：耳窍关联肾，肾虚易耳鸣，可用六味地黄丸。

《素问·缪刺》：“邪客于手阳明之络，令人耳聋，时不闻音……邪客于手足少阴太阴足阳明之络，此五络皆会于耳中”。

《灵枢·经脉》：“手阳明之别，名曰偏历……入耳，合于宗脉。实则龋聋；虚则齿寒痹隔。”

耳鸣如果治不好，可考虑加这几个络穴：列缺、通里、内关、支正、偏历、外关、飞扬、光明、丰隆、公孙、大钟、蠡沟。

其在天为寒，在地为水，在体为骨，在脏为肾：寒、水、骨、肾分别应自天、地、人和五脏。

在音为羽：合唇合齿发出的声音。

在变动为栗：肾在天为寒，在寒冷的时候人会不由自主地战栗。

在窍为耳，在味为咸：对应的孔窍和五味。

在志为恐：肾主二便，过分的恐惧会使人小便失禁。恐，不仅仅来自肾的影响，还可以来自肝胆虚。《灵枢·邪气脏府病形》：胆病者，善太息、口苦、呕宿汁、心下澹澹、恐人将捕之。

恐伤肾，思胜恐：恐，所以惧恶也，心中害怕又厌恶的状态。伤肾，藏精功能会变差。思念、思虑可以使恐惧减轻。

寒伤血：寒则血凝，容易瘀堵。

燥胜寒：人不喜欢寒冷和潮湿，在温暖而干燥的环境下会舒适一点。寒冷和潮湿的环境更容易令人生病。

咸伤血：咸，①咸性，《素问·脏气法时论》："脾色黄，宜食咸。大豆、猪肉、栗、藿皆咸。"②咸味，《素问·宝命全形论》："夫盐之味咸者，其气令器津泄。"器，有形之物。膏粱厚味增加血液黏稠度，吃得太咸则让血液失去电解质平衡，令人口渴。

甘胜咸：甘能平抑咸味。

《素问·阴阳应象大论》中的这一段文字，形成了典型的五行分类，将各个相关元素串联起来，既是中医理论的基础，也是中药起名的基础。

附录二 《素问·刺禁论》节选解读

脏有要害，不可不察，肝生于左，肺藏于右，心部于表，肾治于里，脾为之使，胃为之市。

肝生于左，肺藏于右：见下图。肝在左边肺在右边。

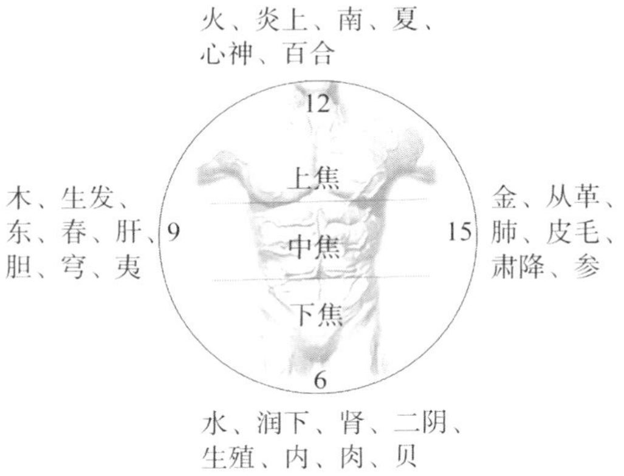

心部于表：人的本能反应归心管，属神。体表对外来的针刺刺痛的反应，是一种本能反应，不需要经过思考。例如被针扎一下或被火烧一下，会本能地躲避。所以体表皮肤受心神的管辖。《素问·宣明五气》云："心为汗，肺为涕，肝为泪，脾为涎，肾为唾，是谓五液。"即汗为心之液。心神的变化会关联出汗，如很紧张会脸红、冒汗。临床上，一直出汗的问题，比如严重的手汗，可以采用手少阴心经的穴位来治疗，如配穴加神门穴。

肾治于里：《素问·六节藏象论》云："肾者，主蛰，封藏之本，精之处也；其华在发，其充在骨。"即收藏、封藏、蛰伏这些功能由肾来主，如骨头要保持坚硬。

脾为之使，胃为之市：《灵枢·海论》云："胃者为水谷之海，其腧(穴)上在气街（气冲穴），下至三里（足三里穴）。”市，即集市，在农耕社会是人们聚集的地方并进行物质交换，在身体里是饮食聚集的地方并进行能量转换，故“胃为之市”。转换的能量要输送到四肢、全身每个角落，这种输送的功能由脾来完成，故“脾为之使”。

参考文献

[1] 黄帝内经·素问[M]. 北京:中医古籍出版社,2015.

[2] 黄帝内经·灵枢[M]. 北京:人民卫生出版社,2005.

[3] 钱超尘. 黄帝内经研究集成[M]. 北京:中医古籍出版社,2010.

[4] 张仲景. 伤寒论[M]. 北京:人民卫生电子音像出版社,2023.

[5] 张仲景. 金匮要略[M]. 北京:人民卫生电子音像出版社,2023.

[6] 神农本草经[M]. 广州:广东科技出版社,2022.

[7] 易经[M]. 北京:北京联合出版公司,2015.

[8] 焦树德. 用药心得十讲[M]. 北京:人民卫生出版社,2005.

[9] 张廷模. 张廷模临床中药学讲稿[M]. 北京:人民卫生出版社,2010.

[10] 凌一揆. 中药学[M]. 上海:上海科学技术出版社,1984.

[11] 白川静. 常用字解[M]. 北京:九州出版社,2010.

[12] 万献初. 说文解字十二讲[M]. 北京:中华书局,2019.

[13] 黄元御. 长沙药解[M]. 北京:中国医药科技出版社,2017.

[14] 李时珍. 奇经八脉考[M]. 北京:中国医药科技出版社,2018.

[15] 李时珍. 本草纲目[M]. 北京:中国医药科技出版社,2011.

[16] 张锡纯. 医学衷中参西录[M]. 太原:山西科学技术出版社,2009.

[17] 李东垣. 脾胃论[M]. 太原:山西科学技术出版社,2018.

[18] 王辉武. 中药临床新用[M]. 北京:人民卫生出版社,2006.

[19] 陈明. 伤寒名医验案精选[M]. 北京:学苑出版社,1998.

[20] 陈明. 金匮名医验案精选[M]. 北京:学苑出版社,2000.

[21] 胡希恕. 胡希恕金匮要略讲座[M]. 北京:学苑出版社,2016.

[22] 白川静. 汉字的世界[M]. 成都:四川人民出版社,2020.

[23] 陶弘景. 本草经集注[M]. 北京:人民卫生出版社,1994.
[24] 许慎. 说文解字[M]. 北京:中华书局,2015.
[25] 黄涛,李坚,文玉冰. 李阳波五运六气讲记[M]. 北京:中国医药科技出版社,2012.
[26] 冯友兰. 中国哲学简史[M]. 北京:北京大学出版社,2013.
[27] 南京中医药大学. 中药大辞典[M]. 上海:上海科学技术出版社,2014.
[28] 草药手册[M]. 南昌:江西药科学校革命委员会编印,1970.
[29] 中草药新医疗法资料选编(内蒙古)[M]. 呼和浩特:内蒙古自治区革命委员会编印,1971.
[30] 段玉裁. 说文解字注[M]. 南京:凤凰出版社,2015.
[31] 张景岳. 类经图翼[M]. 太原:山西科学技术出版社,2010.